Rainer Wälde

Die neue Farb- und Stilberatung

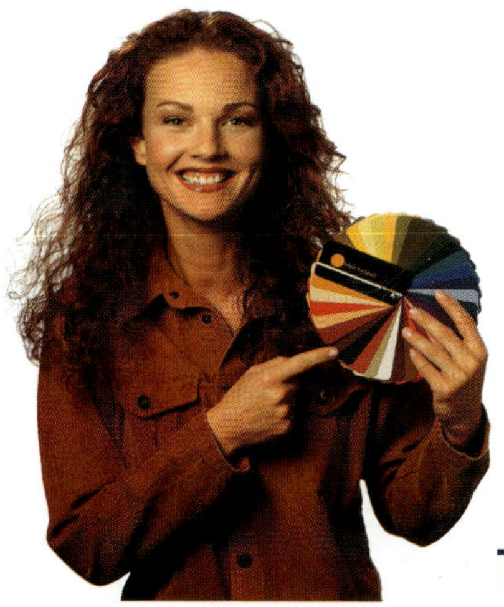

SCHULTE & GERTH

TYP Color®
FARBE PLUS STIL

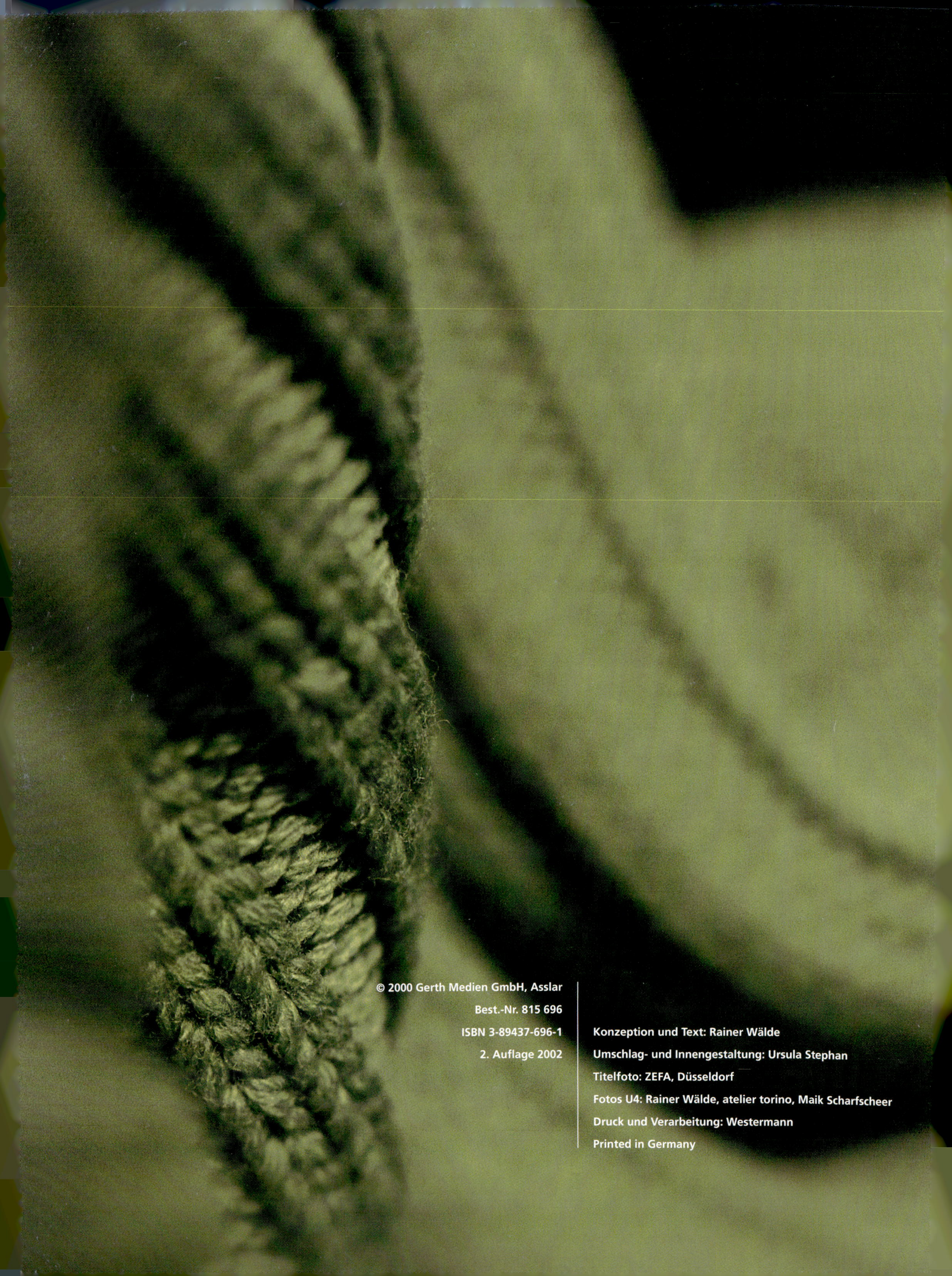

Best.-Nr. 815 696
ISBN 3-89437-696-1
2. Auflage 2002

Konzeption und Text: Rainer Wälde
Umschlag- und Innengestaltung: Ursula Stephan
Titelfoto: ZEFA, Düsseldorf
Fotos U4: Rainer Wälde, atelier torino, Maik Scharfscheer
Druck und Verarbeitung: Westermann
Printed in Germany

Rainer Wälde

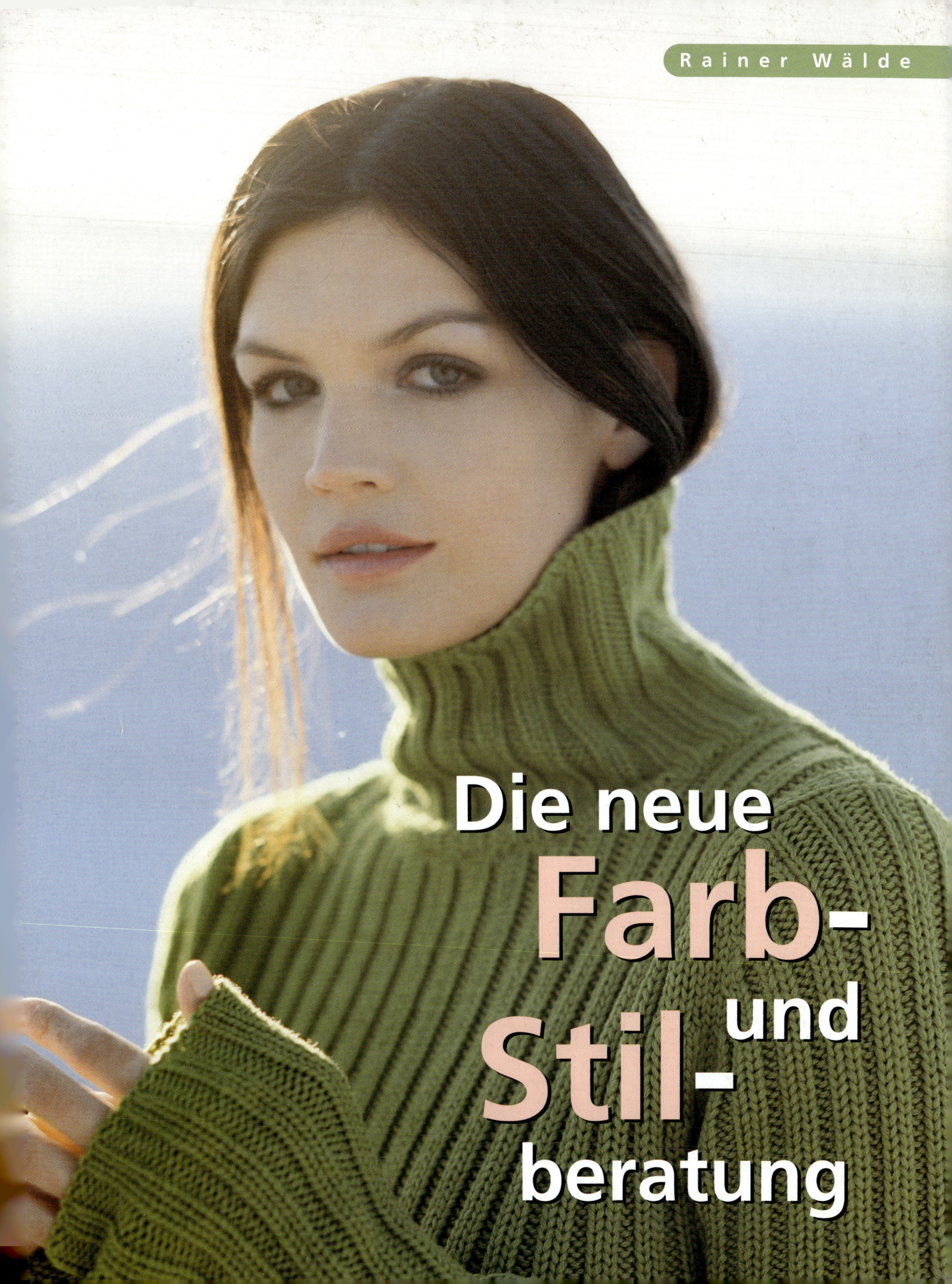

Die neue Farb- und Stil-beratung

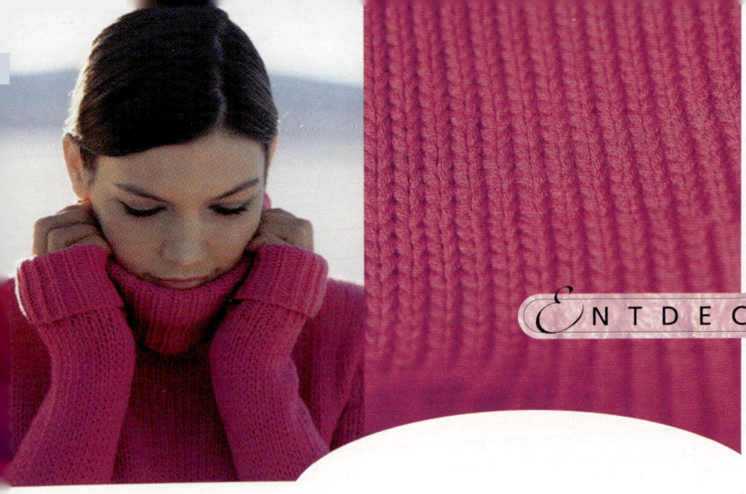

Vorwort ... 6

Entdecken Sie Ihre Farben ... 8

Ihr Hautkolorit ... 10
Der Frühlingstyp ... 12
Der Sommertyp ... 14
Der Herbsttyp ... 16
Der Wintertyp ... 18
Was passt zu meinem Typ? ... 20
Ihre persönliche Stilmischung ... 22

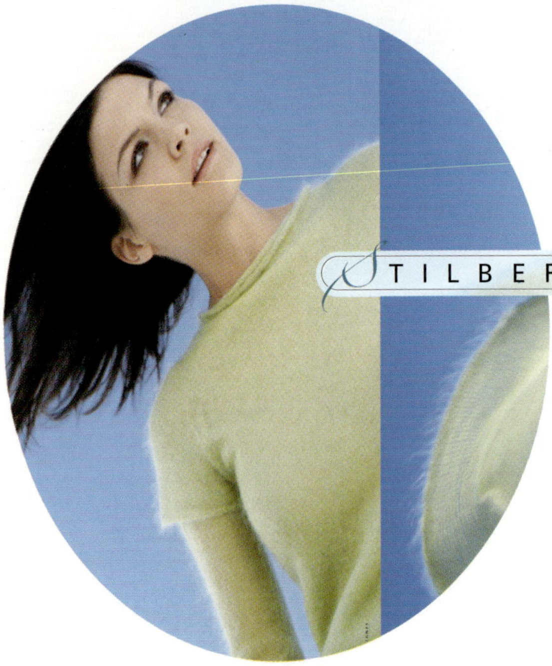

Stilberatung für Frauen ... 24

Die natürliche Frau ... 26
Der sportliche Typ ... 28
Die Romantikerin ... 30
Der zarte Typ ... 32
Die Klassikerin ... 34
Der dramatische Stil ... 36
Achten Sie auf Ihre Proportionen ... 38
Jede Frau kann sich attraktiv kleiden ... 40
Kleine und große Persönlichkeiten ... 44
Ihre typgerechte Frisur ... 48
Das natürliche Make-up ... 52
Passende Accessoires ... 58
Schuhmode, die Spaß macht ... 62

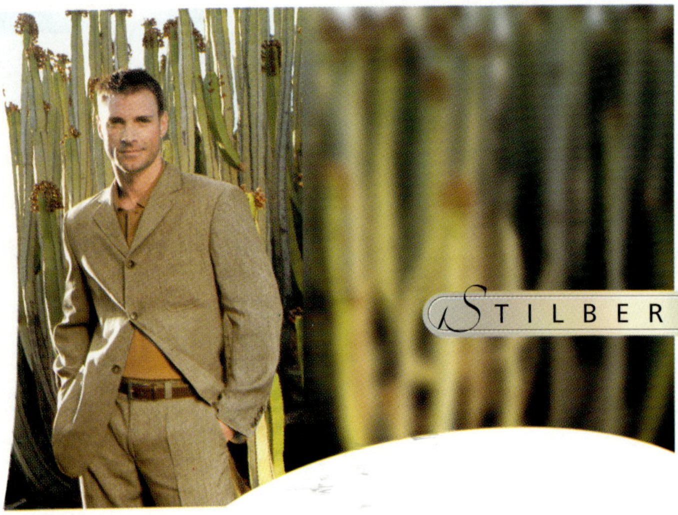

Stilberatung für Männer ... 64

Der sportliche Mann ... 66
Der natürliche Typ ... 68

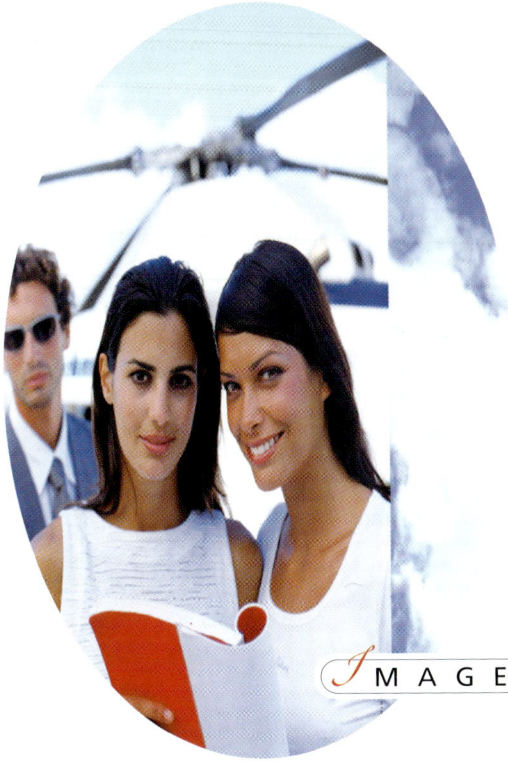

Der Klassiker 70

Der extravagante Typ 72

Der Abenteurer 74

Der zeitlose Anzug 76

Die passende Krawatte 80

Auf die Uhr kommt's an 82

Schuhe, Taschen und Co. 84

Der vorteilhafte Haarschnitt 86

IMAGEGUIDE FÜR SIE UND IHN 88

Der kompetente Business-Look 90

Die Psychologie der Farben 92

Tipps für den Kundenkontakt 94

Praktische Berufe 95

Festliche Anlässe 96

Freizeitmode zum Entspannen 97

Die passende Brille 98

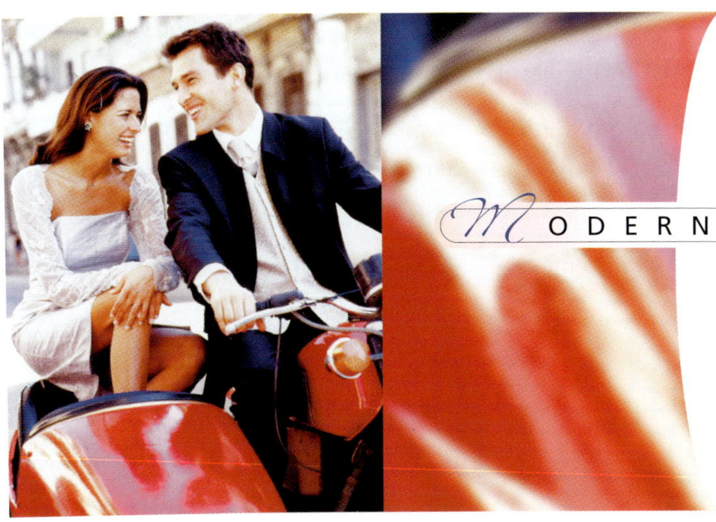

MODERNE UMGANGSFORMEN 100

Der erste Eindruck 102

Die freundliche Begrüßung 104

Die beste Vorstellung 106

Moderne Verkehrs-Regeln 108

Lernen Sie eine gepflegte Körpersprache 110

Worauf Personalchefs achten 114

Neues vom König Kunde 118

Handy, Fax und E-Mail 120

Sie sind eine Persönlichkeit 122

So finden Sie Ihre Beraterin 125

Vorwort

Als 1993 das erste TYPCOLOR-Buch „Bekennen Sie Farbe" erschien, hätte keiner geglaubt, dass sich daraus ein regelrechtes Netzwerk entwickeln würde. Doch kurz nach dem Erscheinen dieses Ratgebers setzte eine unerwartete Nachfrage nach persönlicher Typberatung ein. Damals war TYPCOLOR noch ein „Ein-Frau-Unternehmen" und meine Frau Bettina wurde von dem großen Ansturm überrascht. Um den vielen Anfragen gerecht zu werden, entschieden wir uns schließlich zur Multiplikation und starteten 1994 mit dem ersten Ausbildungskurs zur Typberaterin. Daraufhin haben dann innerhalb der letzten sechs Jahre 300 Frauen unsere Trainingsseminare absolviert. Sie engagieren sich heute als selbständige Beraterinnen in Deutschland, Österreich und der Schweiz.

Bettina hatte die Vision, anderen Menschen dabei zu helfen, ihre natürliche Schönheit zu entdecken, und daran hielt sie bis zu ihrem Sterben nach einer schweren Krebserkrankung 1998 fest. Doch Bettinas Vision lebt weiter: Durch die Beraterinnen, die auch nach ihrem Abschied für ständige positive Veränderungen sorgen, und nicht zuletzt auch durch dieses Buch.

„Die neue Farb- und Stilberatung" ist eine Fortentwicklung der ersten vier TYPCOLOR-Bücher. Als Team haben wir in den letzten Jahren weit über 10.000 Kunden beraten, wodurch wir viele neue Kenntnisse und Erfahrungen gewinnen konnten, die in den nun vorliegenden Ratgeber eingeflossen sind.

Mit diesem Buch möchte ich Ihnen ein umfangreiches Kompendium an die Hand geben, das Ihnen mehr Sicherheit beim Kleidungskauf vermittelt und Sie vor Fehlinvestitionen bewahrt. Jeder Mensch hat von Natur aus einen individuellen Hautunterton und deshalb passen auch zu jedem Typ nur gewisse Farben, während andere ungünstig erscheinen. Auch beim Bekleidungsstil gibt es Schnitte, die dem einen hervorragend stehen, während sie zum anderen überhaupt nicht passen. In diesem Ratgeber möchte ich Ihnen deshalb konkrete Tipps geben, wie Sie mehr aus Ihrem Typ machen können:

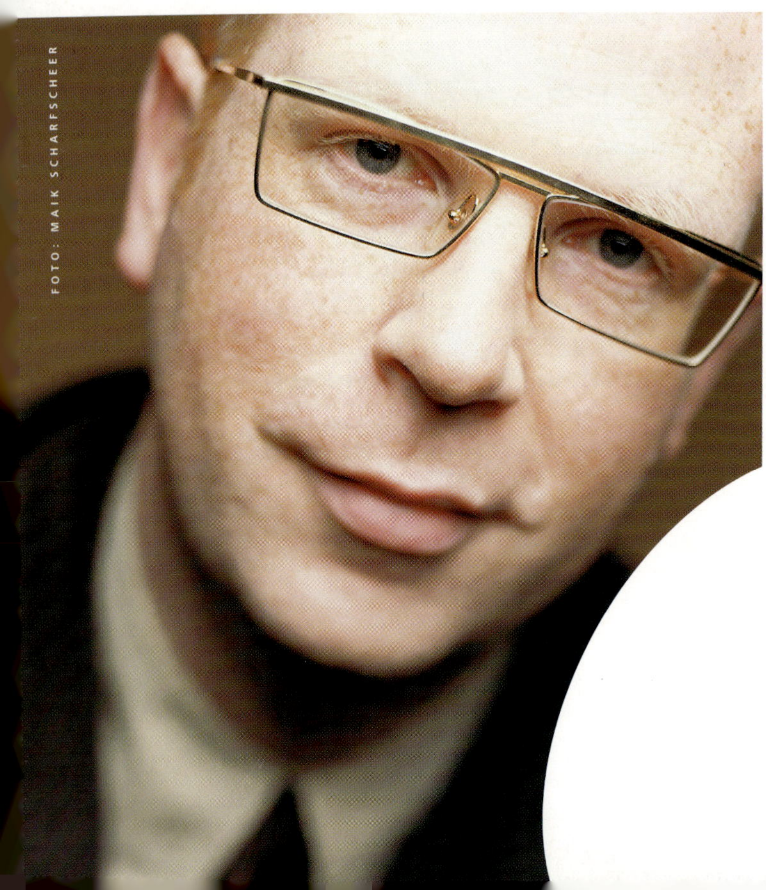
FOTO: MAIK SCHARFSCHEER

- Welche Farben passen zu welchem Hautton?
- Wie erkenne ich meine Figurprobleme und wie kann ich sie geschickt überspielen?
- Welche Stilmischung macht meinen Typ attraktiver?

Neu ist auch ein großer Teil über moderne Umgangsformen, damit Sie mit Bekleidung und Stil auch im Berufsleben vorankommen.

Natürlich kann ein solches Buch eine persönliche Beratung nicht ersetzen. Es wird Ihnen aber helfen, Ihre Kleidung bewusster auszuwählen, auf wichtige Details zu achten und beim Einkaufen eine sichere Wahl zu treffen. Und damit möchte ich Sie auch gleich vor einem Missverständnis bewahren: Es kommt nicht nur auf das Äußere an, sondern vor allem auf den Menschen, der dahinter steckt. Erst wenn Sie im Einklang mit sich selbst und dem Schöpfer stehen, wird auch Ihr äußeres Erscheinungsbild andere positiv überzeugen. Zumal ein zufriedener Mensch mehr Schönheit ausstrahlt, als Kleidungsstücke es je bewirken können.

Ihr Rainer Wälde

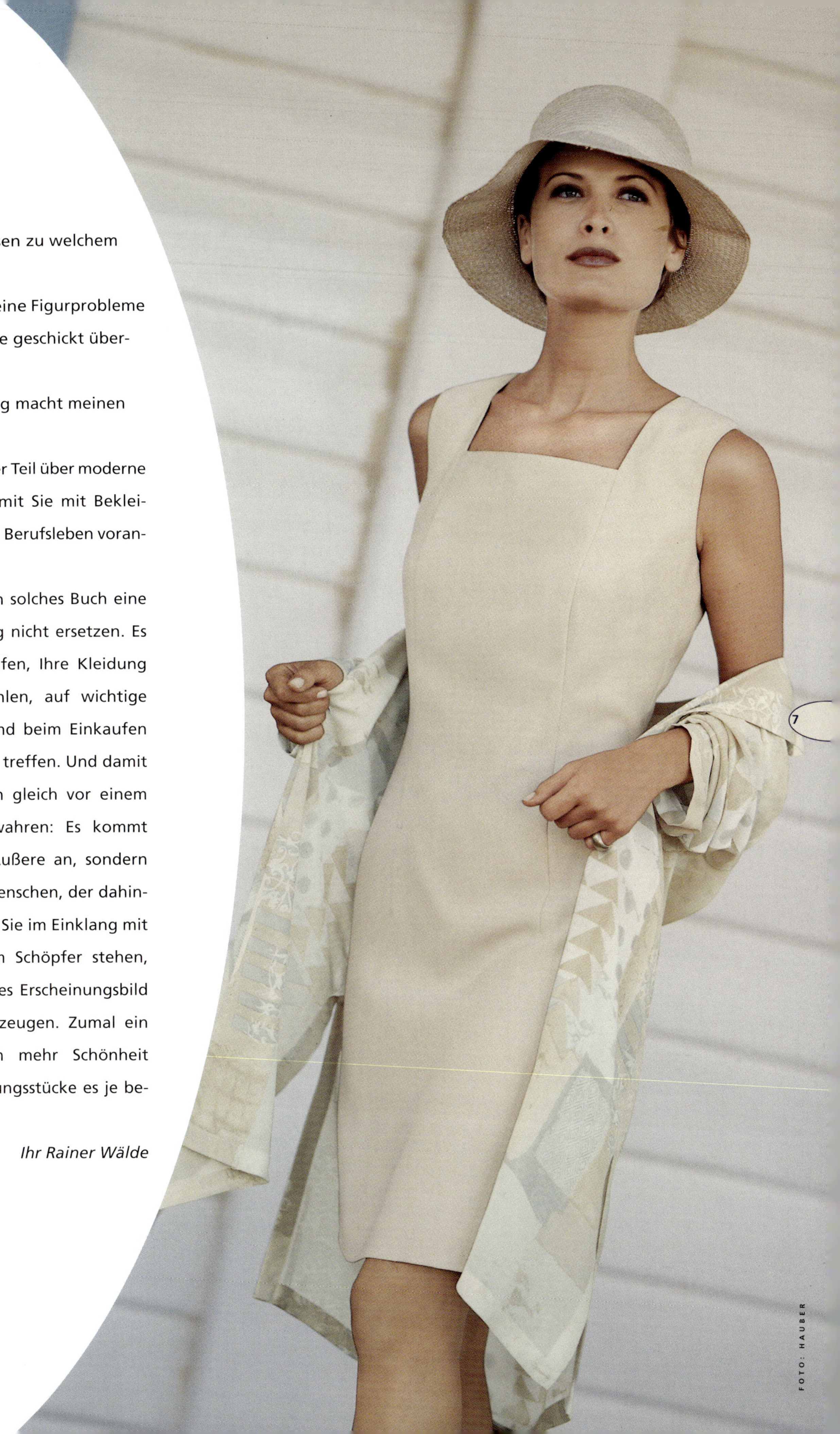

FOTO: HAUBER

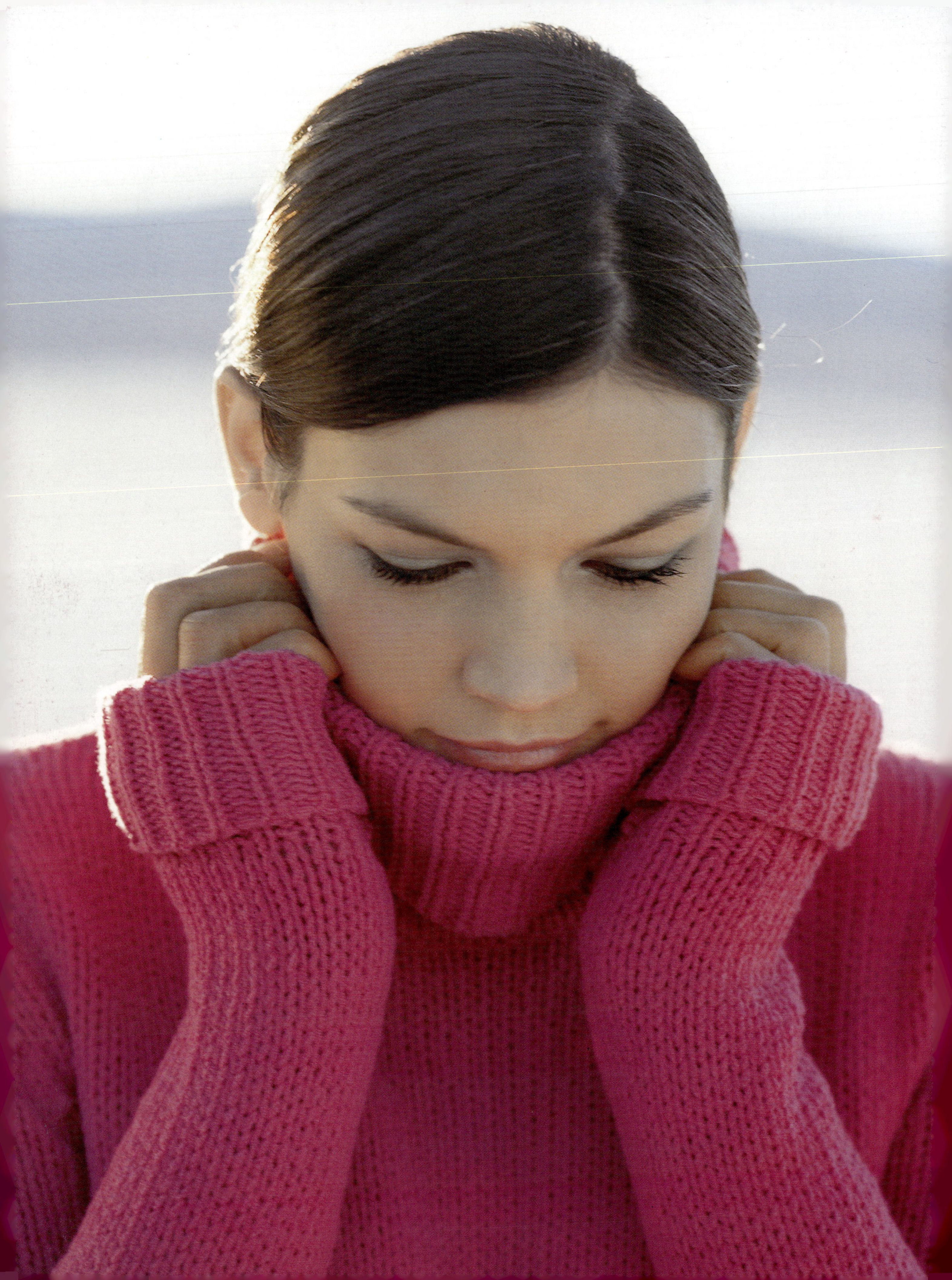

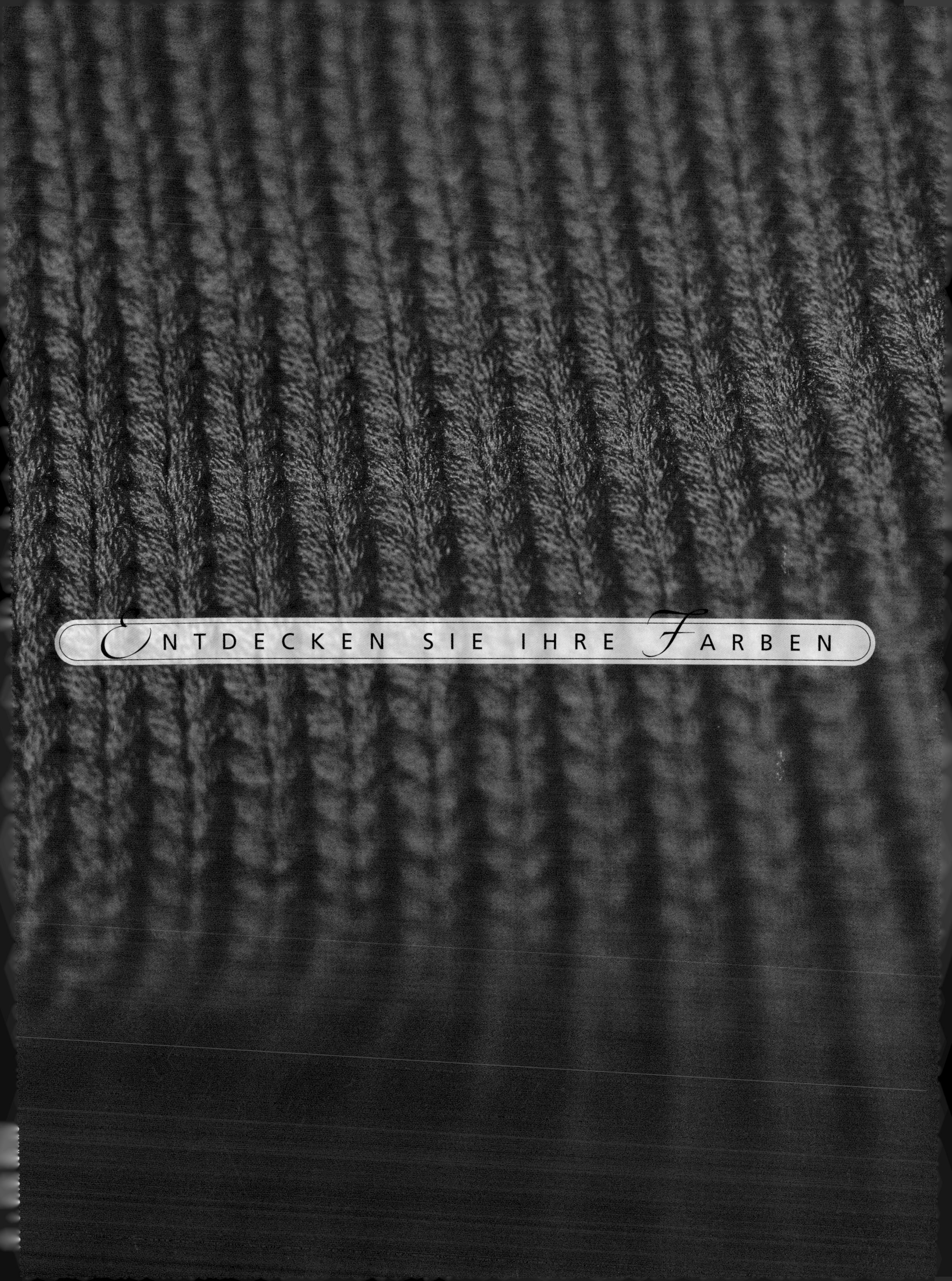
ENTDECKEN SIE IHRE FARBEN

Ihr Hautkolorit

Beim Kleiderkauf haben Sie sicher auch schon festgestellt, dass Ihnen manche Farben besser stehen als andere. Manchmal wirkt man durch sie sogar jünger und gesünder, als man sich eigentlich fühlt. Der Grund für diesen Unterschied liegt in unserem persönlichen Hautkolorit, das von der Augen-, Haar- und Hautfarbe bestimmt wird. Die Hauttönung wird unter anderem vom Melanin, dem Farbstoff der Pigmentzellen, gebildet. Auch der rote Blutfarbstoff, das Hämoglobin, schimmert mehr oder weniger stark durch die Haut durch und bewirkt so bei jedem Menschen einen ganz individuellen Teint. Je nachdem, welche Mischung die Unterhaut prägt, erscheint Ihr Hautton warm und goldorange oder eher kühl und bläulich-pink. Deshalb ist es von entscheidender Bedeutung, dass Sie herausfinden, welche Bekleidungsfarbe Ihr Kolorit ergänzt.

Falls Sie einen eher bläulichen Hautunterton haben, verleiht Ihnen ein orangefarbenes Oberteil ein kränkliches Erscheinungsbild. Zählen Sie dagegen zur Gruppe der warmtonigen Menschen, sollten Sie beispielsweise pinkfarbene Pullover meiden.

„Aber im Beruf", werden Sie jetzt vielleicht antworten, „ist alles noch viel schwieriger. Da kann ich meine Kleidung nicht in einer x-beliebigen Farbe wählen, sonst werde ich in der Firma oder beim Kunden nicht ernst genommen."

Da haben Sie Recht. Bestimmte Farbkombinationen sind in seriösen Unternehmen tabu, auch wenn sie noch so typgerecht sind. Gleichzeitig gibt es aber genügend Zusammenstellungen, die durchaus legitim sind und Ihnen eine po-

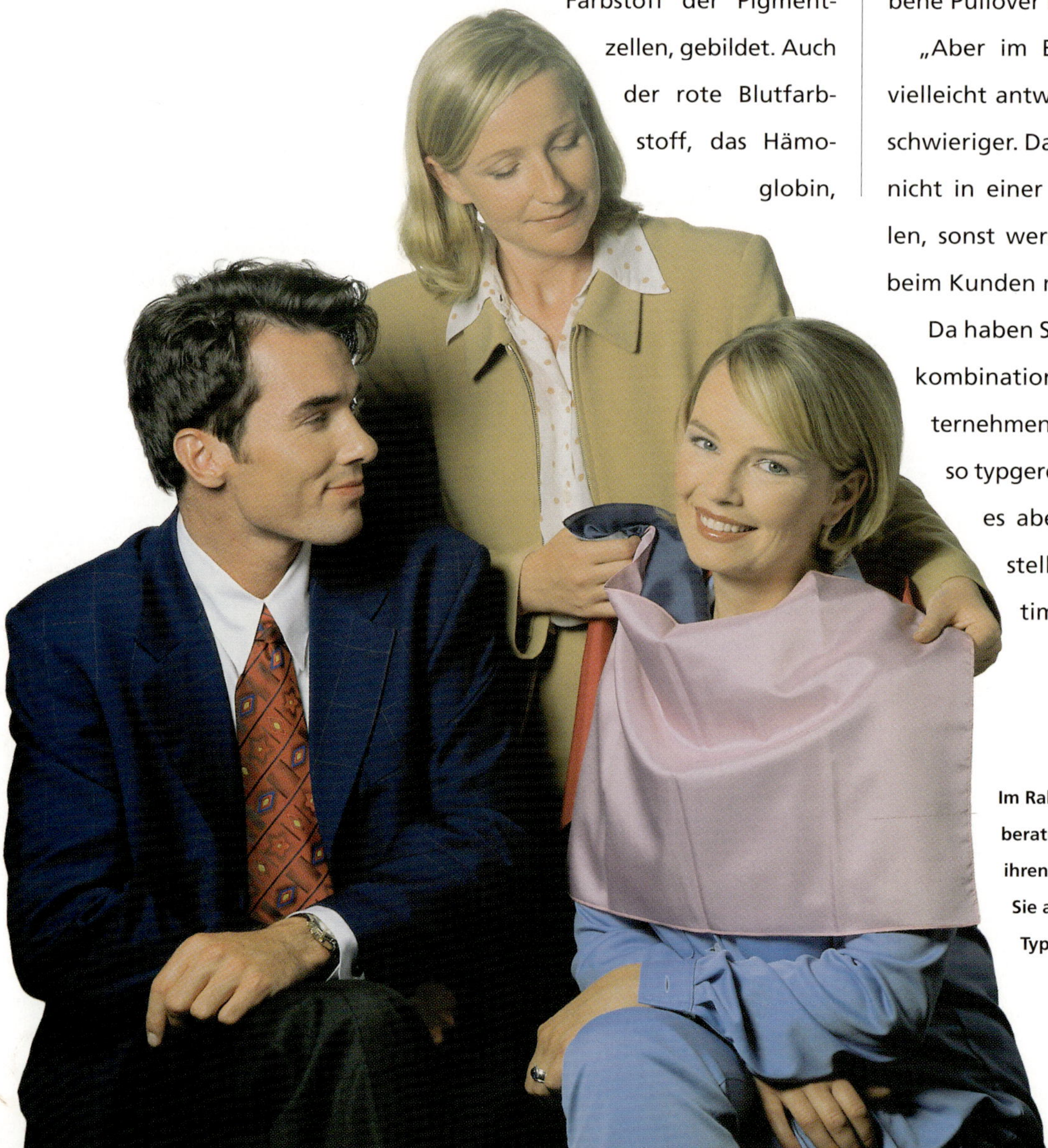

Im Rahmen einer persönlichen Typberatung überprüft die Beraterin bei ihren Kunden den Hautunterton. Sie analysiert, welche Farben den Typ positiv unterstreichen.

FOTO: RAINER WÄLDE

sitive und frische Ausstrahlung verleihen – zumal Ihnen auch im Bereich der Freizeitmode alle Farbvarianten offen stehen, sofern sie natürlich zu Ihrem Hautkolorit passen.

Deshalb sollten Sie Ihre bevorzugten Farben einmal genauer unter die Lupe nehmen. Hierbei ist Ihnen gerne eine professionelle Farbberaterin behilflich, die Ihnen nach Festlegung Ihres persönlichen Farbtypes gerne einen Farbfächer mitgibt. Mit Hilfe dieses Fächers können Sie sich anschließend bei jedem Einkauf vergewissern, ob das von Ihnen gewählte Kleidungsstück auch Ihrem Typ entspricht. Denn nur die richtigen Farben unterstreichen Ihren Typ und lassen Ihr Gesicht strahlen. Die Kleidung tritt dabei in den Hintergrund und Sie selbst werden als Person stärker wahrgenommen.

Die Grundlage des Jahreszeitenprinzips stammt von dem Schweizer Kunstpädagogen Johannes Itten. In den zwanziger Jahren stellte er seiner Klasse von Malschülern eine ungewöhnliche Aufgabe: Er beauftragte die Kunststudenten, nur die Farben aufzumalen, die jeder für sich als harmonisch empfand. Obwohl Itten nicht sehen konnte, wer welche Farbakkorde gemalt hatte, konnte er später jedem Schüler fehlerfrei dessen Farbzusammenstellung zuordnen.

Für Itten war damit der Beweis erbracht, dass zum individuellen Aussehen eines jeden Menschen eine bestimmte Farbharmonie passt.

Johannes Itten ging aber noch einen Schritt weiter: Er benannte die Farbgruppen nach ihrem Vorkommen in der Natur – nach den vier Jahreszeiten. Die heutige Farbanalyse hat sich die Erkenntnisse von Johannes Itten zunutze gemacht und mit den beobachteten Hautuntertönen in Einklang gebracht. Danach passen zu Menschen mit einem goldenen Teint die warmtonigen Frühlings- oder Herbstfarben. Bei einem pink-blauen Unterton sind dagegen die kalttonigen Farben des Sommers oder Winters besser geeignet.

Sicher fragen Sie sich nun: „Und zu welcher Jahreszeit gehöre ich?“ – Deshalb stelle ich Ihnen in den nächsten vier Kapiteln die Jahreszeiten im Einzelnen vor. Auf diese Weise können Sie Ihre individuelle Farbgruppe leichter entdecken.

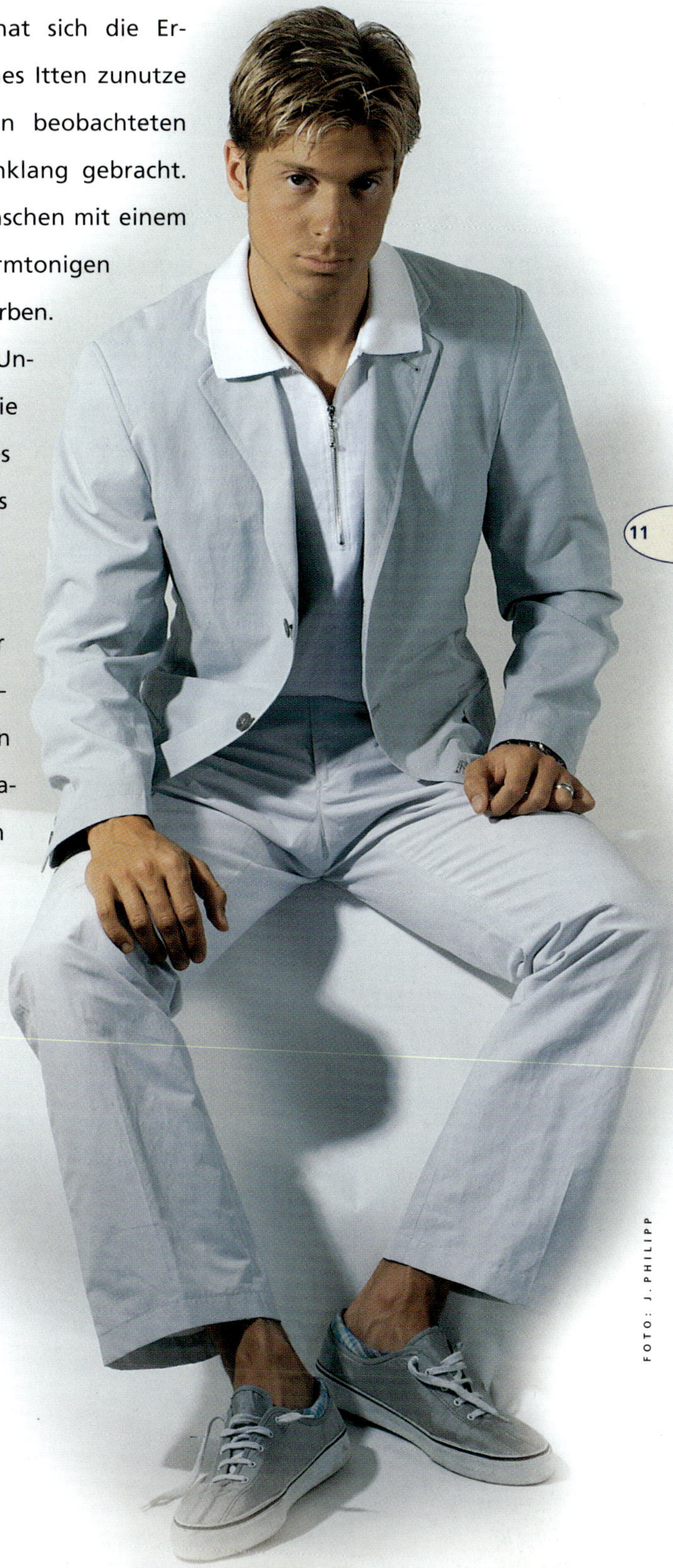

FOTO: J. PHILIPP

Der Frühlingstyp

Haben Sie einige rote Sommersprossen und leuchten Ihre Haare hellblond oder mit einem rötlichen beziehungsweise goldfarbenen Schimmer? Wenn Ihre Haut zudem einen warmen Unterton hat und Ihr Teint zart gerötet oder durchsichtig erscheint, sind Sie vermutlich ein Frühlingstyp. Auch eine pfirsichfarbene oder elfenbein-beige Haut sind Anzeichen dafür. Das heißt, Sie zählen wahrscheinlich zu den Menschen, denen strahlende und frische Farben besonders gut zu Gesicht stehen. Wichtig ist nur, dass die Farben warmtonig sind – so wie Ihre Haut.

In der Palette der Rottöne wählen Sie am besten Abstufungen von Orange bis Korallenrot, aber auch helles Rostrot. Orange- und Pfirsichtöne, Lachs und Apricot können Sie bedenkenlos tragen ebenso wie helles Lila. Warme Naturtöne, Wollweiß, Beige und Kamelhaarfarben eignen sich gut. Überhaupt sind Brauntöne für Sie wunderbar zum Kombinieren geeignet. In der Grünskala passen alle warmtonigen Mischungen zu Ihnen von leuchtend bis dezent – wie beispielsweise Apfel- und Lindgrün. Und sollten Sie Gelb mögen, so wählen Sie bitte ein warmes Sonnengelb.

Obwohl Ihnen Blautöne nur eingeschränkt stehen, können Sie gerade bei offiziellen Anlässen oftmals nicht auf diese Farben verzichten. Getreu dem Motto „wenn schon, denn schon ..." empfehle ich Ihnen Marine- und Petrolblau, Türkis und Aquamarin; möglich ist auch ein dunkles Jeansblau. Als Anzugfarbe können Sie durchaus auch Grau wählen – nur bei Schwarz ist Zurückhaltung geboten. Dieser Kontrast ist für Ihr Hautkolorit einfach zu stark.

Wenn Sie nun beim Einkauf nach den richtigen Farbtönen suchen, die in Ihrem Frühlings-Pass enthalten sind, sollten Sie sich stets die Frage stellen: Ist die Farbe frisch und strahlend – so wie sie auch im Frühling in der Natur erscheint? Wenn ja, dann unterstreicht der warmtonige Anteil in Ihren Bekleidungsfarben den goldenen Unterton Ihrer Haut. Das bedeutet, dass auch etwaige Falten und Hautunreinheiten optisch zurücktreten – mit dem Ergebnis, dass Sie jünger, dynamischer und frischer aussehen.

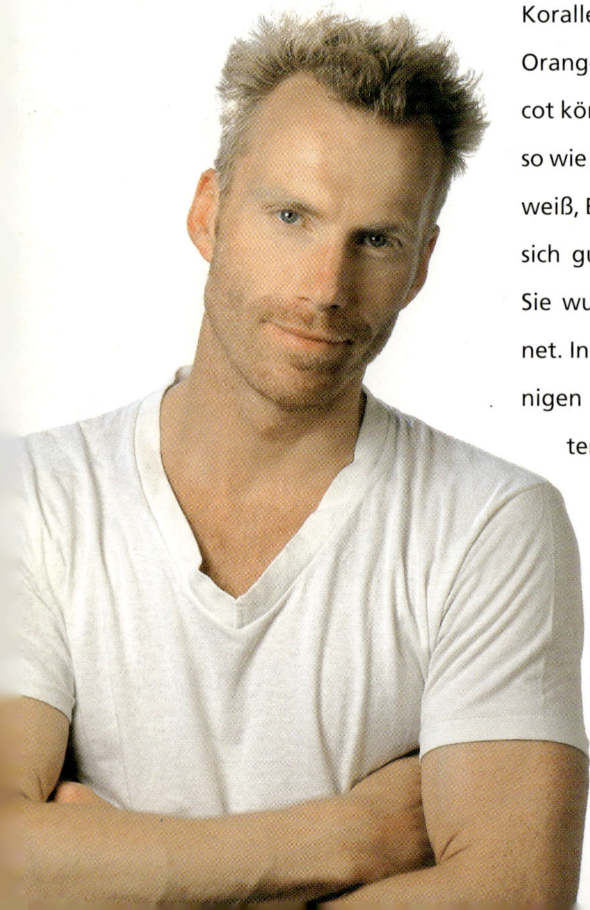

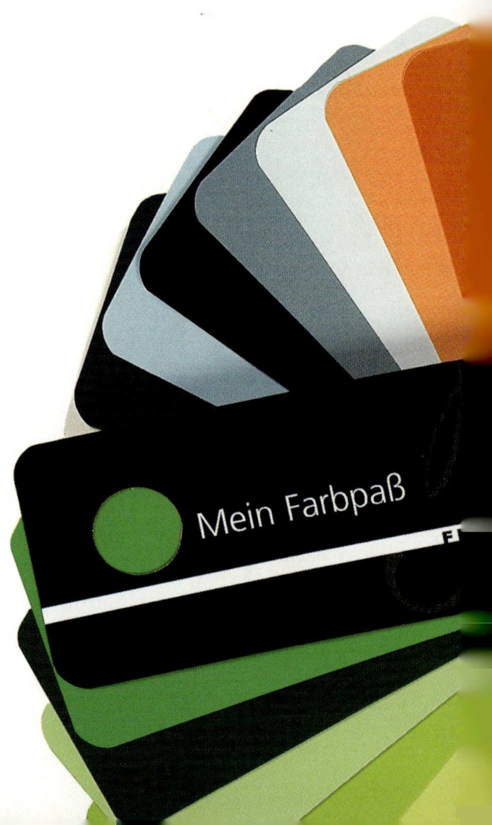

IHRE BASISFARBEN

Beim Aufbau einer zeitlosen Grundgarderobe sollten Sie zuerst an die Basisfarben denken, mit denen Sie über Jahre (fast) alle Bekleidungsstücke kombinieren können. Gerade bei Mantel, Jacke, Jackett und Hose leisten Ihnen diese Grundfarben gute Dienste. Auch für Schuhe, Handschuhe oder die Aktentasche sind diese Basisfarben wertvoll:

Braun – alle hellen Töne, aber auch Dunkelbraun

Grau – unbedingt mit warmem Unterton

Petrolblau, Marineblau oder *dunkles Jeansblau*

Zeitlose Blusen- und Hemdenfarben:

Als Frühlingstyp sollten Sie anstelle von Weiß lieber Farben wählen, die nicht so hart wirken:

Creme

Beige

Eierschale

Champagner

Hellblau – wenn Sie blaue Augen haben

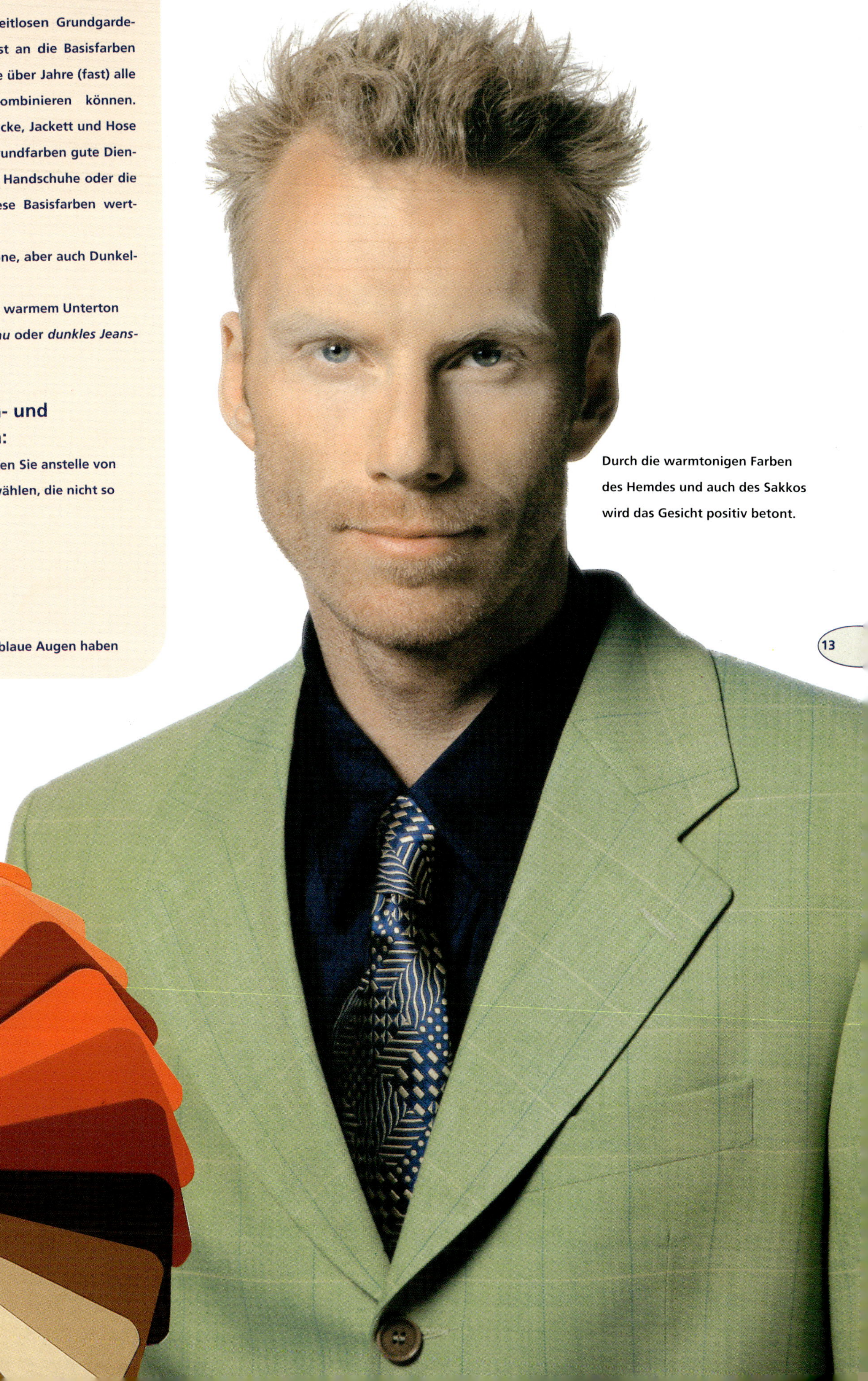

Durch die warmtonigen Farben des Hemdes und auch des Sakkos wird das Gesicht positiv betont.

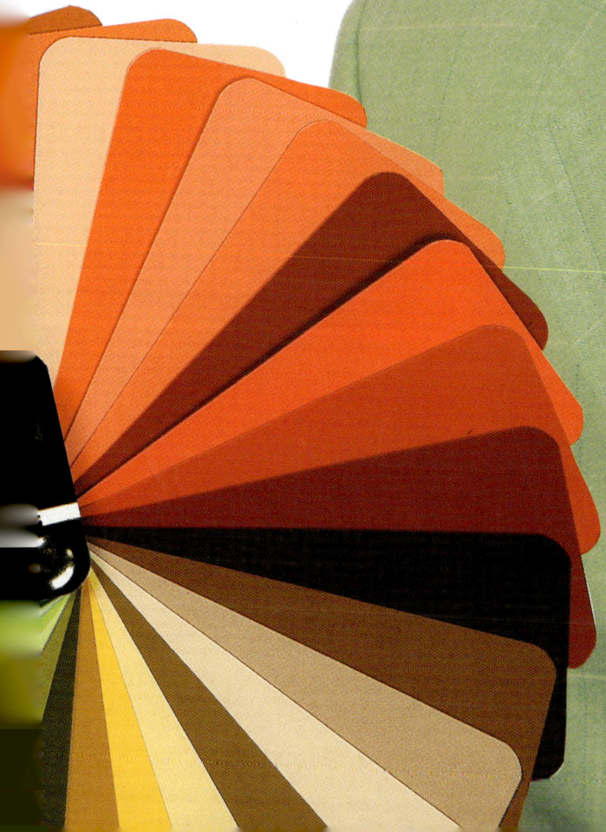

Der Sommertyp

Der Sommer ist nicht nur die beliebteste Jahreszeit – auch bei der Farbanalyse ist er am häufigsten vertreten. Über fünfzig Prozent unserer Kunden gehören zu dieser Gruppe mit einer kalttonigen Hautfarbe. Wenn Ihre Haut also hell ist und einen zarten Pinkton hat, stehen die Chancen gut, dass Sie ebenfalls dazugehören. Sollten Sie Sommersprossen haben, die eher graubraun als goldgelb leuchten, deuten diese ebenfalls auf den Sommertyp hin. Die Haarfarbe ist in der Regel blond bis dunkelbraun, allerdings immer mit einem aschigen Unterton.

Zur umfangreichen Farbpalette des Sommertyps zählen alle rauchigen und grau gedeckten Töne. Grelle oder warmtonige Farben lassen Sie dagegen kränklich erscheinen. Falten und Hautunebenheiten treten dann stärker hervor – Sie sehen dadurch älter aus. Unter den Blautönen können Sie alle gedeckten Nuancen wählen, von Jeans- bis Graublau. Auch Rottöne mit einem bläulichen Unterton – wie Kirsch- oder Weinrot – kleiden Sie gut. Das Gleiche gilt für Grün: Von Mint- bis Dunkelgrün empfiehlt sich alles, sofern es einen bläulichen Schimmer hat. Optimal sind aber auch Pastelltöne wie Flieder, Rosé und Pink.

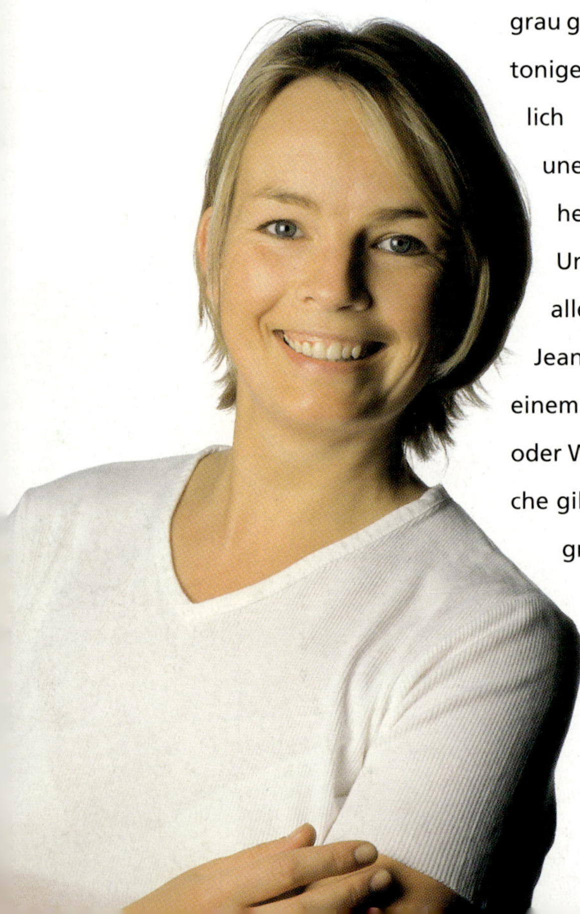

Bei warmen Farben wie Gelb, Orange und Apricot ist jedoch Vorsicht geboten. Allenfalls ein sanftes Zitronengelb ist für Sie geeignet. Auch bei hartem Weiß oder Schwarz sollten Sie Zurückhaltung üben. Besser ist gedecktes Weiß, dunkles Grau oder auch Graubraun. Beim Kleiderkauf sollten Sie sich immer wieder die Fragen stellen: Ist die Farbe kalttonig? Wirkt sie gedeckt beziehungsweise verwaschen? Wenn ja, dann harmoniert sie optimal mit Ihrem Hautkolorit als Sommertyp.

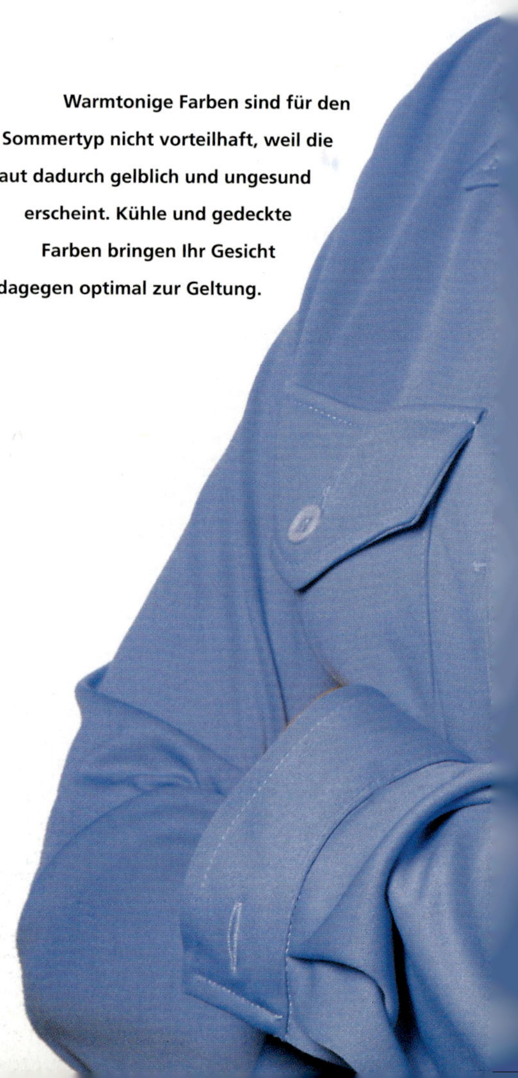

Warmtonige Farben sind für den Sommertyp nicht vorteilhaft, weil die Haut dadurch gelblich und ungesund erscheint. Kühle und gedeckte Farben bringen Ihr Gesicht dagegen optimal zur Geltung.

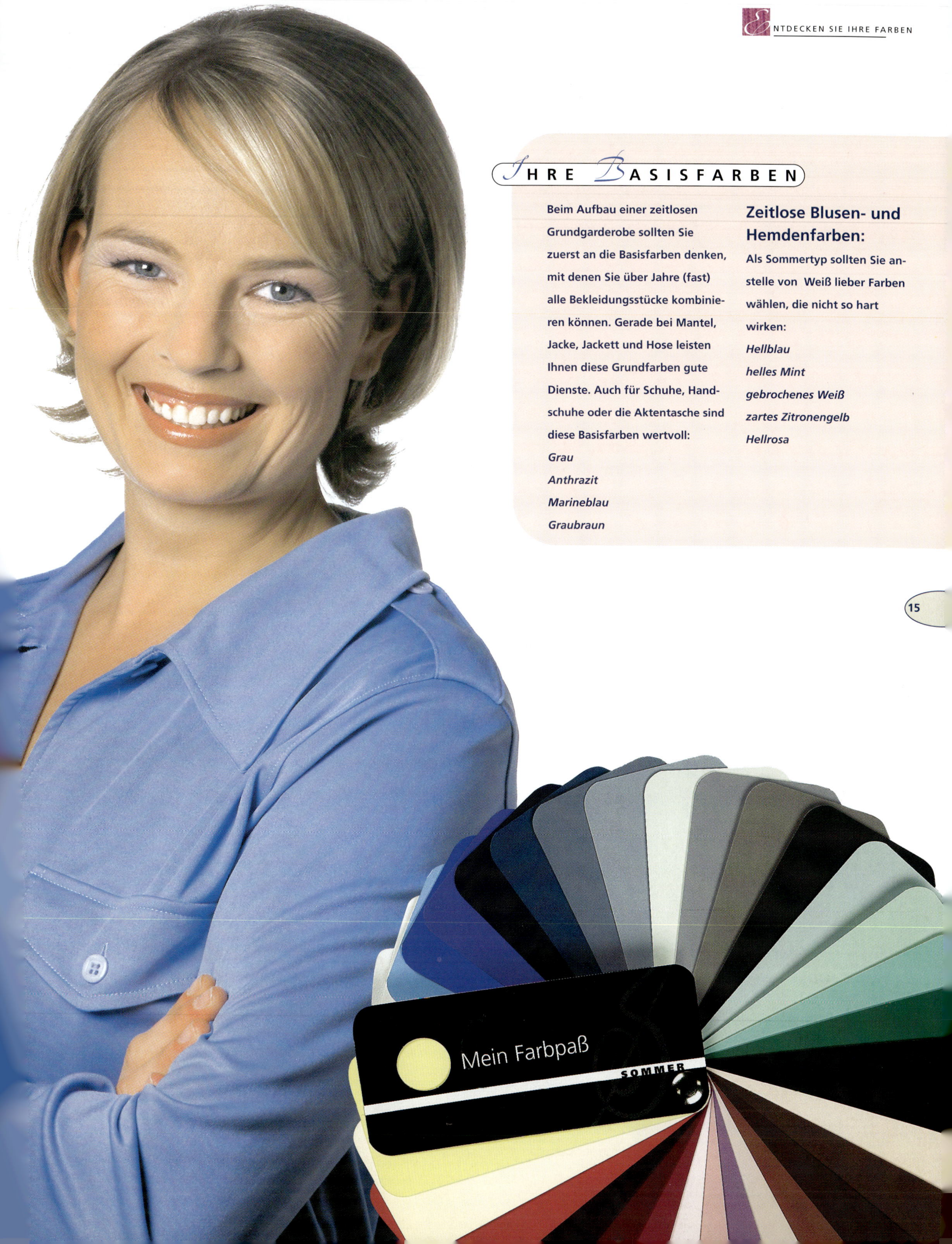

IHRE BASISFARBEN

Beim Aufbau einer zeitlosen Grundgarderobe sollten Sie zuerst an die Basisfarben denken, mit denen Sie über Jahre (fast) alle Bekleidungsstücke kombinieren können. Gerade bei Mantel, Jacke, Jackett und Hose leisten Ihnen diese Grundfarben gute Dienste. Auch für Schuhe, Handschuhe oder die Aktentasche sind diese Basisfarben wertvoll:

Grau
Anthrazit
Marineblau
Graubraun

Zeitlose Blusen- und Hemdenfarben:

Als Sommertyp sollten Sie anstelle von Weiß lieber Farben wählen, die nicht so hart wirken:

Hellblau
helles Mint
gebrochenes Weiß
zartes Zitronengelb
Hellrosa

Der Herbsttyp

Auch der Herbst zählt – wie der Frühling – zu den warmtonigen Jahreszeiten. Der Hauptunterschied liegt jedoch in der Haarfarbe. Herbsttypen haben meist goldene bis dunkelbraune Haare mit einem charakteristischen Rotstich: von Kastanienbraun bis hin zu Kupfer-Rotbraun reicht die Palette. Daneben fällt auch die Haut durch eine bräunliche Färbung auf. Sie erscheint meist pfirsichfarben oder goldbeige. Auch rötlich schimmernde Sommersprossen können für den Herbst typisch sein.

Aus diesem Grund sollten Sie bei der Kleidung Farben wählen, die auch in der Natur den Herbst auszeichnen. Dazu zählen in erster Linie warme und erdige Töne. Gedämpfte Gold-, Orange- und Rottöne stehen Ihnen besonders gut. Ein warmes Olivgrün, Khaki und ein reiches Petrolblau gehören dazu. Sie können auch Braun und Beige gut tragen; allerdings sollten Sie dabei auf den goldenen Grundton achten. Passend sind auch Senf- und Maisgelb oder Messingtöne.

Problematisch für den Herbsttyp ist – wie beim Frühling – ein reines Weiß oder Schwarz. Beide Töne sind zu kalt und hart für Ihren warmen Hautunterton. Sie werfen starke Schatten auf Ihr Gesicht und lassen Sie älter erscheinen. Eierschalenweiß und dunkles Schokoladenbraun stehen Ihnen viel besser, zumal sie Ihren Teint optisch straffen. Für offizielle Anlässe ist auch gedecktes Grau oder Marineblau möglich.

Beim Kleiderkauf sollten Sie sich immer wieder die Frage stellen: Ist die Farbe erdig, kräftig-warm und satt? Wenn dies der Fall ist, bringt sie Ihr Gesicht – und nicht die Kleidung – zum Strahlen.

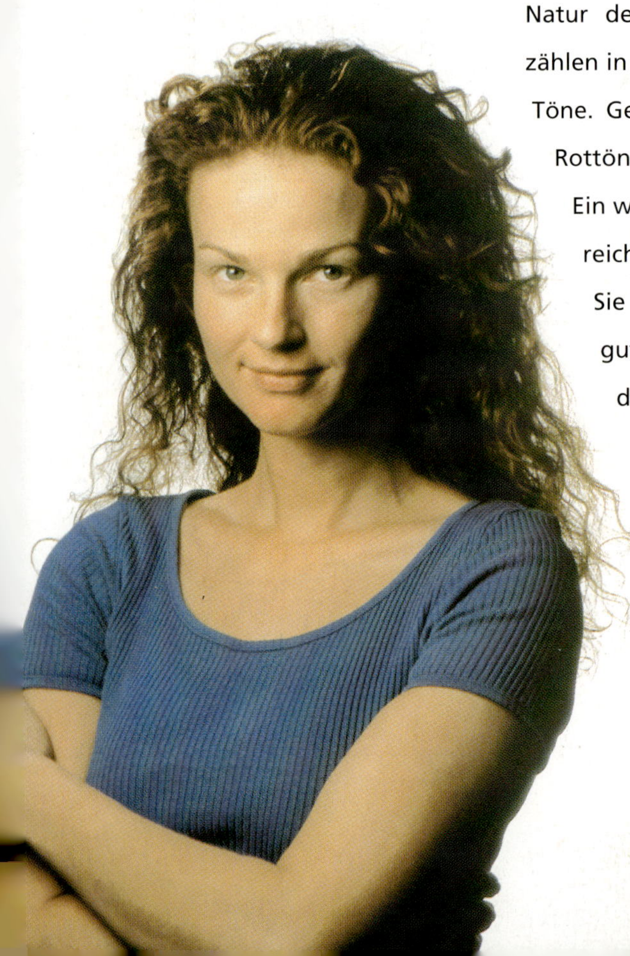

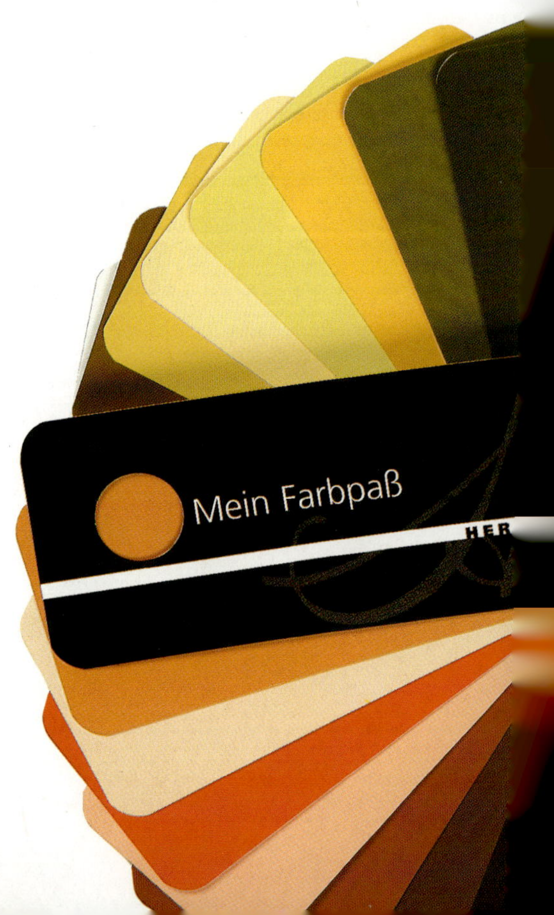

Ihre Basisfarben

Beim Aufbau einer zeitlosen Grundgarderobe sollten Sie zuerst an die Basisfarben denken, mit denen Sie über Jahre (fast) alle Bekleidungsstücke kombinieren können. Gerade bei Mantel, Jacke, Sakko und Hose leisten Ihnen diese Grundfarben gute Dienste. Auch für Schuhe, Handschuhe oder die Aktentasche sind diese Basisfarben wertvoll:

Braun – alle dunklen Töne sowie Hellbraun
Petrolblau, Marineblau oder
dunkles Jeansblau
Dunkelgrün
Grau – mit warmem Unterton

Zeitlose Blusen- und Hemdenfarben:

Als Herbsttyp sollten Sie anstelle von Weiß lieber Farben wählen, die nicht so hart wirken:

Creme
Beige
Eierschale
Champagner
Hellblau – wenn Sie blaue Augen haben

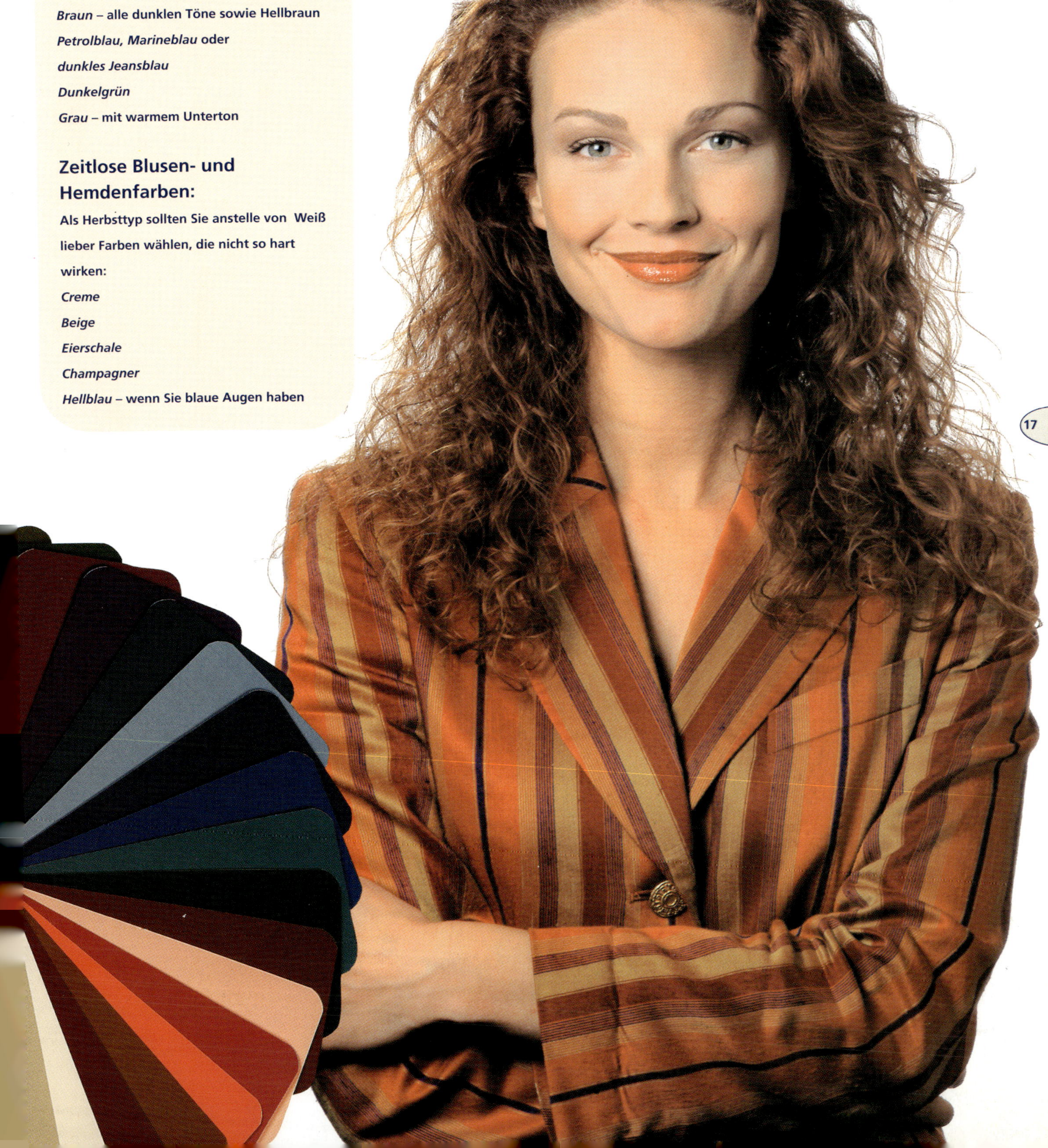

Durch die warmen Töne des Blazers wirkt ihr Gesicht frisch und dynamisch.

Der Wintertyp

Das Winterbild in der Natur wird von deutlichen Kontrasten bestimmt. Diese Beobachtung kann man auch bei der Typberatung machen: Wintertypen fallen durch ihre Kontraste auf. Da gibt es zum einen den charakteristischen südländischen Typ mit schwarzen Haaren und dunkler Haut. Bei uns findet man dagegen mehr Wintertypen mit schwarzen Haaren und heller Haut. Auch wenn diese Charakterisierung etwas pauschal klingt, hat sie sich in der Praxis der Farb- und Stilberatung immer wieder bestätigt.

Wie beim Sommertyp ist der Hautunterton des *Winters* bläulich. Der Teint wirkt oft durchsichtig und kühl. Die Haarfarbe bildet meist einen starken Kontrast, indem sie zwischen Schwarz und Dunkelbraun rangiert. Es können aber auch graue Strähnen vorkommen. Als Wintertyp stehen Ihnen deshalb alle leuchtenden und lebhaften Farben besonders gut. Und als einziger Typ können Sie ein hartes Weiß beziehungsweise Schwarz tragen. Mit derart starken Kontrasten können Sie am besten spielen.

Vergessen Sie bei Ihren Einkäufen nicht Ihren Farbpass, mit dessen Hilfe Sie im Geschäft alle Kleidungsstücke prüfen: Ist die Farbe klar, leuchtend und *eisig*? Hat sie einen pink-blauen Unterton? Dies ist bei allen *eisigen* Blautönen der Fall. Auch ein kalt-leuchtendes Rot und ein grelles Pink steht Ihnen gut. Auffallendes Grün und kaltes Türkis sowie ein klares Königs- oder Eisblau sind ebenfalls geeignet. Dabei können Sie alle klarleuchtenden Farben ganz nach Ihrer persönlichen Laune kombinieren.

Zum kontrastreichen Kolorit eines Wintertyps passen keine erdigen Töne. Klare und leuchtende Farben unterstreichen dagegen besonders wirkungsvoll seinen kalttonigen Hautunterton.

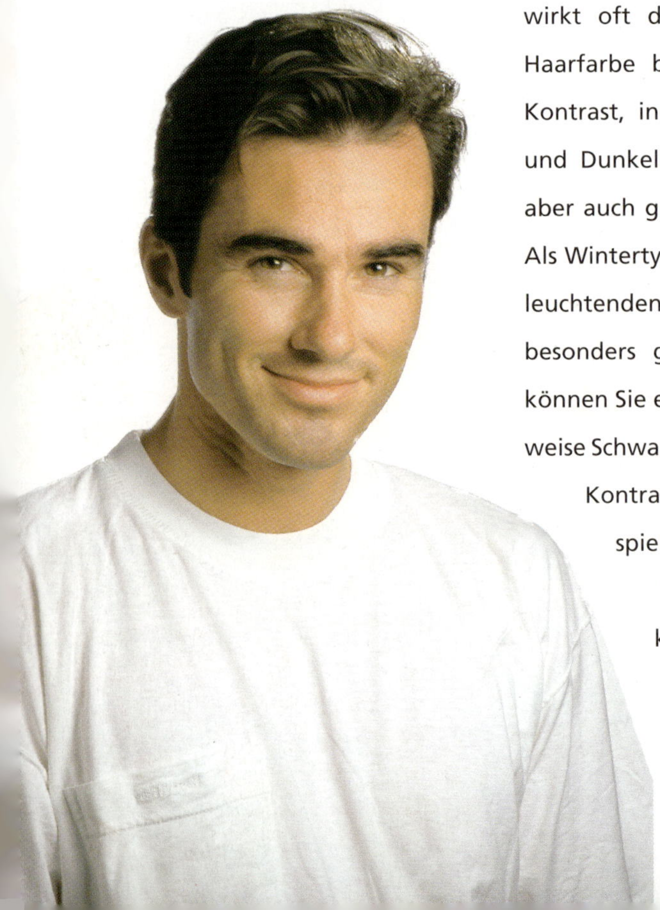

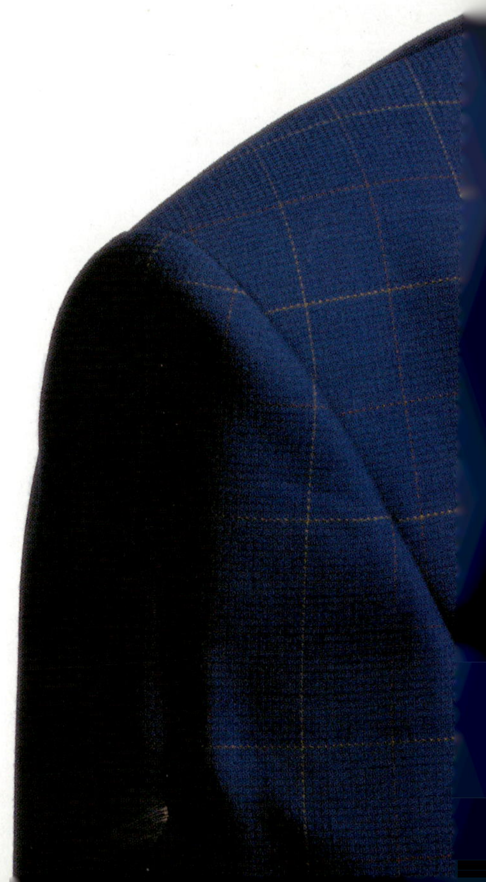

Ihre Basisfarben

Beim Aufbau einer zeitlosen Grundgarderobe sollten Sie zuerst an die Basisfarben denken, mit denen Sie über Jahre (fast) alle Bekleidungsstücke kombinieren können. Gerade bei Mantel, Jacke, Jackett und Hose leisten Ihnen diese Grundfarben gute Dienste. Auch für Schuhe, Handschuhe oder die Aktentasche sind diese Basisfarben wertvoll:

Schwarz
Grau
Marineblau

Zeitlose Blusen- und Hemdenfarben:

Weiß und generell alle Farben, die in Ihrer Farbpalette aufgeführt sind.

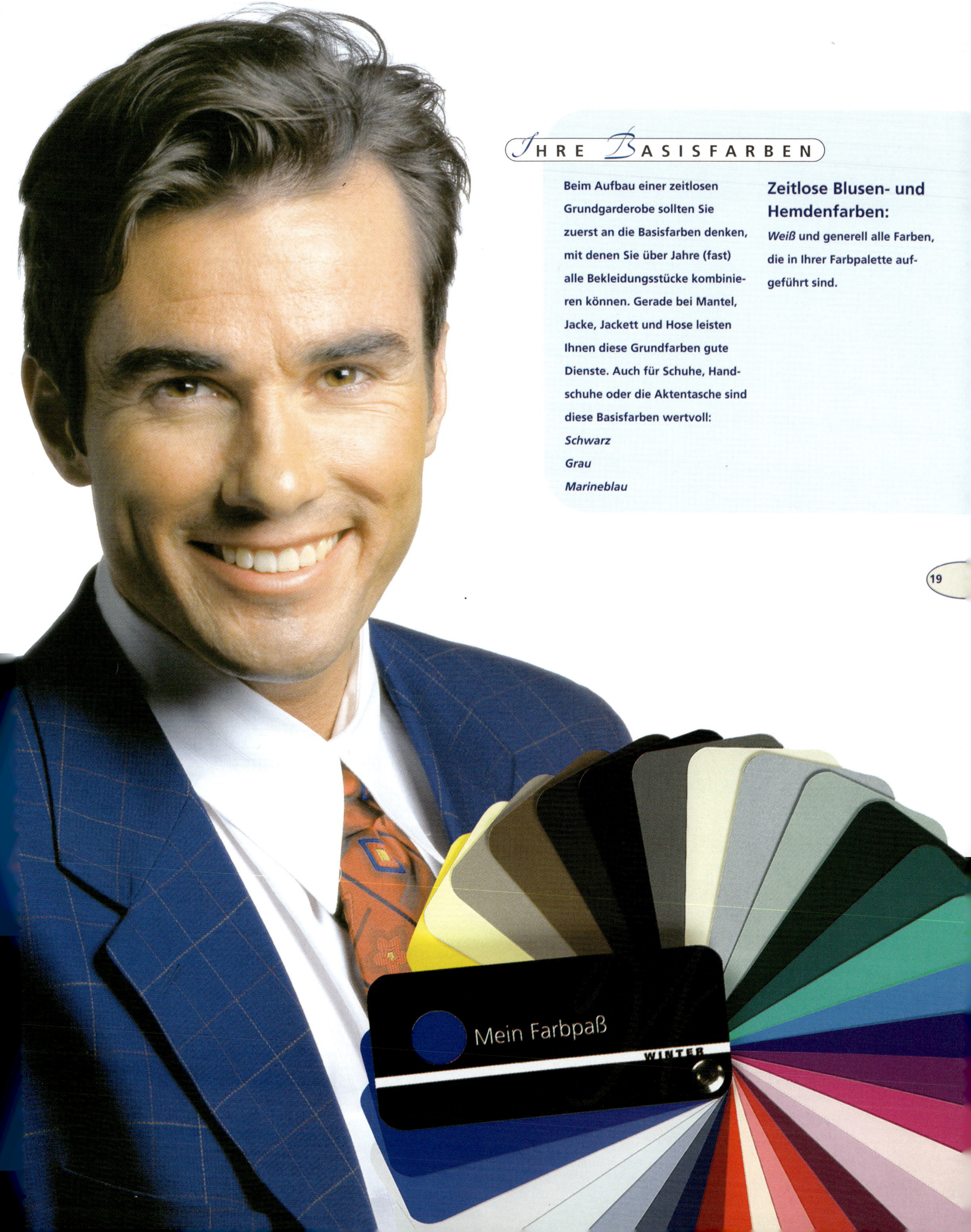

Was passt zu meinem Typ?

In den letzten Kapiteln habe ich Ihnen kurz die vier Farbtypen vorgestellt. Nun stehen Sie beim nächsten Einkauf vor der Frage: Was passt zu meinem Typ? Wenn Ihre Haut einen goldenen Unterton hat, stehen Ihnen die Farben des Frühlings oder Herbstes besonders gut. Ist Ihr Teint dagegen kalttonig, sollten Sie unbedingt nach Sommer- oder Winterfarben suchen.

Diese Grundunterscheidung ist als praktische Hilfestellung gedacht. Natürlich können Sie als *Sommer* auch einmal ganz gezielt eine Winterfarbe tragen, um damit einen besonderen Effekt zu erzielen. Gerade bei der Abendgarderobe sind festliche Winterfarben durchaus angebracht. Wichtig ist nur, dass Sie die Farbgruppe beachten, das heißt als *Frühling* oder *Herbst* möglichst keine kalttonigen Sommer- oder Winterfarben tragen. Und vor allem nicht miteinander kombinieren, zumal sich die Farben meist „beißen", wie der Volksmund sagt.

Bitte stellen Sie sich bei der Anprobe immer wieder die Frage: Zieht hier die Farbe alle Aufmerksamkeit auf sich oder schaut man zuerst in mein Gesicht, weil sich die Farbe positiv darin widerspiegelt? Wenn das Letztere der Fall ist, haben Sie eine gute Wahl getroffen. Mit etwas Geschick und einiger Übung können Sie so in jeder Kollektion *Ihre* Farben herausfinden, und zwar am besten bei Tageslicht: am Fenster oder an der Tür des Geschäftes. Damit können Sie gleichzeitig auch immer wieder Ihren Blick für die Unterscheidung von warm- und kalttonigen Farben schulen.

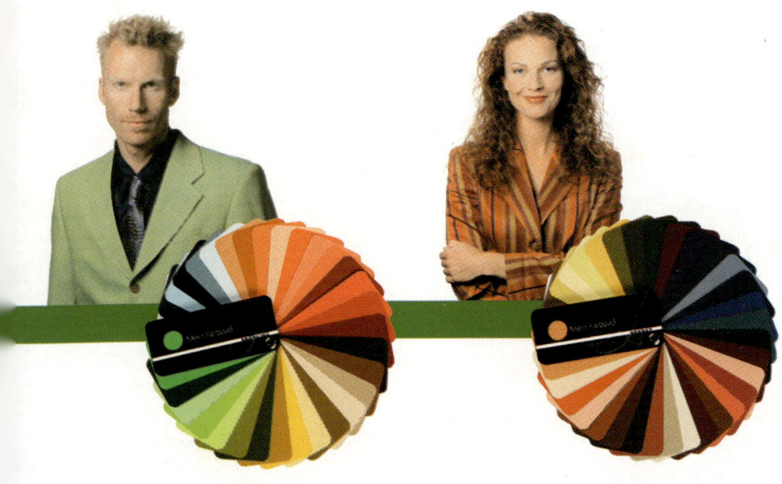

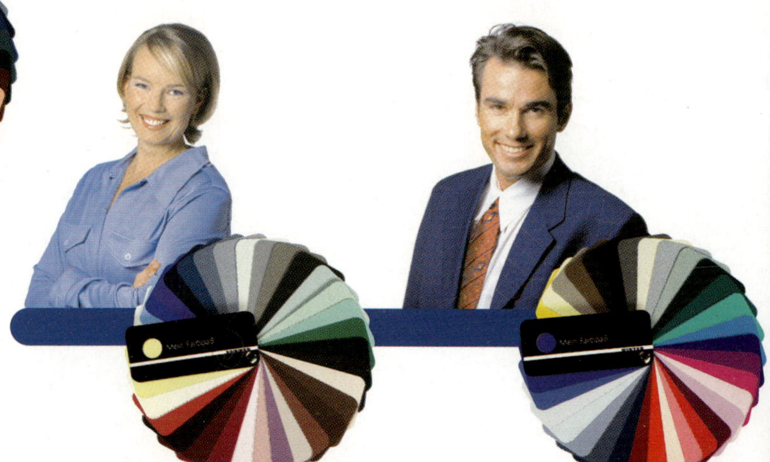

Bei der Wahl der richtigen Farben hilft ein Farbpass, den Sie im Rahmen einer Farb- und Stilberatung passend zu Ihrem Hautkolorit erhalten.

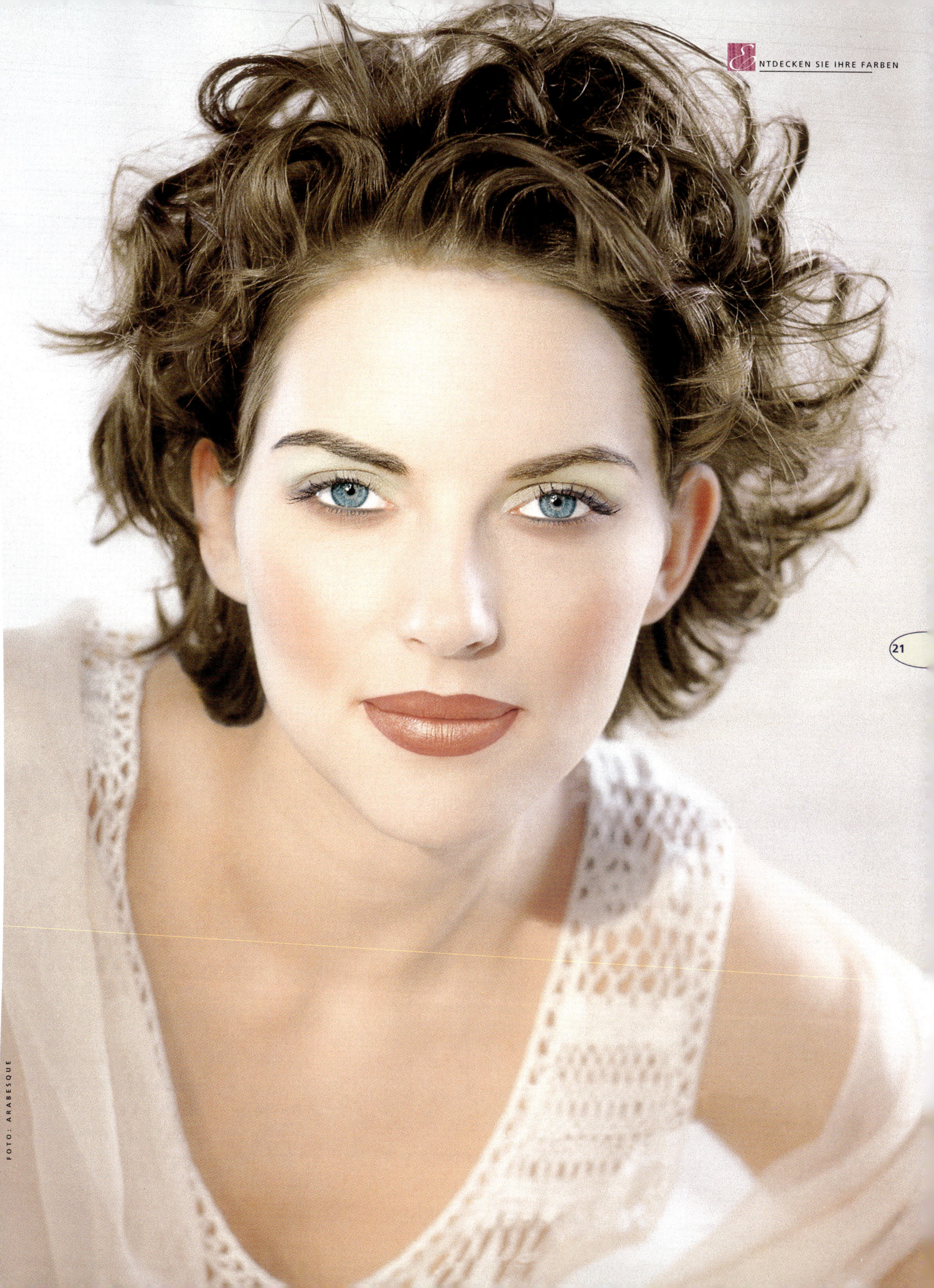

FOTO: ARABESQUE

Ihre persönliche Stilmischung

Genauso wichtig wie die typgerechte Farbe ist die persönliche Stilmischung. Jede Figur und jedes Gesicht hat seine individuelle Schönheit, auch wenn manche Männer über Haarausfall oder einen Bauchansatz klagen. Deshalb empfehle ich Ihnen, Ihre Vorzüge stärker zu betonen, denn dann fallen vermeintliche individuelle *Mängel* nicht mehr ins Gewicht.

Ein überzeugender Bekleidungsstil hängt von mehreren Faktoren ab: Die typgerechte Farbe Ihrer Kleidung und der passende *Schnitt* sind genauso wichtig wie das *Material* und die *Musterung*. Auch Ihre *Frisur*, die passenden *Accessoires* und natürlich auch die Schuhe prägen Ihr Erscheinungsbild.

Bei der Überlegung, welche Art der Kleidung Ihnen am besten steht, sollten Sie einmal analysieren, wie Ihr Körper gebaut ist. Wie ist das Verhältnis zwischen Größe und Körperbau? Sind Sie groß und stattlich oder eher klein und zierlich? Wie sieht es mit den Proportionen aus – sind Sie schlank oder rundlich? Haben Sie eher breite Schultern oder ist Ihre Beckenpartie stärker ausgeprägt? Haben Sie ein ovales Gesicht oder eine eher eckige Gesichtsform? Was soll betont, was sollte überspielt werden? Und schließlich: Welchen Knochenbau haben Sie?

Am leichtesten können Sie diese Punkte beantworten, wenn Sie sich einmal in der Unterwäsche vor einem Spiegel betrachten. Dabei sollten Sie selbstkritisch die oben genannten Fragen durchgehen. Aber fangen Sie bitte nicht an, von einer Modell-Figur zu träumen. Viel wichtiger ist es, dass Sie sich so akzeptieren und wohl fühlen wie Sie sind – auch mit breitem Becken oder Bauch.

Ganz praktisch wird es nun in den folgenden Kapiteln, denn dort stelle ich Ihnen die einzelnen Stilrichtungen vor. Bitte erwarten Sie nicht, dass Sie sich bei einem Typ vollständig wieder finden. Auch hier gilt, dass jeder Mensch einmalig veranlagt und gebaut ist und deshalb eine ganz individuelle Stilmischung benötigt. Erst alle Komponenten – Farbe, Muster, Material, Stil und Accessoires – ergeben zusammen ein attraktives Erscheinungsbild.

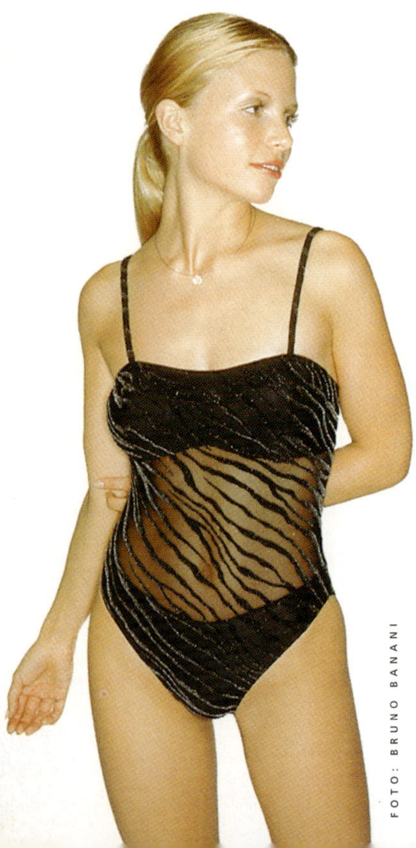

FOTO: BRUNO BANANI

Wenn Sie Ihren persönlichen Stil entdecken möchten, sollten Sie einmal selbstkritisch Ihre Figur vor dem Spiegel überprüfen: Wie ist Ihr Körper gebaut? Was soll betont, was sollte überspielt werden?

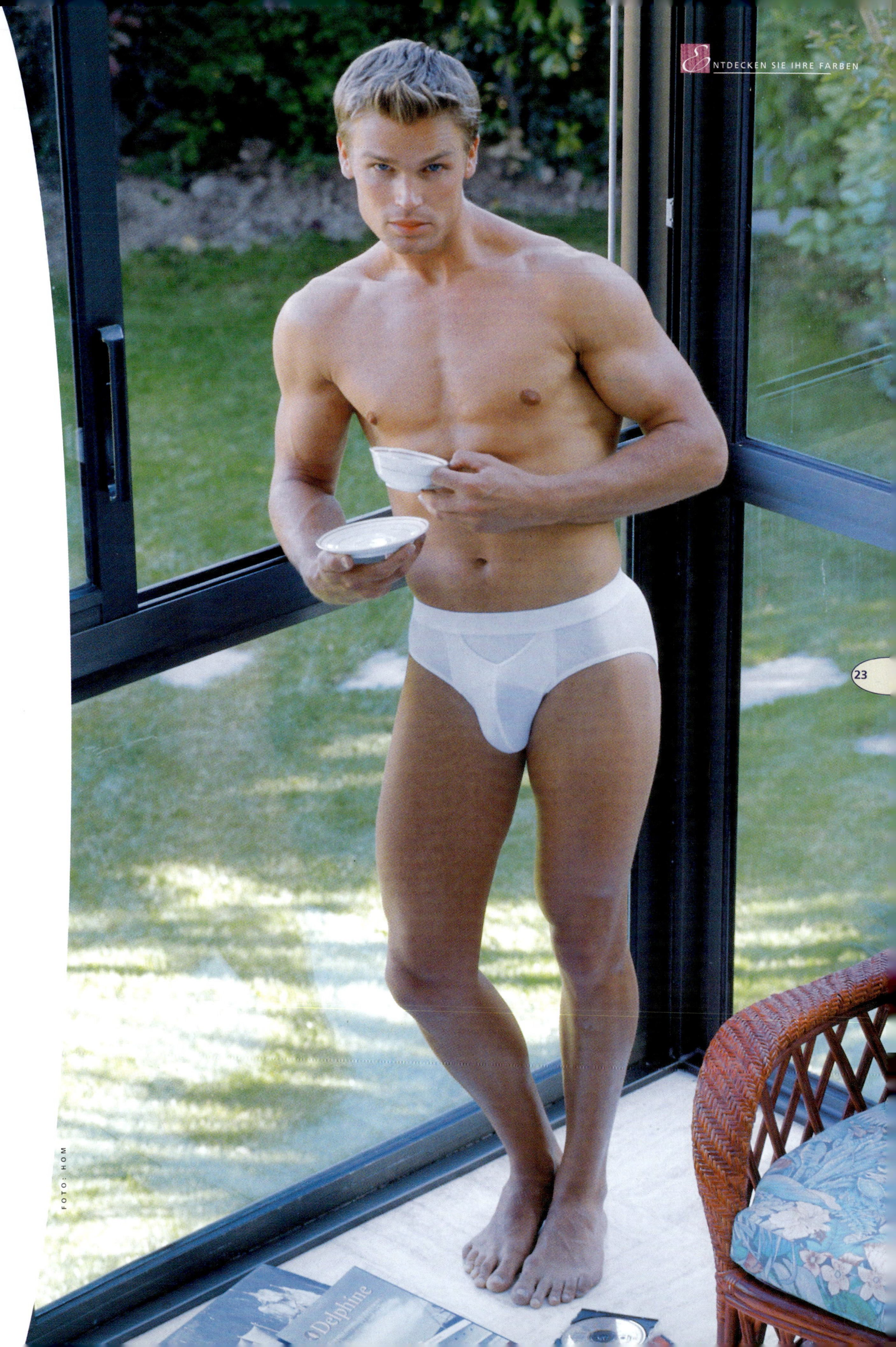

FOTO: HOM

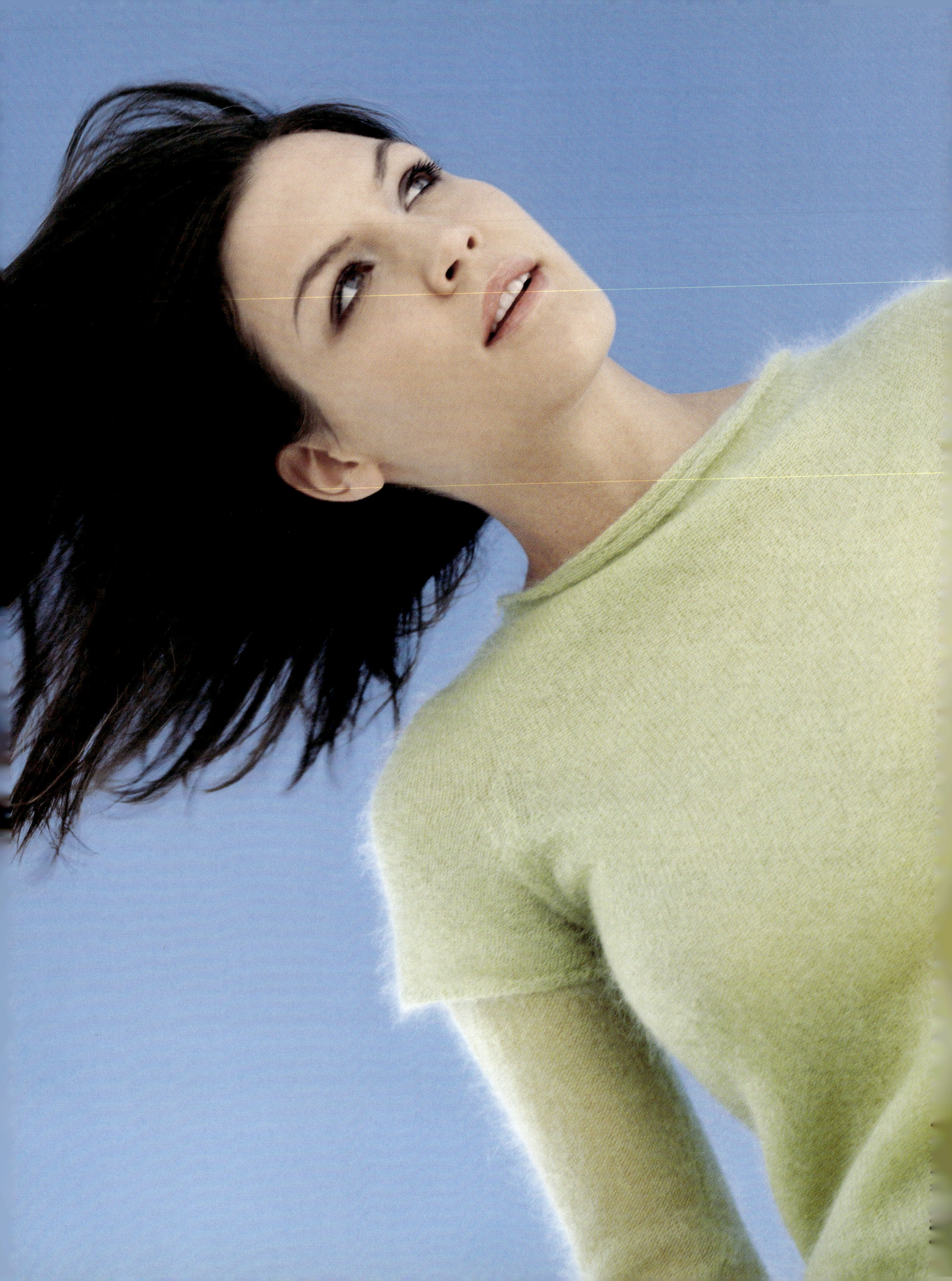

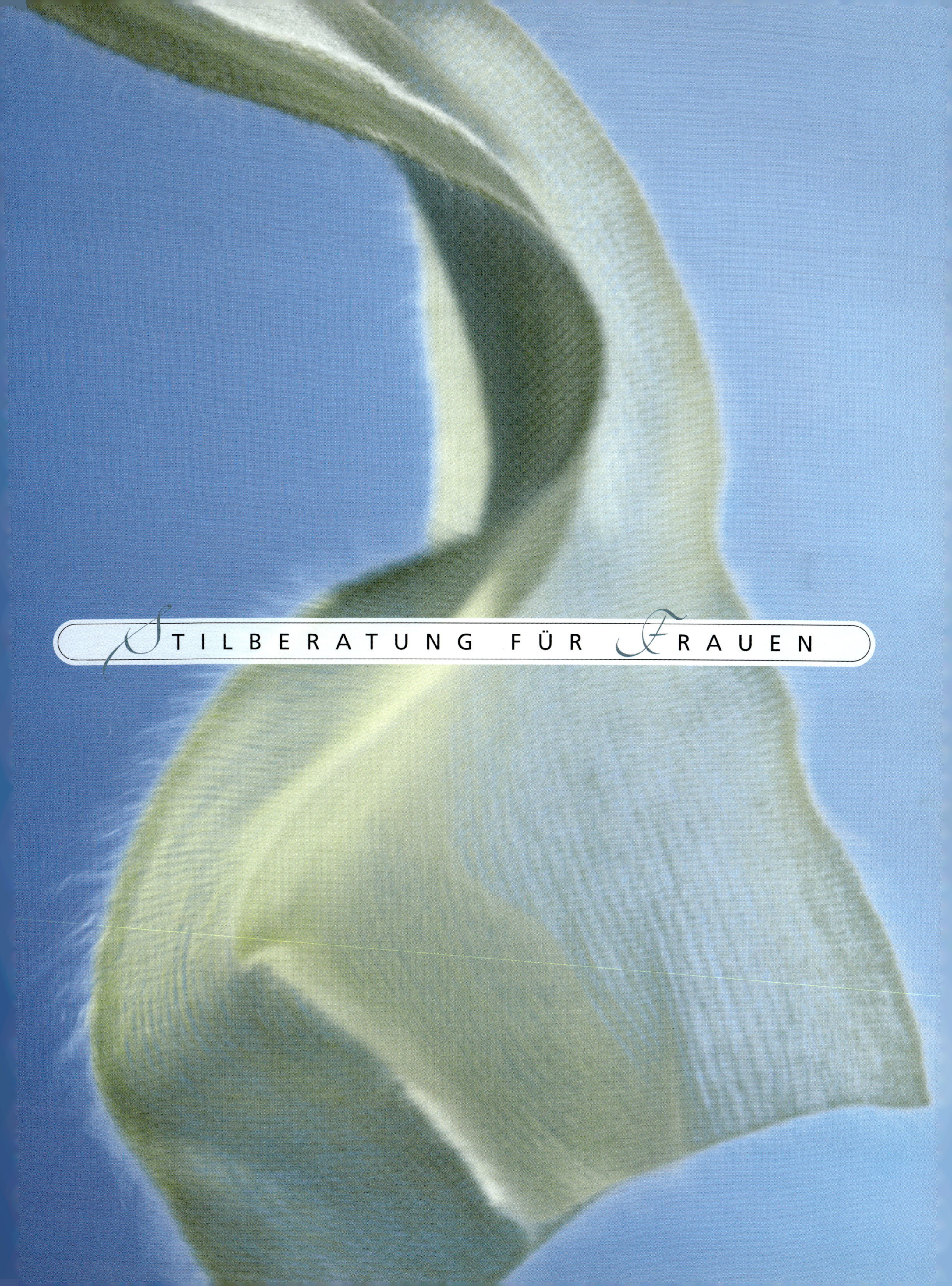
STILBERATUNG FÜR FRAUEN

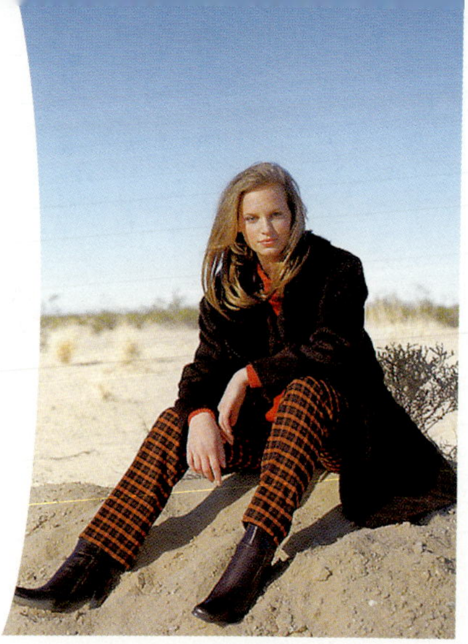

Die natürliche Frau

Sind Sie um die 1,68 m groß und ein eher unkomplizierter Mensch? Wenn ja, gehören Sie vermutlich zu den natürlichen Typen. Im Vergleich zur sportlichen Frau sind Sie wohl zierlich gebaut, wirken aber nicht so zerbrechlich wie die zarte Frau. Bei der Wahl Ihrer Farben greifen Sie eher zu Naturtönen als zu grellen Neonfarben. Vor allem aber mögen Sie weite Schnitte, denn Bewegungsfreiheit steht für Sie an oberster Stelle. Und sollte Ihre Taille nicht sehr ausgeprägt sein, sind diese Schnitte ganz besonders zu empfehlen. Schlichter Chic lautet Ihre Devise.

Wenn Sie sich in dieser Beschreibung wieder gefunden haben, sollten Sie diesen Stil konsequent weiterführen: Wählen Sie im Rahmen Ihrer Farbpalette die Töne aus, die Ihrem Hang nach Natur entsprechen. Bei Ihrer Kleidung sollten Sie auf eng anliegende Teile verzichten, denn sie schränken nur Ihren Bewegungsdrang ein. Wählen Sie natürliche Stoffe und setzen Sie bewusst Strickwaren, Baumwollstoffe und Leinen ein. Die Muster dürfen dabei ruhig sportiv sein und ebenso Streifen und Karos enthalten. Achten Sie aber darauf, dass sie nicht Ihr ganzes Outfit dominieren.

Auch Ihre Accessoires können gerne rustikal wirken: Originelle Ledergürtel und natürliche Ketten mit Holz- oder Steinperlen ergänzen diesen Look. Auf Schicki-Micki-Teile sollten Sie dagegen verzichten.

Beim Make-up ist weniger für Sie mehr. Es reicht, wenn Sie Ihr gepflegtes Gesicht mit einem dezenten Lippenstift aus Ihrer Farbpalette verschönern.

Ebenso sollten Sie bei der Wahl Ihrer Frisur einem natürlich wirkenden Schnitt den Vorzug geben. Aufwendig gestylte Haare passen nicht zu Ihnen.

Insgesamt empfehle ich Ihnen, auf ein lockeres, sportliches und doch chic wirkendes Erscheinungsbild zu achten. Durch die gekonnt gewählten Details sehen Sie natürlich und überzeugend aus.

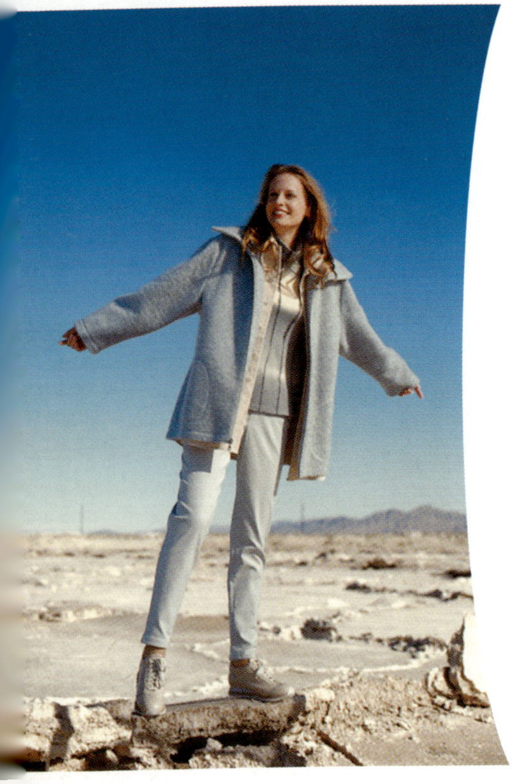

Als natürlicher Typ stehen Ihnen Naturtöne und weite Schnitte besonders gut. Schlicht und chic lautet dabei die Devise.

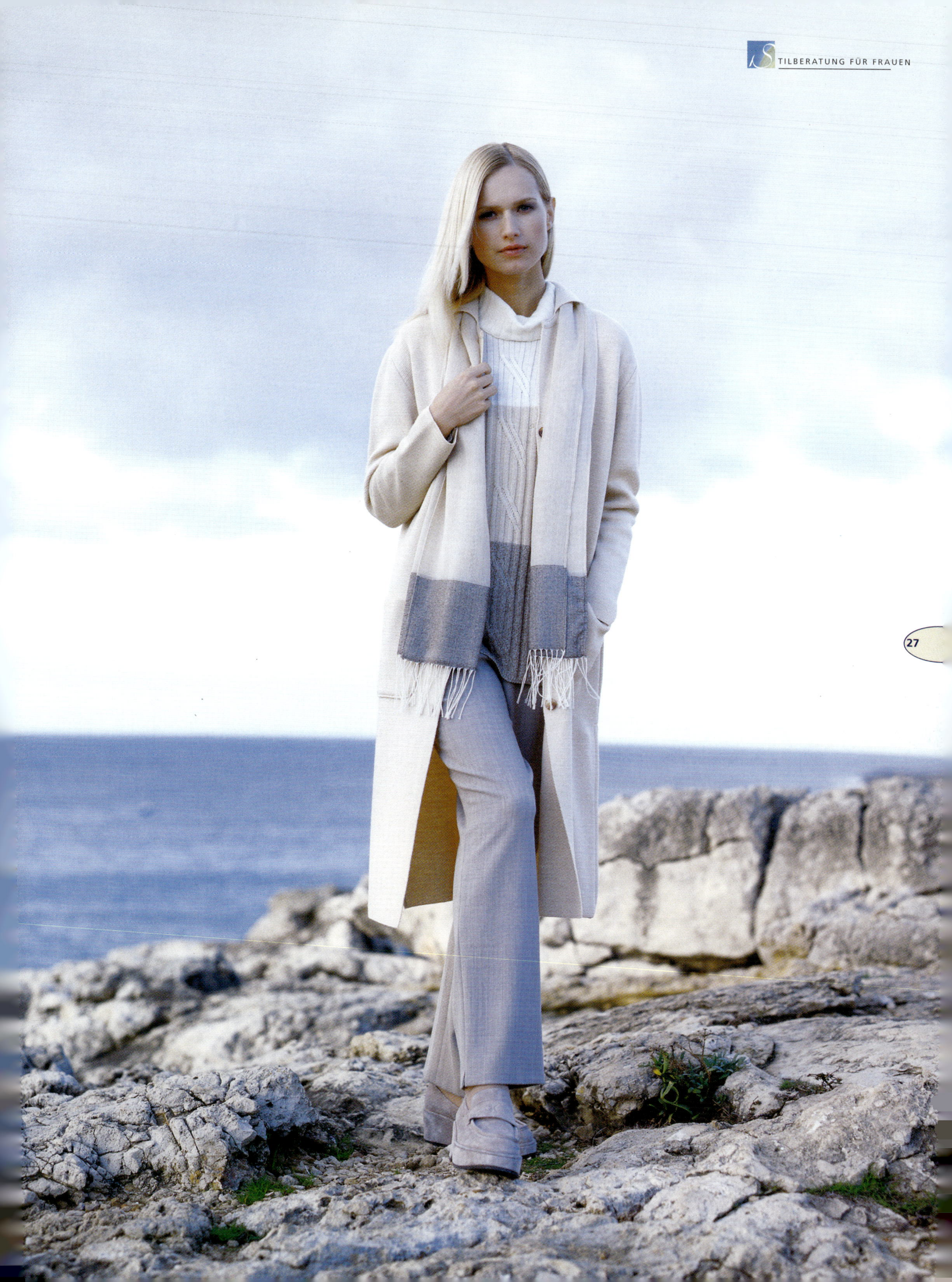

Der sportliche Typ

Sie lieben das Praktische, Unkomplizierte und ähnlich wie die natürliche Frau bevorzugen Sie einen pflegeleichten Stil. Allerdings sind Sie größer und stattlicher gebaut (1,68 m und darüber) und Ihre Proportionen gleichen mehr einer Leichtathletin als einer Kunstturnerin. Außerdem ist Ihre Schulterpartie meist kräftiger ausgeprägt als Ihre Hüfte, zumal Ihre Taille nur wenig auffällt.

Wenn Sie bei einer Farbberatung Ihre persönliche Palette entdeckt haben, sollten Sie in erster Linie sportliche Töne auswählen. Dabei empfehle ich Ihnen vor allem helle und dynamische Farben aus den Bereichen Grün und Blau.

Als sportlicher Typ tragen Sie vermutlich gerne auch hin und wieder typische „Männerklamotten". Bitte achten Sie deshalb bei Ihrer Auswahl darauf, dass Ihr Look nicht zu sehr dem Landleben zugeordnet wird. Natürlich können Sie aber jederzeit eine Jeans mit der passenden Bluse kombinieren oder einen lockeren Rollkragenpulli dazu tragen.

Vermeiden Sie allerdings einfarbige Kombinationen, die Ihre Körpergröße betonen. Außerdem ist wichtig, dass Ihre Kleidung großzügig wirkt, weshalb Ihr Oberteil stets locker über den Hüftbereich fallen sollte. Bei der Auswahl der Stoffe würde ich natürliche Materialien wie Leinen, Wildseide und Baumwolle empfehlen. Je nach Anlass passen auch Nappa und Wildleder gut zu Ihnen.

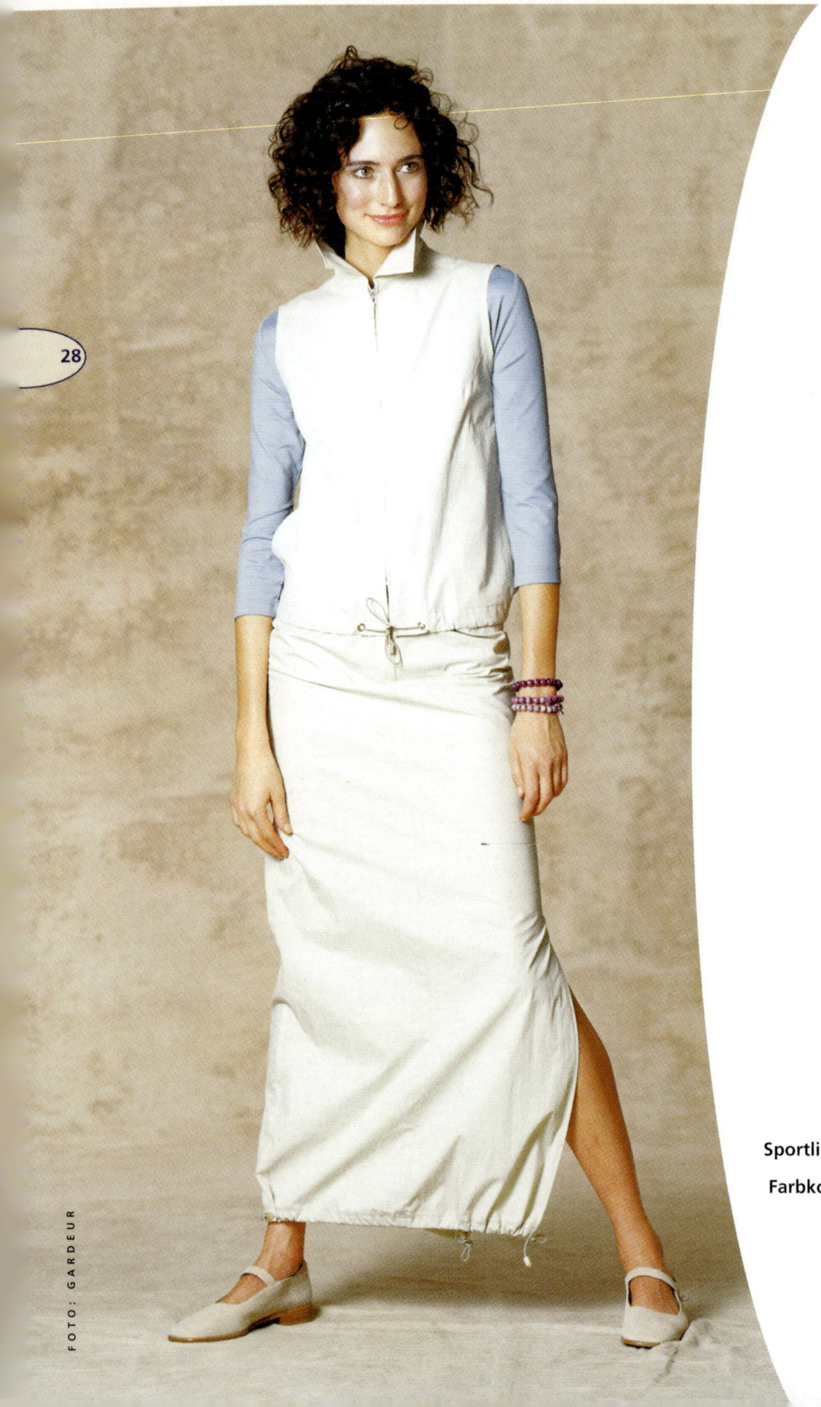

FOTO: GARDEUR

Sportliche Frauen lieben das Unkomplizierte. Dynamische Farbkombinationen und lockere Schnitte sind dabei der Favorit.

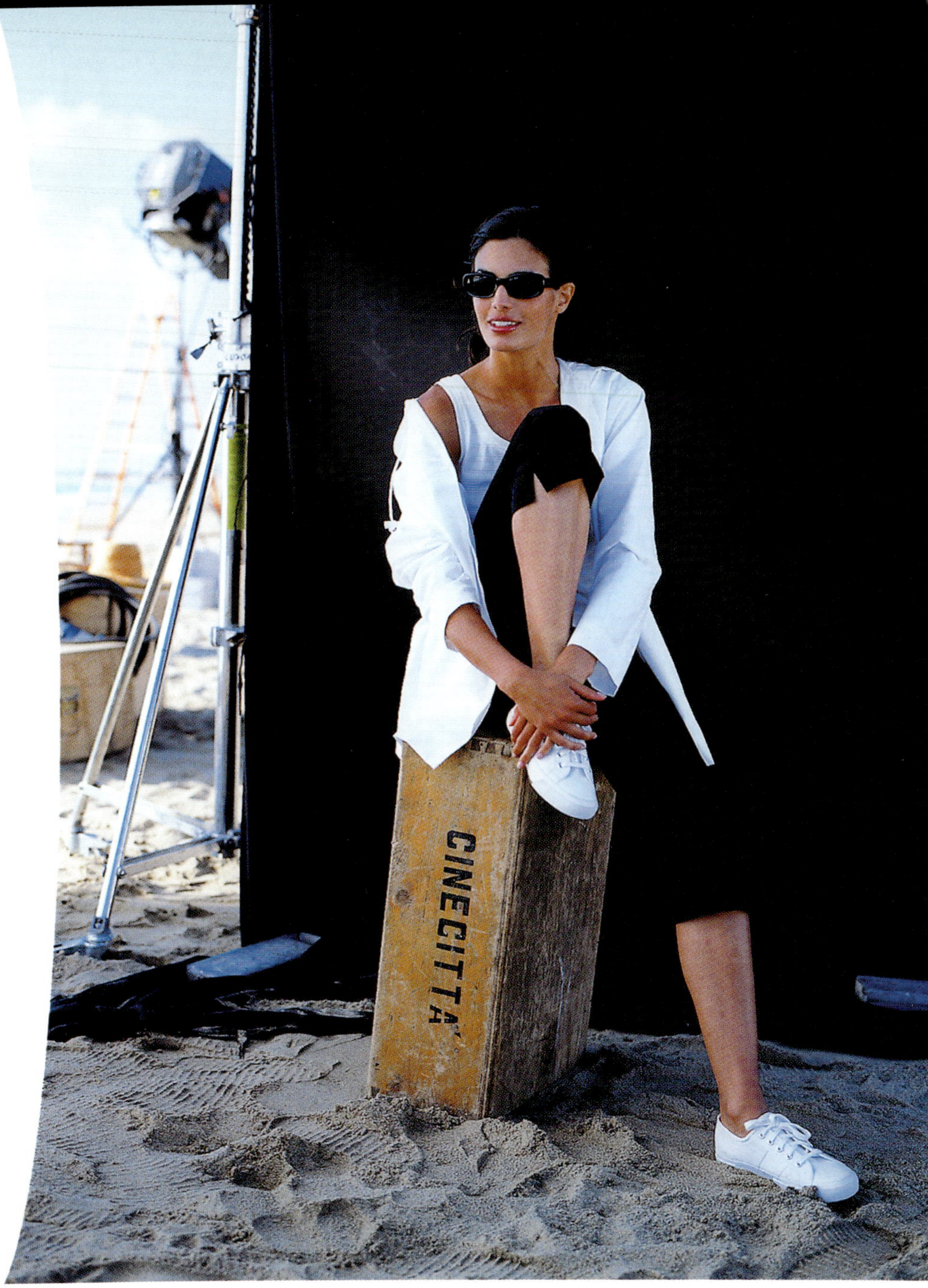

FOTO: CARLO COLUCCI

Mit dem Make-up sollten Sie vorsichtig umgehen. Eine dezente Betonung der Augen und ein natürlich wirkender Lippenstift mit dem passenden Rouge reichen völlig aus. In punkto Haaren sind unkomplizierte Schnitte angesagt; sportliche Föhnfrisuren oder ganz einfach luftgetrocknete Haare stehen Ihnen besonders gut.

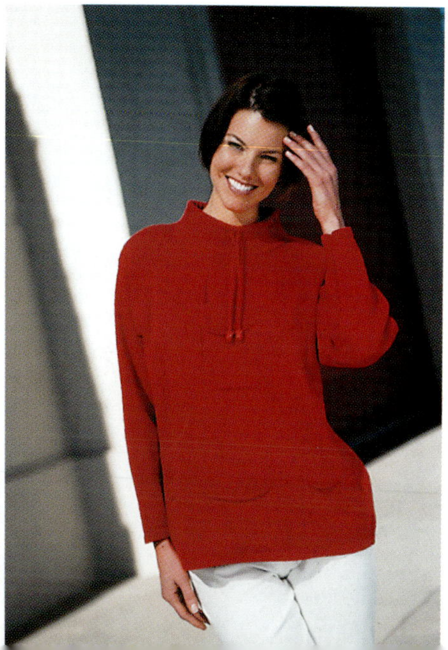

FOTO: JAGRO

Die Romantikerin

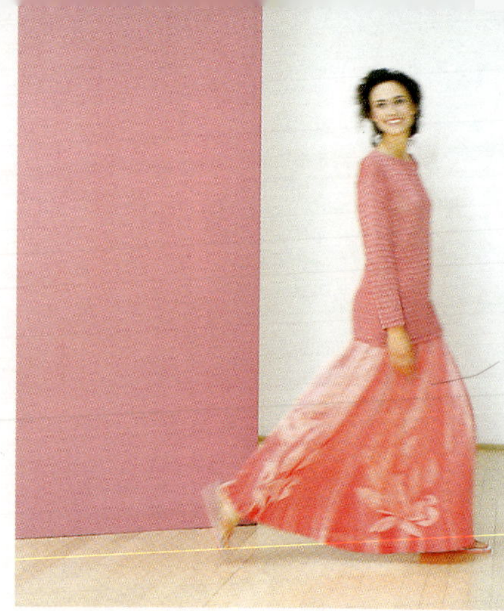

FOTO: GARDEUR

Schöne Locken und runde weibliche Formen bestimmen Ihr Erscheinungsbild. Dabei sind Sie vermutlich zwischen 1,65 und 1,70 m groß. Ihr Gesicht hat feminine Züge und Ihre Taille ist leicht ausgeprägt. Vom Typ her entsprechen Sie eher „Pretty Woman" als einer kühlen Grazie.

Wenn Sie es jetzt noch schaffen, Ihren romantischen Stil gekonnt auszubauen, werden Sie künftig noch mehr bewundernde Blicke auf sich ziehen.

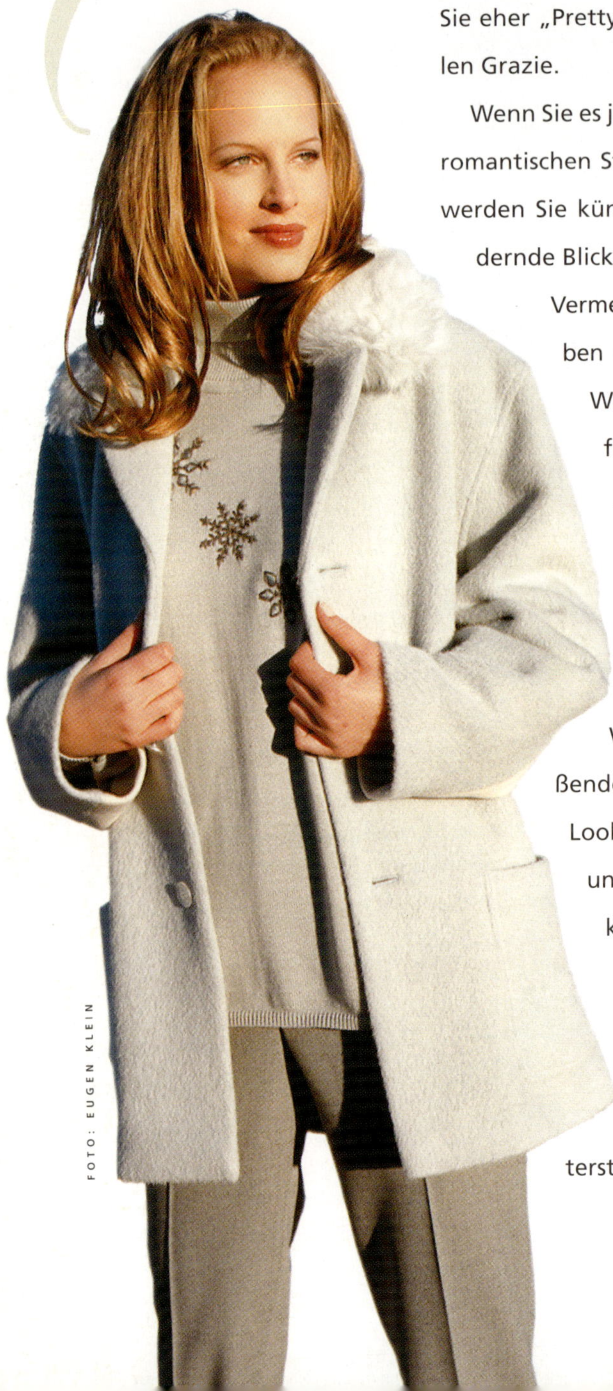

FOTO: EUGEN KLEIN

Vermeiden Sie langweilige Farben und klassische Schnitte. Wählen Sie stattdessen fröhliche Töne, die Ihrer Jahreszeit entsprechen. Romantische Farbkombinationen und verspielte Schnitte stehen Ihnen besonders gut. Weiche Stoffe und fließende Formen prägen Ihren Look. Blusen mit Rüschen und taillenbetonte Röcke können Sie dem Anlass entsprechend bedenkenlos kombinieren. Und auch die Trachten- und Landhausmode unterstreicht Ihren weiblichen Stil sehr gut. Nur im Berufsleben sollten Sie darauf achten, dass Ihre Kleidung nicht zu mädchenhaft oder zu verspielt wirkt.

Beim Schmuck können Sie verspielte Teile aus Großmutters Zeiten tragen. Und Ihre Taschen und Schuhe können Sie unter einer großen Zahl romantischer Varianten aussuchen.

Ihre Haare wirken gelockt und wellig besonders gut. Exakte und glatte Schnitte sollten Sie dagegen meiden, denn Sie sehen sonst zu brav und langweilig aus.

Beim Make-up können Sie – Ihrer Farbpalette entsprechend – variieren. Nehmen Sie sich einige Minuten Zeit, um mit fröhlichen Schattierungen und sinnlich geschminkten Lippen Ihren romantischen Stil auszudrücken.

Klassische Schnitte sollten Sie als romantische Frau vermeiden. Lockere Kleider und verspielte Röcke stehen Ihnen dagegen besonders gut.

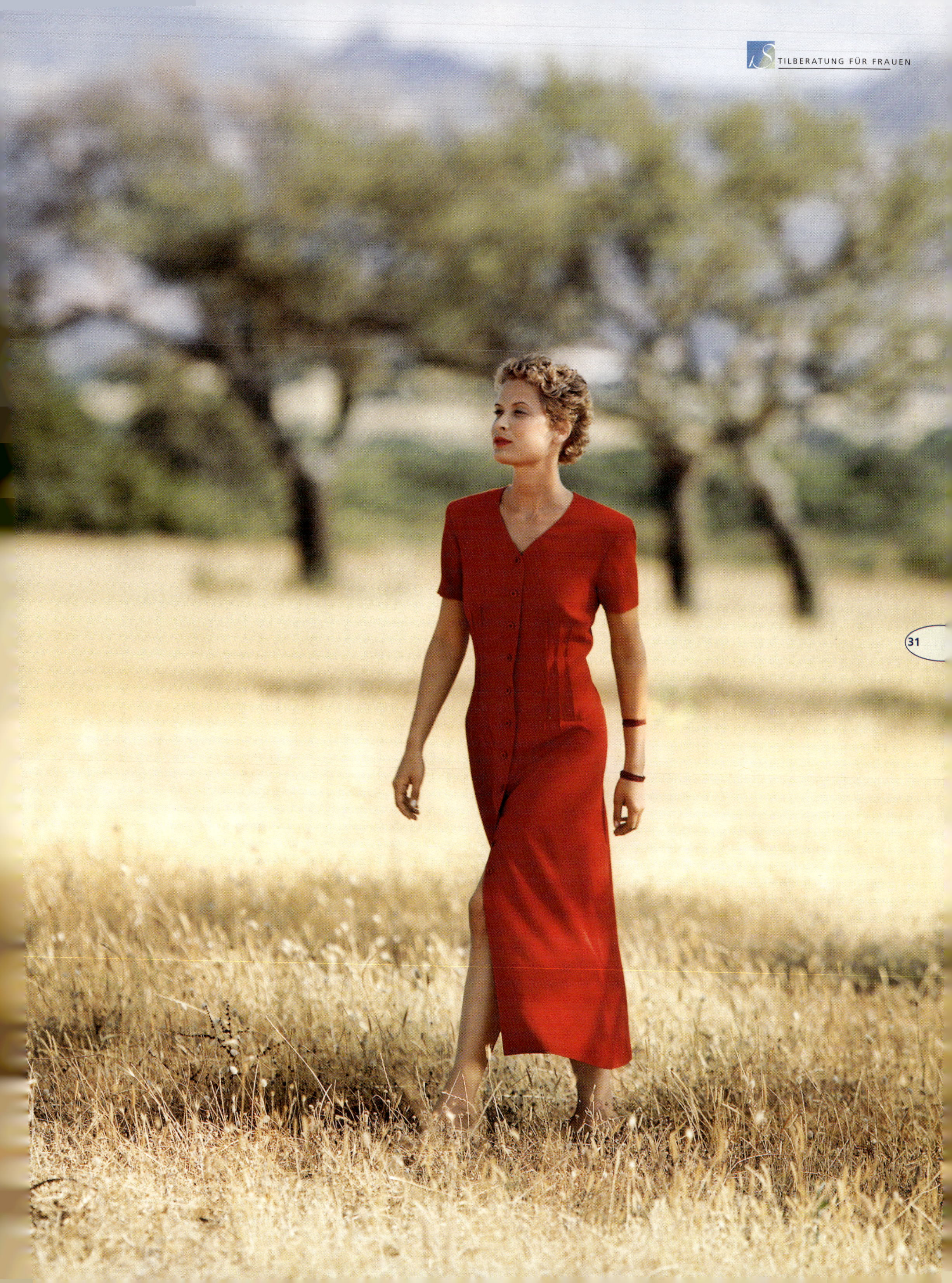

Als zarter Typ können Sie mit pfiffigen Tricks für ein beachtliches Aufsehen sorgen. Weiche Stoffe und edle Materialien betonen Ihr jugendliches Aussehen.

Der zarte Typ

Ihr Körper wirkt fein und fast zerbrechlich und Ihr Erscheinungsbild ist jugendlich oder gar mädchenhaft. Wenn zudem Ihre Größe unter 1,65 m liegt, sind Sie vermutlich ein zarter Typ. Doch mit einigen pfiffigen Tricks können Sie auch mit Ihrer zierlichen Körpergröße für ein beachtliches Aufsehen sorgen.

Entscheidend ist, dass Sie Ihren Stil überzeugend verkörpern: Sie können aus Ihrer Farbpalette die zarten Töne auswählen, aber auch fröhliche, leuchtende Farben miteinander kombinieren. Weiche Stoffe und verspielte Schnitte betonen Ihr jugendliches Aussehen; kurze Bolerojäckchen lassen Sie zum Beispiel keck erscheinen. Doch ganz besonders günstig ist für Sie Kleidung, die Ihre Taille betont und keinen großen Kragen hat.

Edle Materialien mit einigen Glanzeffekten sorgen dagegen für einen selbstbewussten Auftritt, deshalb können Sie Seide und Viskose jederzeit tragen; auch Strick und Wildleder passen dazu. Bei der Wahl der Muster sollten Sie aber auf Schlichtheit achten. Zarte beziehungsweise kleine Blumendekors unterstreichen Ihre romantische Note. Insgesamt sollten Sie immer wieder auf die Länge Ihrer Kleidung achten, denn in pfiffigen und kurzen Schnitten spielen Sie Ihre Größe vorteilhaft aus.

Ihre Haare dürfen verspielt und sanft gelockt sein, aber auch ein exakt geschnittener Pagenschnitt kann zu Ihnen passen. Achten Sie jedoch darauf, dass die Haarfülle zu Ihren Körperproportionen passt.

Das Gleiche gilt für Ihr Make-up. Dramatische Farben stehen Ihnen nicht zu Gesicht. Lassen Sie dagegen Ihre Augen und Lippen lieber zart erscheinen – wobei Sie gern gezielte Glanzeffekte setzen können.

Wichtig sind die Accessoires: Ihr Schmuck sollte klein und verspielt sein. Sie können aber auch ohne weiteres mehrere Ringe gleichzeitig tragen. Tragen Sie außerdem feine, schicke Schuhe, bei deren Absatz jede Höhe erlaubt ist.

Wenn Sie je nach Anlass so Ihre Garderobe kombinieren, werden Sie auch als zarter Typ immer für einen attraktiven Eindruck sorgen.

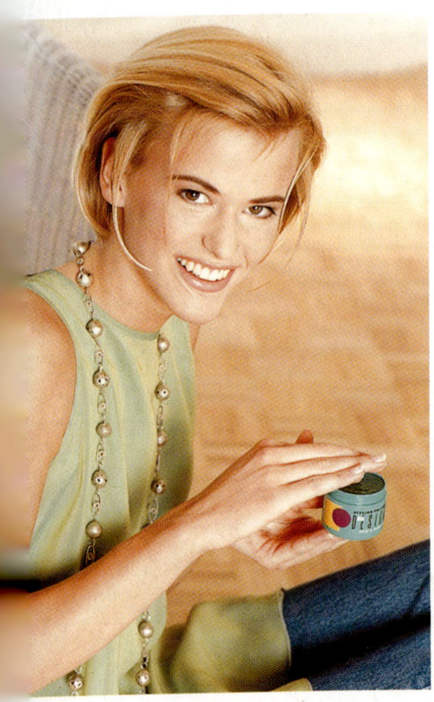

FOTO: WELLA

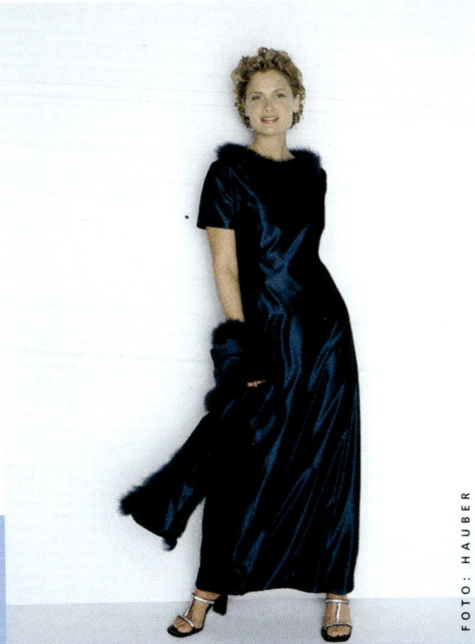

FOTO: HAUBER

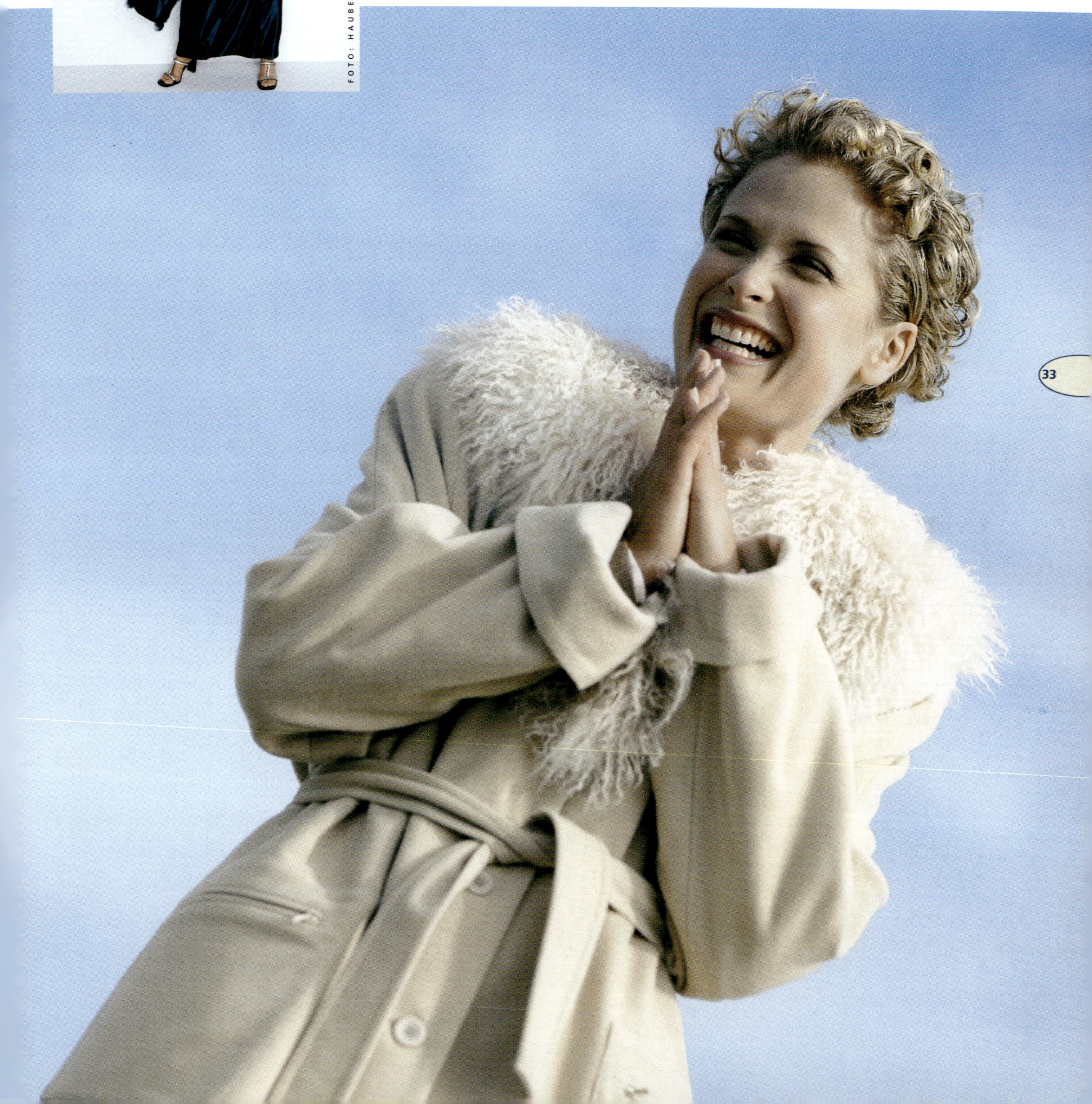

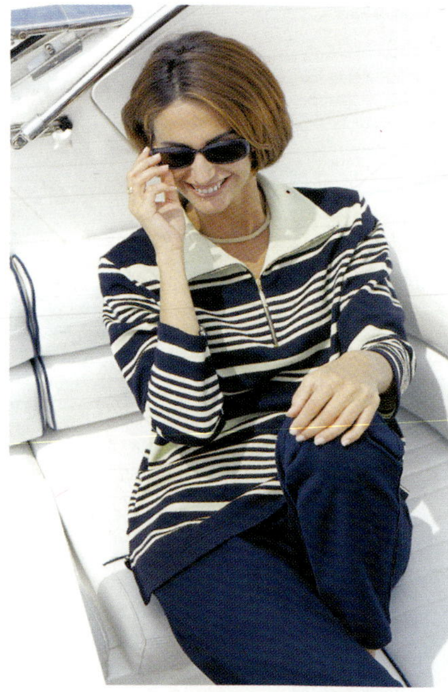
FOTO: RABE

Die Klassikerin

Sie treten „lady-like" auf und lieben das Korrekte. Dabei ist Ihr Erscheinungsbild eher zeitlos und chic. Durch Ihren schlanken Körperbau sehen Sie selbst in einfachen Schnitten überzeugend aus. Alles in allem wirken Ihre Figur, das Gesicht und auch Ihre Haare ausgewogen.

Wenn Sie so ein klassischer Grace-Kelly-Typ sind, sollten Sie Ihre Garderobe entsprechend ausbauen: Getreu dem Motto „Qualität statt Quantität" rate ich Ihnen, zu hochwertigen Modellen zu greifen. Eine gute Passform und ausgewogene Schnitte, die feminin wirken, sind für Sie besonders wichtig. Vermeiden Sie Extravaganzen, aber auch verspielte Modelle, und entscheiden Sie sich für die traditionellen Farben aus Ihrer Jahreszeiten-Palette; Braun, Grau und Blau bilden dabei die Grundlage. Wenn Sie möchten, können Sie jedoch auch dunkle Pastellfarben tragen. Die Stoffmuster sollten dagegen generell klein und fein erscheinen.

Bei der Wahl der Accessoires empfehle ich einfache Schmuckstücke in edler Qualität. Eine gute Uhr und eine schlichte Perlenkette passen zu Ihnen. Meiden Sie dagegen verschnörkelte oder sportliche Details.

Wenn es um Ihre Frisur geht, sollten Sie auf Dauerwelle und Locken verzichten. Glatte Haare, exakt geschnitten, passen besser zu Ihrem klassischen Image.

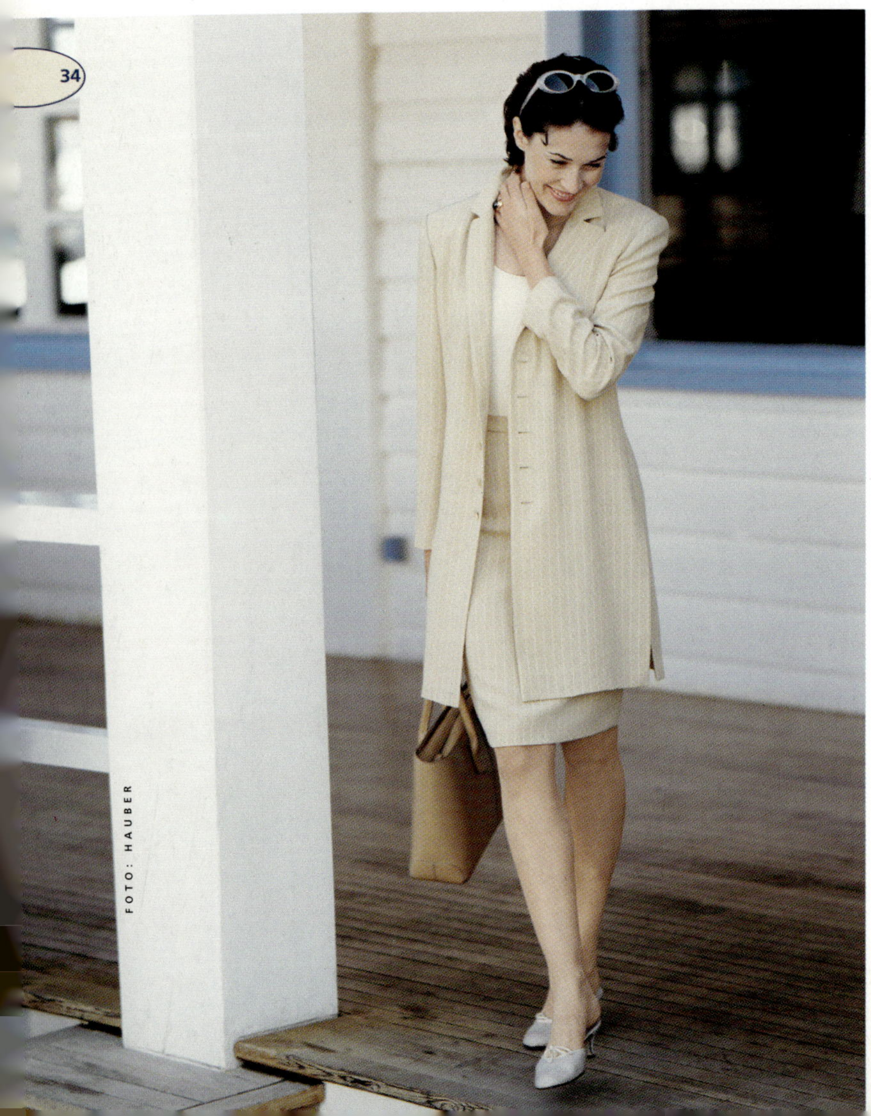
FOTO: HAUBER

Die klassische Frau liebt das Korrekte.
Ihr Erscheinungsbild ist zeitlos und chic.
Eine gute Passform ist deshalb besonders wichtig.

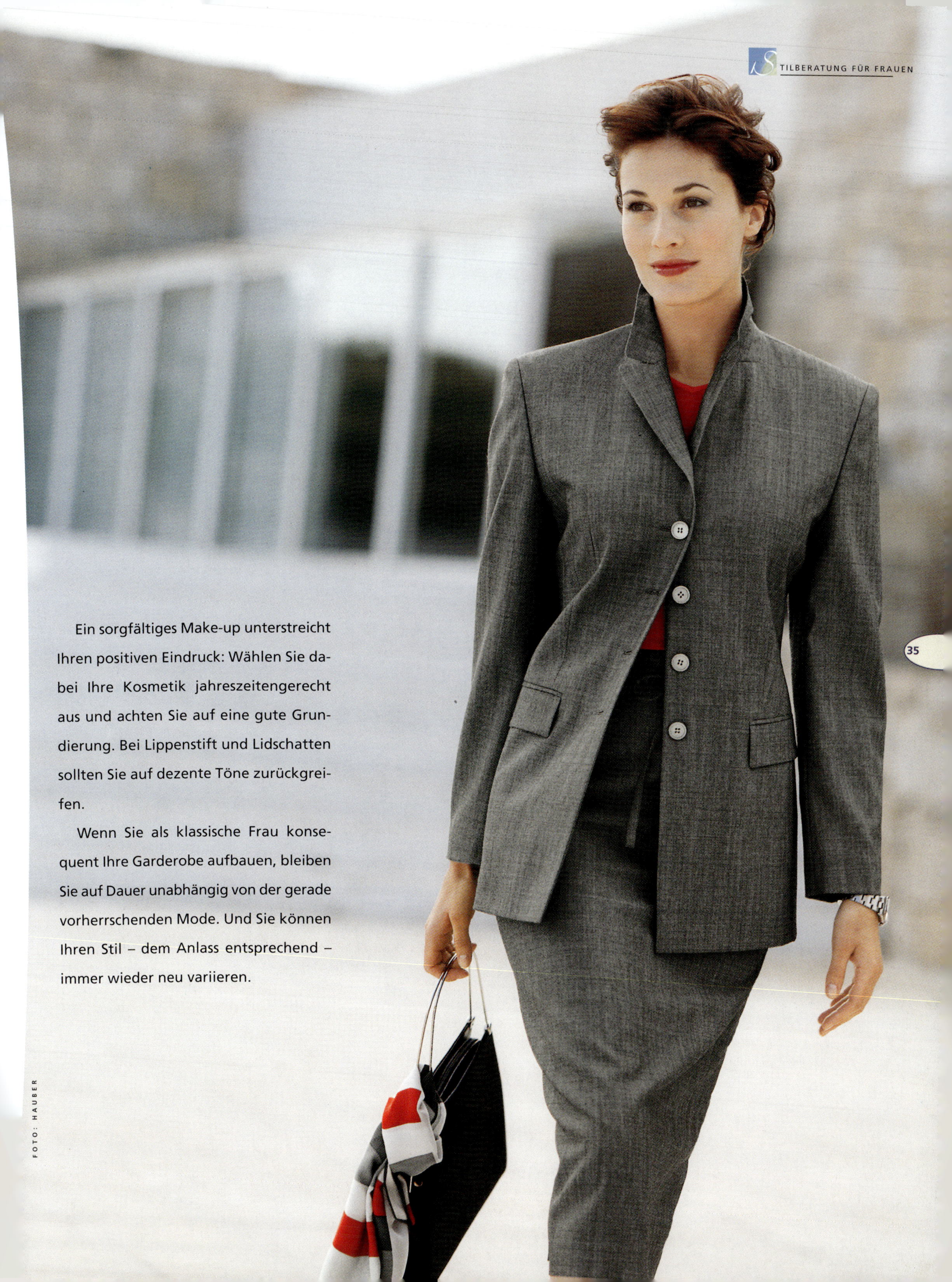

Ein sorgfältiges Make-up unterstreicht Ihren positiven Eindruck: Wählen Sie dabei Ihre Kosmetik jahreszeitengerecht aus und achten Sie auf eine gute Grundierung. Bei Lippenstift und Lidschatten sollten Sie auf dezente Töne zurückgreifen.

Wenn Sie als klassische Frau konsequent Ihre Garderobe aufbauen, bleiben Sie auf Dauer unabhängig von der gerade vorherrschenden Mode. Und Sie können Ihren Stil – dem Anlass entsprechend – immer wieder neu variieren.

FOTO: HAUBER

Der dramatische Stil

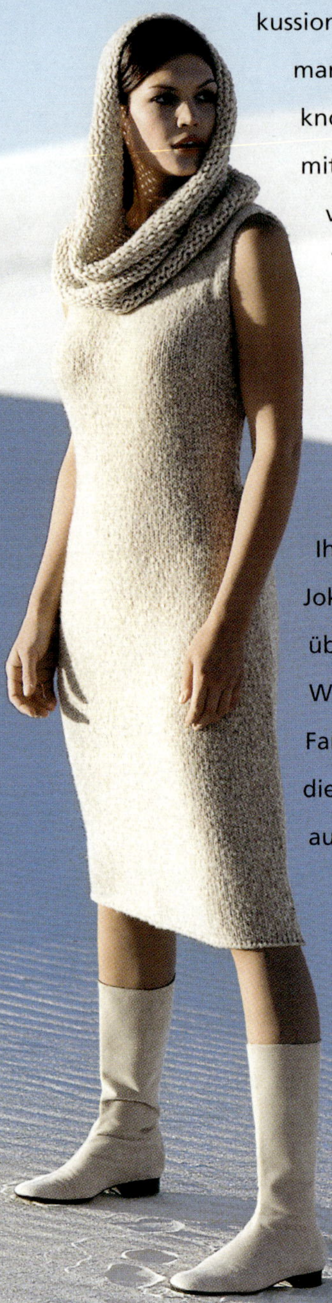

Auf der Straße sorgen Sie meist für Aufsehen und im Theater drehen sich die Besucher nach Ihnen um. Mit gewagten Farben und Kombinationen sind Sie immer wieder Stoff für angeregte Diskussionen. Ihr Gesicht wirkt markant, der Körperbau knochig und Ihre Größe mit über 1,68 m würdevoll. Als dramatischer Typ könnten Sie mit Ihren langen Beinen jederzeit auch als Mannequin auftreten.

Dennoch würde ich Ihnen empfehlen, Ihre Joker nicht immer und überall auszuspielen. Wählen Sie aus Ihrer Farbpalette nicht nur die dramatischen Töne aus, denn in dezenten und gedeckten Farben besitzen Sie ebenso eine überzeugende Ausstrahlung.

Alle avantgardistischen Modelle können Sie als dramatischer Typ bedenkenlos tragen, dabei stehen Ihnen extreme, asymmetrische Schnitte besonders gut. Auch Ihre Lieblingsmuster können Sie auffallend kombinieren, große Karos und Blumen sind für Sie kein Problem. Und in der Stoffauswahl sind fließende Materialien genauso möglich wie steife Textilien.

Bei Ihren Haaren sollten Sie auf einen klaren Schnitt achten, damit meine ich gestylte Kurzhaar-, aber auch Steckfrisuren. Und Sie können sich sogar asymmetrische Varianten leisten, nur gepflegt und modisch sollten sie sein.

Ihr Make-up kann auffallen: Leuchtende Farben, strahlende Augen – alles ist erlaubt. Denken Sie nur daran, dass die Farben – je nach Hautunterton – bläuliche oder goldene Elemente enthalten sollten.

Zum Schluss noch ein Wort zu den Accessoires: Markanter Schmuck, extravagante Ohrringe – (fast) alles unterstreicht Ihre Ausstrahlung. Achten Sie darauf, dass auch die Schuhe zu Ihrem eleganten Stil passen. Und wenn Sie mal wieder bewusst auffallen möchten, können Sie auch mixen und beispielsweise einen hohen Schnürschuh zum kurzen Rock tragen. Damit Sie auch künftig einen guten Auftritt als Dramatikerin haben.

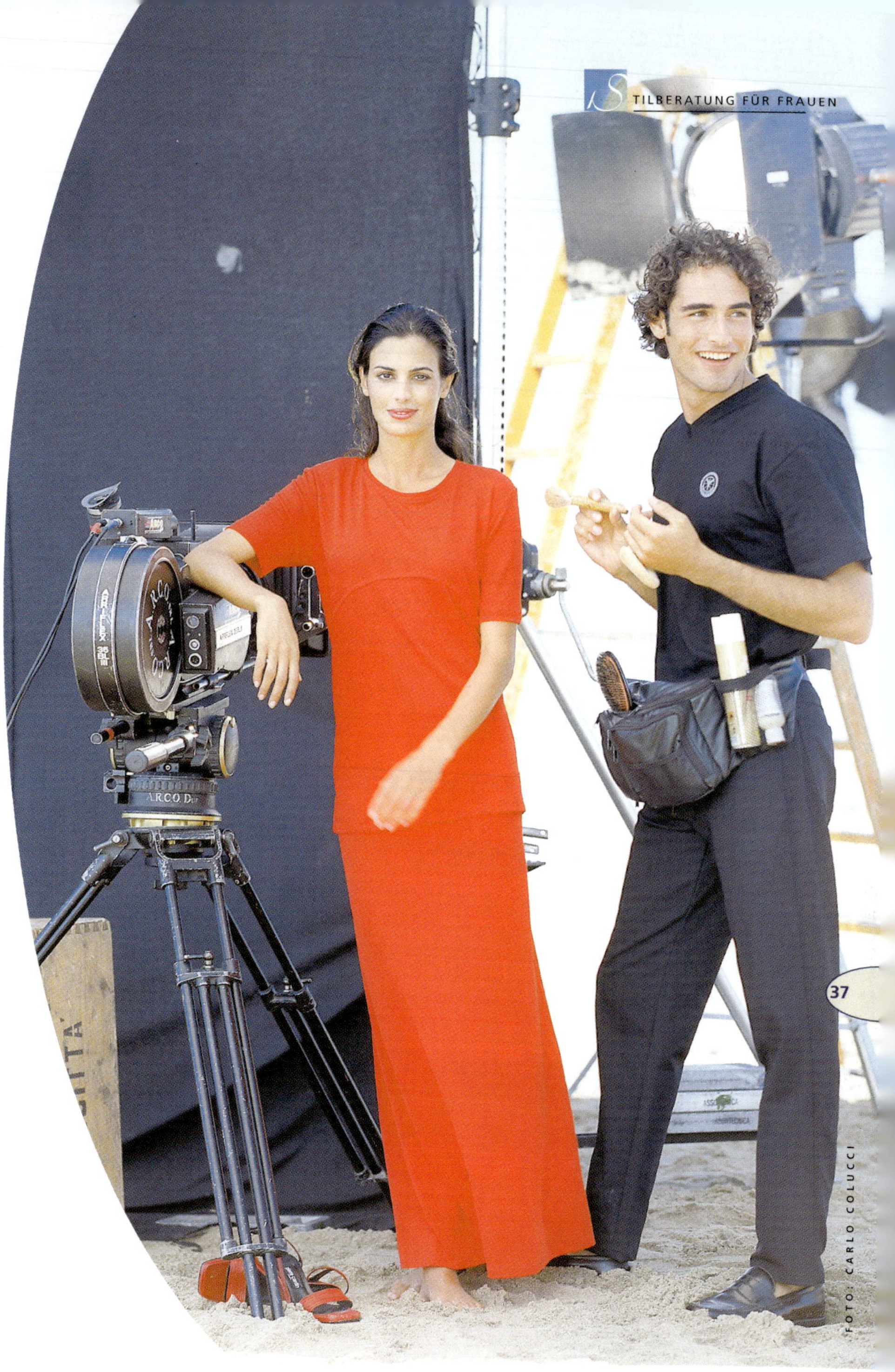

FOTO: CARLO COLUCCI

Die dramatische Frau sorgt mit gewagten Kombinationen immer wieder für Aufsehen. Avantgardistische Modelle stehen ihr besonders gut.

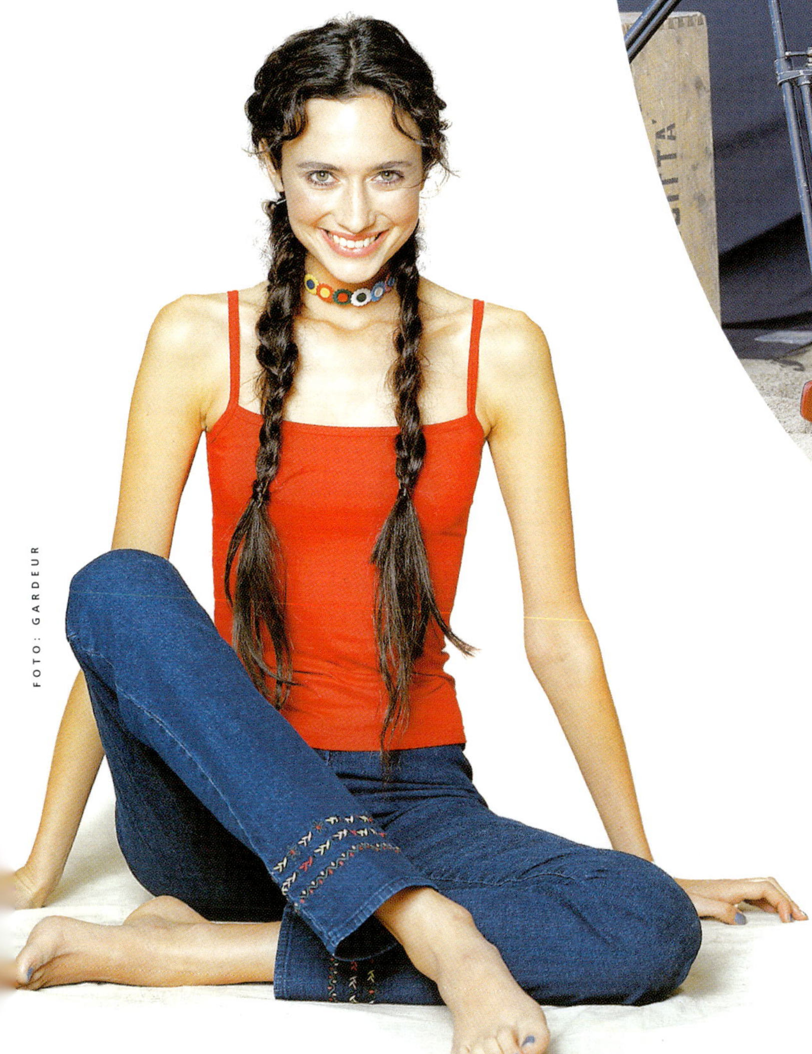

FOTO: GARDEUR

Achten Sie auf Ihre Proportionen

„Das mit dem richtigen Stil ist ja schön und gut", sagen Sie jetzt vielleicht, „aber was ist mit meinen Problemzonen?" Weil wir diese Fragen aus der Beratungspraxis kennen, haben wir für die häufigsten Figurprobleme praktische Tipps entwickelt. Mit ihrer Hilfe können Sie Ihre Stärken wirkungsvoll betonen und Ihre Schwächen geschickt überspielen.

TIPP 1:

Dick oder dünn – auf Hell und Dunkel kommt es an

Sicher haben Sie auch schon die Erfahrung gemacht, dass einige Farben dezent im Hintergrund wirken, während andere Töne sofort ins Auge fallen. Deshalb ist es wichtig, dass Sie Ihre Problemzonen kennen, um durch eine geschickte Farbwahl die Blicke von ihnen abzulenken.

Grundsätzlich treten helle Farben optisch in den Vordergrund. So kann es passieren, dass Sie in einem weißen Rock dicker wirken, als Sie eigentlich sind. In einem dunkelblauen Rock erscheinen Sie dagegen schlanker. Wenn Sie diese Grundregel beherzigen, können Sie mit Hilfe der Farben Ihre Proportionen optisch verändern. Dabei sorgen auch kontrastreiche Farbmuster für eine attraktive Betonung – sofern sie an der richtigen Stelle eingesetzt werden.

TIPP 2:

Klein oder groß – die Farbkombination macht den Unterschied

Wenn Sie eher zierlich sind, können Sie durch einfarbige Kombinationen an Größe gewinnen. In verschiedenfarbigen Teilen sehen Sie dagegen noch kleiner aus, weil die einzelnen Farben Sie in kleine optische Farbblöcke zerlegen. Natürlich gilt diese Regel auch für große Frauen: In einfarbigen Kostümen erscheinen Sie noch größer, während farbige Kombinationen für eine optische Unterteilung sorgen.

TIPP 3:

Lenken Sie die Blicke auf Ihr Gesicht

Besonders wichtig ist die Farbwahl in Gesichtsnähe. Mit den richtigen Farben aus Ihrer Jahreszeit lenken Sie alle Aufmerksamkeit auf Ihr Gesicht. Wenn Sie bei Ihren Pullovern, Jacken und Blusen auf typgerechte Farben achten, schaut Ihnen Ihr Gegenüber automatisch ins Gesicht, und Sie lenken damit von Ihren Problemzonen ab.

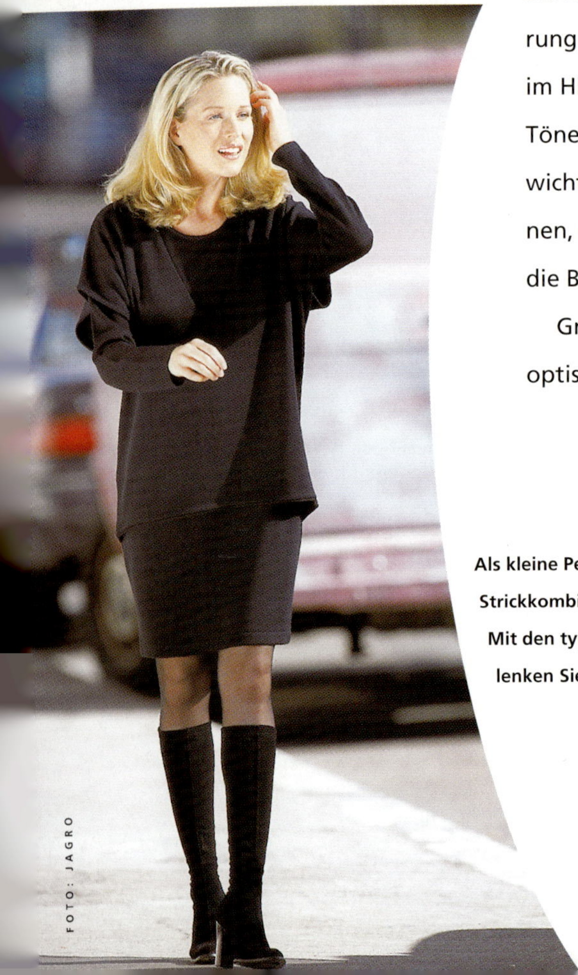

Als kleine Persönlichkeit können Sie in einer originellen Strickkombination optisch an Größe gewinnen. Mit den typgerechten Farben und einem guten Schnitt lenken Sie gekonnt von Ihren Problemzonen ab.

FOTO: JAGRO

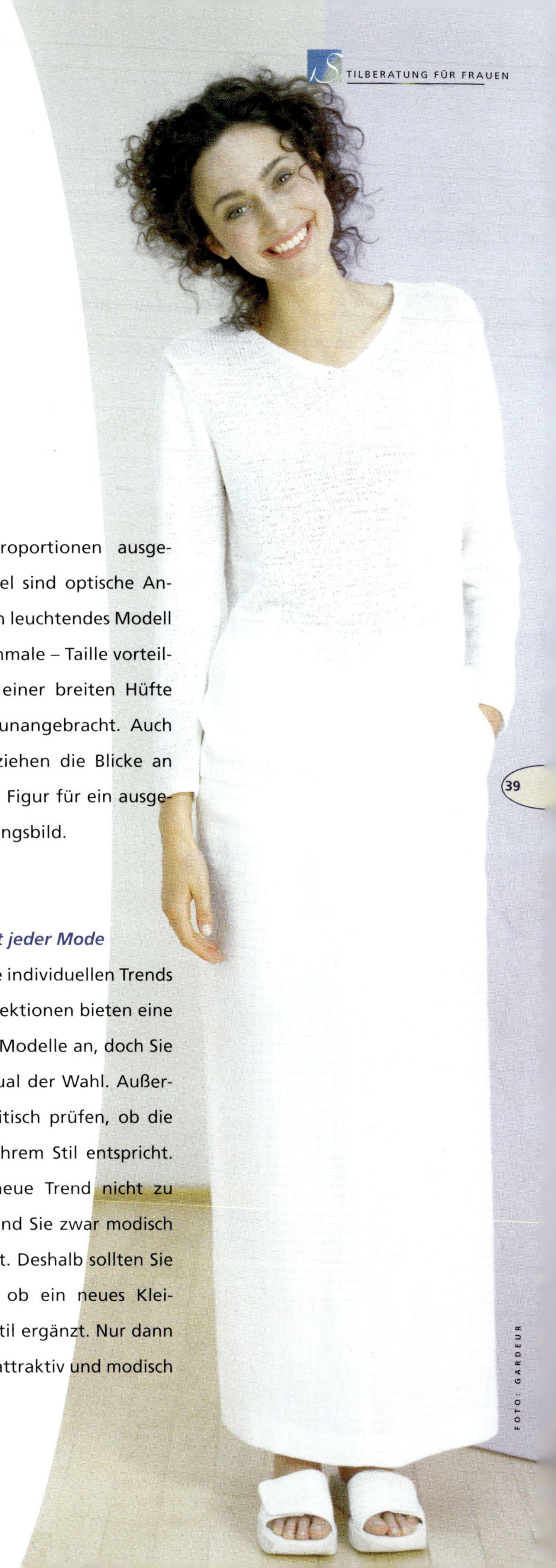

TIPP 4:

Achten Sie auf den Kragen

Auch die Kragenform Ihrer Bluse oder Ihres Pullovers sorgt für einen optischen Ausgleich: Wenn Ihr Gesicht schmal und lang erscheint, sollten Sie mit runden Ausschnitten einen Gegenpol setzen. Bei einem runden Gesicht sieht dagegen ein lang gezogener V-Ausschnitt oder ein offener Blusenkragen besser aus.

Und was ist beim Hals zu beachten? Wenn Sie einen eher langen Hals haben, sollten Sie mit Rollkragenpullis und Stehkragen für eine optische Verkürzung sorgen. Auch lange Haare, die den Nacken umspielen, können diesen Effekt erreichen. Ist Ihr Hals dagegen zu kurz, rate ich Ihnen zu U- und V-Ausschnitten am Pullover oder zu einem offenen Kragen an der Bluse. Und mit einer Kurzhaarfrisur, die den Nacken frei lässt, sorgen Sie ebenfalls für eine optische Verlängerung.

TIPP 5:

Accessoires sorgen für Ablenkung

Wenn Ihre Schultern im Vergleich zur Hüfte schmal erscheinen, können Sie mit einem schick gebundenen Tuch die Blicke nach oben lenken, dabei werden gleichzeitig die Proportionen ausgeglichen. Auch Gürtel sind optische Anziehungspunkte: Ein leuchtendes Modell kann Ihre – eher schmale – Taille vorteilhaft betonen. Bei einer breiten Hüfte wäre er dagegen unangebracht. Auch farbige Strümpfe ziehen die Blicke an und sorgen je nach Figur für ein ausgeglichenes Erscheinungsbild.

TIPP 6:

Gehen Sie nicht mit jeder Mode

Jede Saison hat Ihre individuellen Trends und die neuen Kollektionen bieten eine Fülle interessanter Modelle an, doch Sie haben dann die Qual der Wahl. Außerdem sollten Sie kritisch prüfen, ob die neue Mode auch Ihrem Stil entspricht. Denn wenn der neue Trend nicht zu Ihrer Figur passt, sind Sie zwar modisch in, aber optisch out. Deshalb sollten Sie genau überlegen, ob ein neues Kleidungsstück Ihren Stil ergänzt. Nur dann sehen Sie wirklich attraktiv und modisch aus.

FOTO: GARDEUR

Jede Frau kann sich attraktiv kleiden

Vollschlanke Frauen

Auch wenn bei Ihnen weder die Oberweite noch Ihre Hüfte übermäßig stark ausgeprägt sind, leiden Sie vielleicht unter Ihrem breiten Körperbau. Doch mit einigen Tricks können Sie Ihre Figurprobleme geschickt kaschieren. Lenken Sie deshalb zunächst einmal alle Aufmerksamkeit auf Ihren Gesichtsbereich: Durch ein typgerechtes Make-up, passende Ohrringe, Ketten, Anstecknadeln oder keck gebundene Tücher können Sie dieses Ziel erreichen. Günstig ist auch ein ohrfreier oder jugendlicher Kurzhaarschnitt. Achten Sie beim Kauf Ihrer Oberteile stets auf weite und weich fließende Modelle, die in der H-Form geschnitten sind und Ihre Taille überspielen. Auch bei Pullovern sind gerade geschnittene Varianten eventuell mit Schlitz und ohne Strickbündchen besonders vorteilhaft.

Glänzende Garne und flauschige Wolle sollten Sie vermeiden – sie tragen zu sehr auf. Längsmuster und kleine ineinander fließende Dessins machen Sie dagegen schlank. Auch Schulterpolster können eine Hilfe sein. Wenn Sie gerne Röcke tragen, sollten Sie zu solchen mit Falten und Nähten in Längsrichtung greifen. Und möchten Sie einmal ein Kleid anziehen, so sind die mit der so genannten Prinzesslinie oder mit einem elastischen Bund, der (eine fehlende) Taille andeutet, besonders vorteilhaft.

In punkto Hosen rate ich Ihnen zu schlank geschnittenen Modellen in der V-Form, die nach unten hin enger werden. Sie können aber auch gerade geschnittene Hosen aus fließendem Stoff tragen oder ganz modisch in der so genannten Cargoform. Auf Bundfalten sollten Sie jedoch unbedingt verzichten. Bei der Auswahl der Materialien sollten Sie stets auf weich fließende Stoffe achten und schwere Strukturmaterialien meiden. Besonders ungünstig sind Stoffe, die sozusagen am Körper kleben bleiben, wie zum Beispiel Jersey, Trikot, Samt, Nicki, Strick, Jeans und Cord.

Farblich liegen Sie richtig, wenn Sie für Ihre breiteste Stelle die dunkelste Farbe wählen, dadurch erzielen Sie eine streckende Wirkung. Auch Ton-in-Ton-Kombinationen sorgen für ein ausgeglichenes Bild. Bei der Auswahl der Accessoires sollten Sie auf kantige, V-förmige oder streckende Formen achten.

Falls Sie gerne schwimmen gehen, empfehle ich Ihnen einteilige Badeanzüge, die Sie optisch größer und länger erscheinen lassen. Diagonalstreifen in unterschiedlichen Stärken eignen sich dazu besonders gut, denn sie unterbrechen Ihre Rundungen und schaffen so ein optisches Gegengewicht. Und bitte denken Sie daran, dass der Badeanzug großzügig ausfällt. Zu enge Modelle würden Ihre Körperform ungewollt betonen.

Frauen mit grosser Oberweite

Wenn Ihre Oberweite stärker ausgeprägt ist als Ihre Hüften, empfehle ich Ihnen, durch geschickte Schnitte Ihre Proportionen vorteilhaft zur Geltung zu bringen. Dunkle Blusen lenken von Ihrer Oberweite ab und sollten unbedingt locker sitzen, weshalb Sie sie lieber eine Nummer größer wählen sollten als Ihre eigentliche Konfektionsgröße. Besonders vorteilhaft sind streckende, spitze Kragen sowie V-Ausschnitte oder Raglanärmel. Da glänzende Stoffe zu sehr auftragen, sollten Sie im oberen Bereich eher matte Materialien wählen. Besser ist es auch bei Ihrer Figur, wenn Sie für Ihre breiteste Stelle die dunkelste Farbe wählen, da helle und leuchtende Farben den Blick auf sich ziehen.

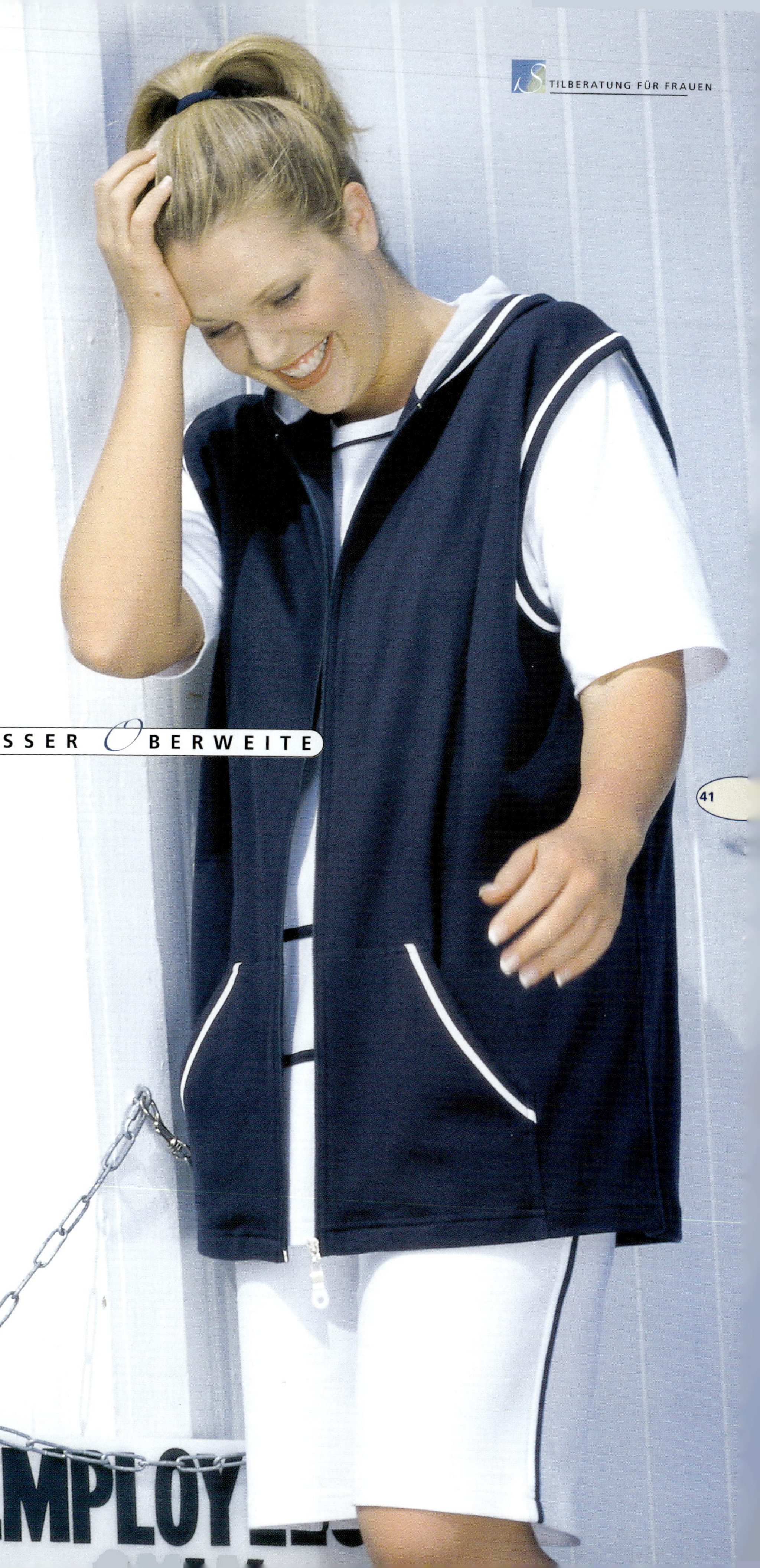

Achten Sie bei der Auswahl Ihrer Kleider auf einen schmalen Schnitt im Rockbereich. Ganz besonders gut steht Ihnen aber ein weites, weich fließendes Oberteil in der H- oder A-Linie zu einem schmal geschnittenen Rock. Haben Sie gut geformte Beine? Dann zeigen Sie sie doch mit knieumspielenden und schmal geschnittenen Röcken. Und sollten Sie gerne Hosen tragen, dann wählen Sie am besten ein schlankes Bein in der V-Form und einen knappen Schnitt im Hüftbereich, wenn möglich ohne Bundfalten.

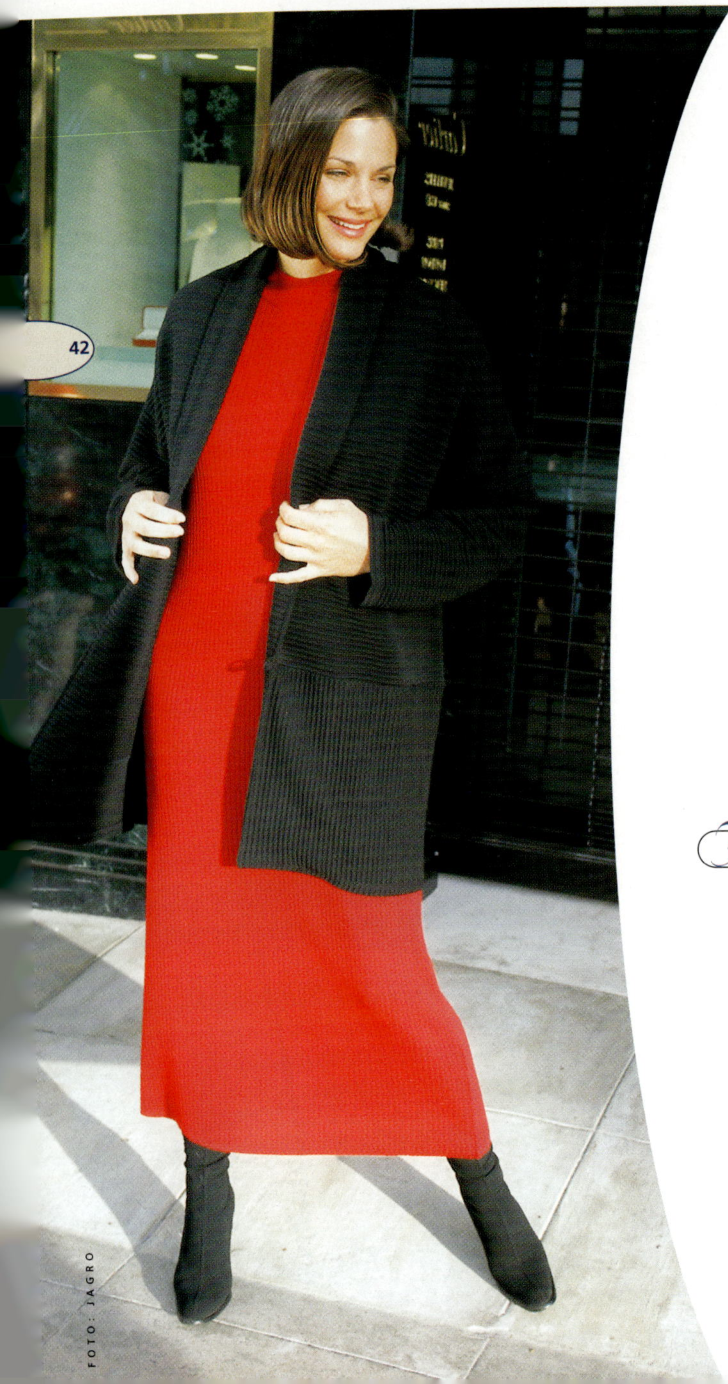

FOTO: JAGRO

Insgesamt sollten Sie auch bei Jacken und Westen an einen lockeren, weiten Schnitt denken, der mindestens bis zur Hüfte reicht. Ideal jedoch sind für Sie Westen, die Ihre persönliche Stilmischung bereichern. Tragen Sie Ihre Oberteile lose und offen über Hosen und Röcken und verzichten Sie auf aufgesetzte Taschen im Brustbereich. Auch Schleifen oder Rüschen und auffallende Muster wie Querstreifen in Brusthöhe sind ungünstig. Bitte vermeiden Sie ebenso Ärmel, die in Brusthöhe enden sowie lange Ketten, Broschen und Tücher.

Noch ein Tipp für Ihre Badebekleidung: Für Sie sind einteilige Badeanzüge empfehlenswert, die eine ausgewogene Musterung aufweisen und die Oberweite nicht zusätzlich betonen. Auch Modelle mit Spaghettiträgern und solche, die in der Mitte gebunden oder gerafft sind, stehen Ihnen gut.

FRAUEN MIT BREITEN HÜFTEN

Wenn Ihre Hüfte im Vergleich zu Ihrem Oberkörper zu sehr ausgeprägt ist, sollten Sie alle Möglichkeiten nutzen, um den Blick auf Ihren Oberkörper zu lenken: Mit den richtigen Farben, großzügigen Tüchern, einem schönen Make-up und interessanten Accessoires können Sie Ihren optischen Eindruck verbessern.

Falls Ihre Körperform an eine Birne erinnert, sind Schulterpolster und überschnittene Ärmel vorteilhaft. Arbeiten auch Sie stets mit dem Grundsatz: Hell hebt hervor, Dunkel tritt zurück. So kann es passieren, dass Sie in einem weißen Rock molliger wirken, als Sie eigentlich sind. In einem dunkelblauen Rock erscheinen Sie dagegen schlanker. Wählen Sie deshalb das Kleidungsstück, das auf Ihrer breitesten Stelle liegt, eher dezent und dunkel aus. Sie können sich dieses optische Gesetz ebenfalls zunutze machen, indem Sie keinen Material- oder Mustermix in Ihrem Hüftbereich tragen. Allgemein sollten Sie eher kleine und dezente Muster wählen und keine allzu schweren Materialien. Ungünstig sind ebenso für Sie Materialien, die am Körper „kleben" und Ihre Hüfte abzeichnen, deshalb sollten Sie auf weiche und fließende Stoffe achten.

Beim Kleiderkauf sollten die von Ihnen gewählten Modelle so geschnitten sein, dass das Oberteil optisch betont ist. Falten sind hier eher ungünstig. Wenn es an die Wahl der richtigen Hosen geht, dann greifen Sie am besten zu V-förmig geschnittenen Hosen ohne Bundfalten, zum Beispiel eine Stretchhose mit eingenähter Biese, die optisch streckt. Außerdem können H-förmig geschnittene Oberteile mit Schulterpolstern einen Ausgleich Ihrer Proportionen schaffen, wenn sie einen V-Ausschnitt haben und am Saum mit Schlitzen und ohne Bündchen gearbeitet sind.

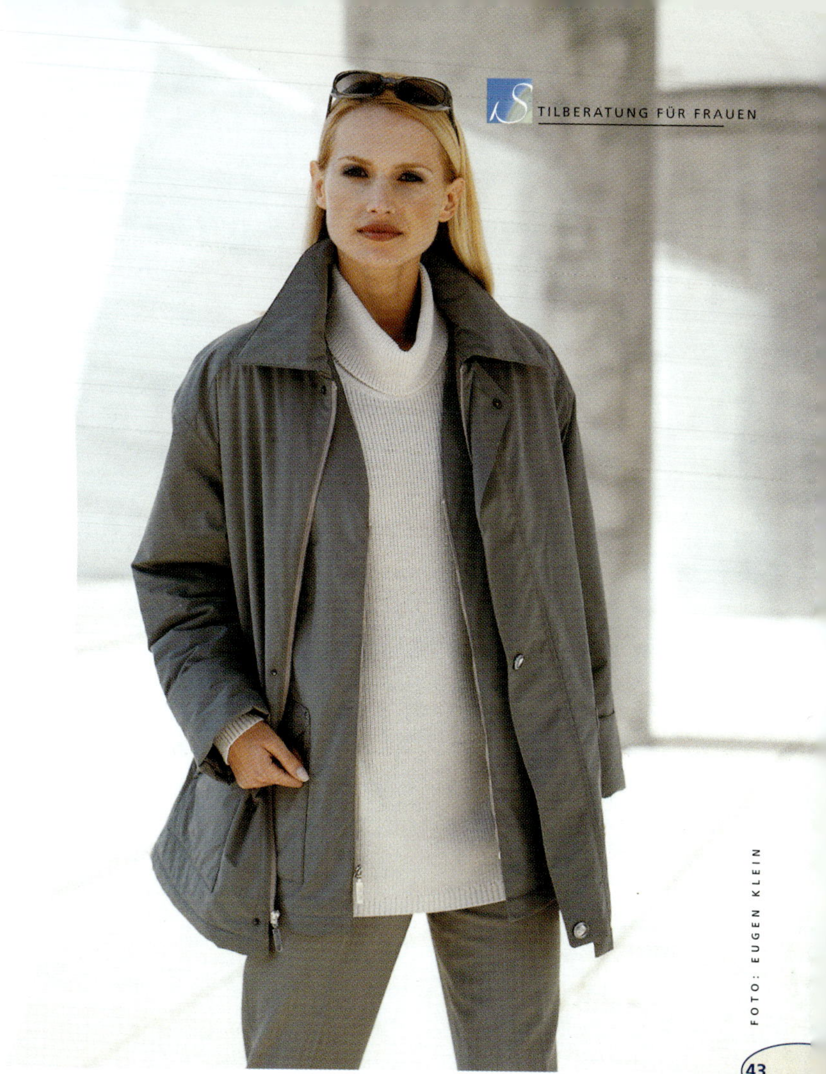

FOTO: EUGEN KLEIN

Auch Ihre Jacken und Blazer sollten so lang sein, dass sie die Hüfte galant überspielen. Zudem rate ich Ihnen, auf aufgesetzte Taschen im Hüftbereich zu verzichten.

Bei der Bademode ist es übrigens auch günstig, wenn das Oberteil optisch betont wird, zum Beispiel durch ein zweigeteiltes Muster: unten unifarben – oben bunt gemustert. Dadurch sehen Ihre Proportionen auch im Schwimmbad ausgeglichen aus.

Kleine und große Persönlichkeiten

Kleine Frauen

Als *kleine Persönlichkeit* stehen Ihnen schmal geschnittene Röcke besonders gut; allerdings dürfen sie nicht zu lang sein, sondern höchstens bis zum Knie reichen. Falls Sie doch einmal einen längeren Rock tragen möchten, sollte er nach unten hin schmaler geschnitten und höchstens wadenlang sein. Auch bei Hosen rate ich Ihnen zu schmalen Schnitten – allerdings unten ohne Umschlag.

Wenn Sie nach geeigneten Jacken suchen, sollten Sie kurze Modelle wählen, beispielsweise Boleros. Sollte die Jacke oder der Kurzmantel eine knieumspielende Länge haben, steht Ihnen die kurze A-Linie, zum Beispiel in der Form eines Swinger-Mantels, besonders gut.

Bezüglich der Farbauswahl empfehle ich Ihnen helle Farben und kleine, dezente Muster, und für optische Größe sorgen Ton-in-Ton-Kombinationen.

Auch bei den Accessoires lautet das Motto: Klein, aber fein. Ungünstig sind für Sie hingegen große Taschen und große Hüte. Bei der Auswahl der Schuhe empfehle ich V- oder Karree-förmig geschnittene Schuhe, wie zum Beispiel Pumps. Zu hohe Absätze sollten Sie jedoch meiden, da Sie damit genau den Blick auf Ihre Größe lenken.

Im Schwimmbad oder am Strand können Sie Ein- und Zweiteiler bedenkenlos tragen. Bei den Badeanzügen empfehle ich Ihnen ein Modell mit einem relativ hohen Beinausschnitt – allerdings nur, wenn Ihre Hüften und Schenkel schlank sind –, denn dadurch erscheinen Ihre Beine länger.

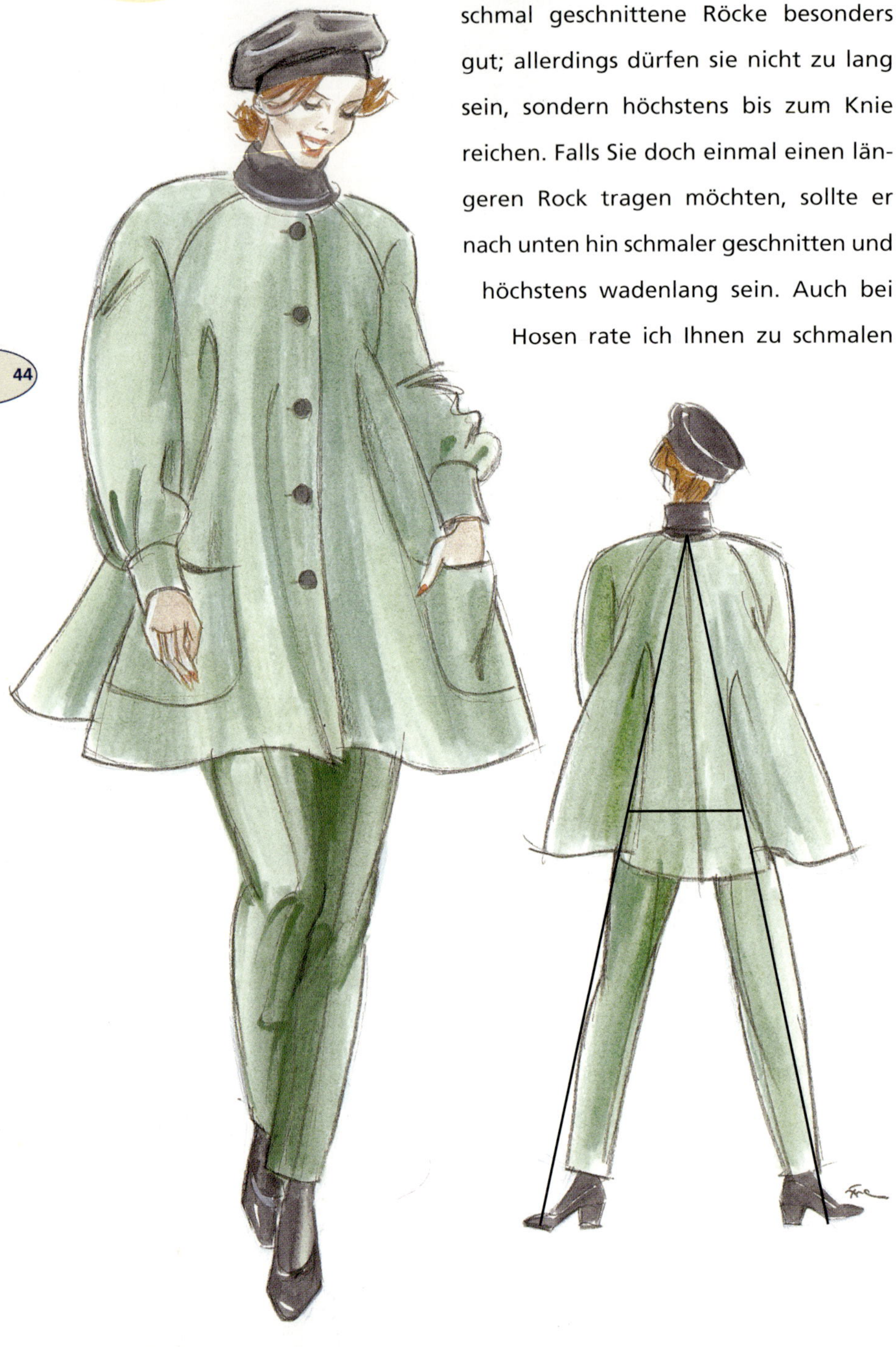

STATTLICHE FRAUEN

Sie werden vermutlich von allen Frauen wegen Ihrer guten Figur beneidet. Damit Sie jedoch nicht dürr erscheinen, empfehle ich Ihnen, auf einige Details zu achten: Vermeiden Sie enge Blusen, denn weite, üppige Formen stehen Ihnen besser. Und auch bei Hosen und Röcken sind voluminöse Modelle mit Falten gefragt, deshalb sind Sie eine der wenigen Frauen, die Bundfaltenhosen wirklich tragen kann. Wenn Sie nach neuen Jacken und Pullovern suchen, sollten Sie unbedingt auf Schulterpolster achten, außerdem gibt hier flauschige und glänzende Wolle Ihrer Oberweite das nötige Volumen. In punkto Kleiderwahl würde ich langen und zweiteiligen Modellen den Vorzug geben, besonders die so genannte X-Linie mit leichter Betonung der Taille ist für Sie ideal. Doch natürlich können Sie sich ebenso für die Y-Linie entscheiden.

Vom Material her können Sie sich alle schweren Stoffe und Strukturen leisten und auch die Muster können gerne großzügig und geschwungen ausfallen. Dabei ist es jedoch günstig, wenn Sie farbliche Unterbrechungen schaffen oder durch Gürtel den Körper optisch unterteilen.

Bei Schuhen und Accessoires können Sie gerne rundliche Formen wählen und damit einen Gegenpol zu Ihren gestreckten Proportionen schaffen.

Wenn es um die geeignete Bademode geht, sind Sie in der glücklichen Lage, so ziemlich alle Modelle bedenkenlos tragen zu können – allerdings sehen Sie in großzügig geschnittenen Badeanzügen noch besser aus. Auch originelle Applikationen können für optisches Volumen sorgen. Und schließlich eignen sich dezente Querstreifen dafür, dass Sie nicht zu dünn erscheinen.

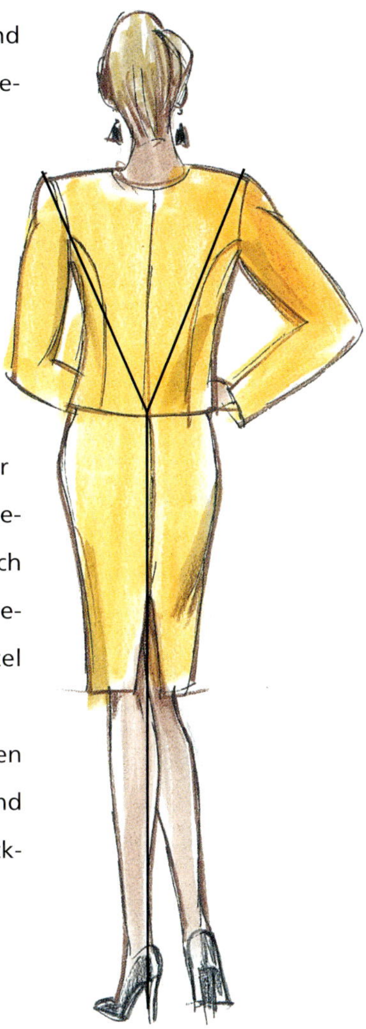

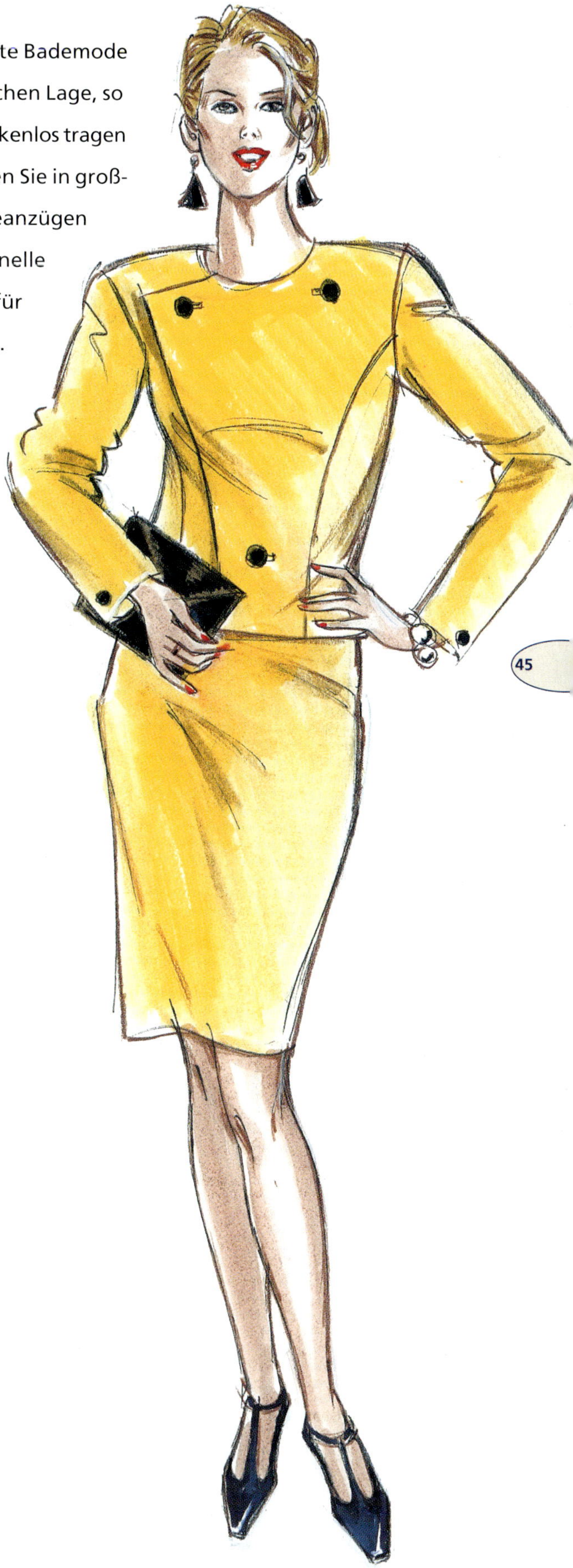

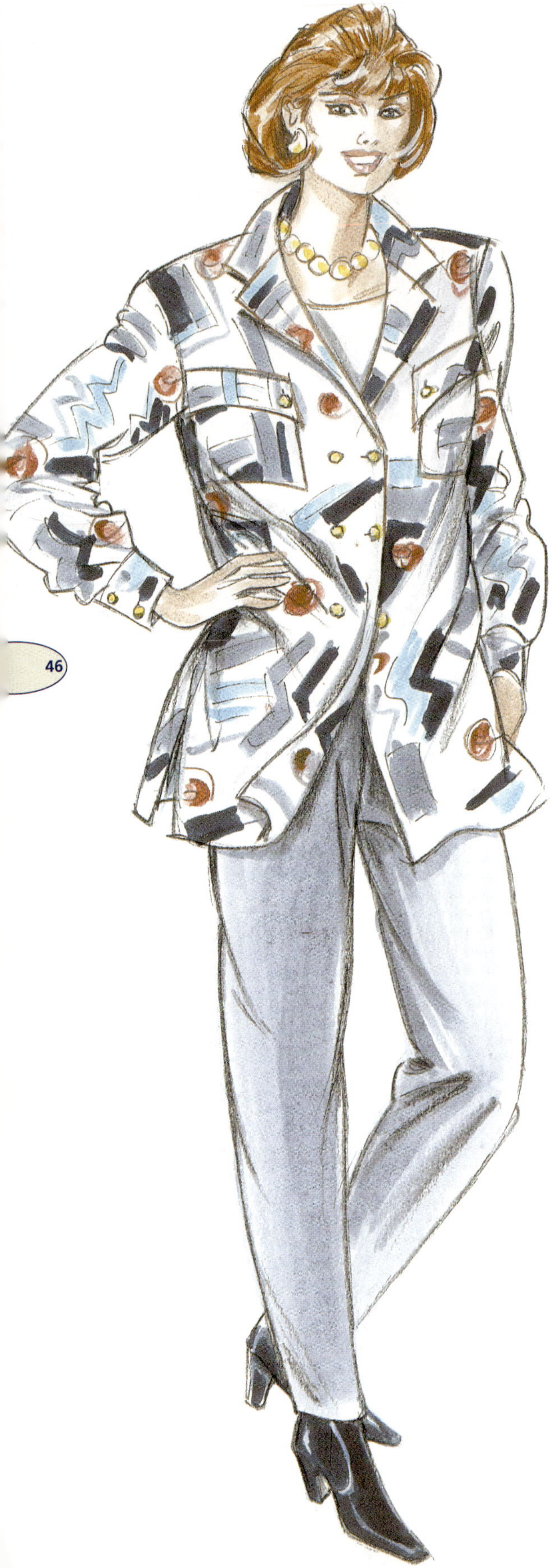

FRAUEN MIT KURZER TAILLE

Obwohl Sie gar nicht mollig sind, erscheinen Sie oftmals so. Besonders Ihr Busen wirkt manchmal größer und dominanter als er eigentlich ist. Damit dies nicht so bleibt, achten Sie bitte darauf, dass Sie Ihre Oberteile besser nicht in Hose oder Rock stecken, sondern H-förmig locker oben drüber fallen lassen – etwa 10 cm über den Bund. Das verlängert optisch Ihre Taille und streckt. Falls Sie eine schmale Taille haben und die Oberteile doch gerne hineinstecken, sollten Sie Ihre Kleidung unbedingt *schoppen*. Bitte verzichten Sie möglichst auf Gürtel. Falls Sie eine schmale Taille haben und deshalb doch Gürtel tragen können, wählen Sie diese lieber in der Farbe des Oberteils, damit eine verlängernde Wirkung Ihres Oberkörpers entsteht. Voluminöse Röcke mit Falten tragen auf, wodurch Ihre Taille erheblich kürzer wirkt. Besser sind darum V-förmig und schmal geschnittene, enge Röcke, die in jedem Fall strecken.

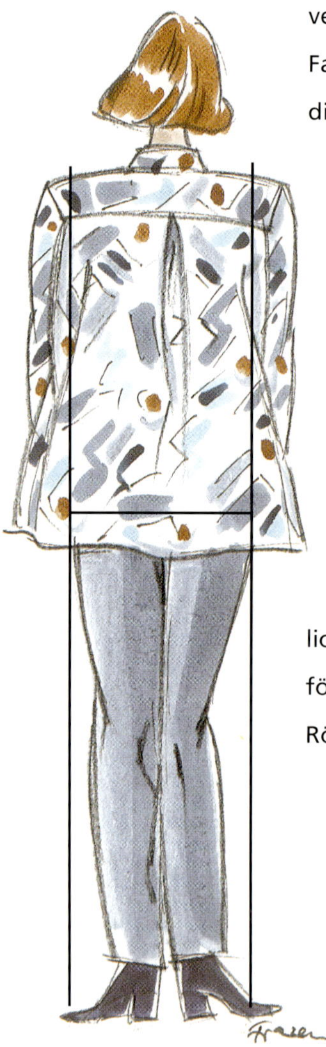

FRAUEN MIT HOHLKREUZ

Auch wenn Sie vielleicht schlank sind und eine gute Figur haben, kann es dennoch sein, dass Ihnen taillenbetonte Kleidung nicht so gut steht wie anderen Frauen. Der Grund dafür liegt an Ihrem Hohlkreuz, das X-förmige Kleidung an Ihnen leider unvorteilhaft erscheinen lässt. Besser für Sie sind H-förmig geschnittene Oberteile (siehe links), die fließend über den Po fallen. Oder Sie lösen Ihr kleines Problem mit Westen, die Sie vorteilhaft kleiden. Wenn Sie eine gute Figur haben, sollten Sie unbedingt kurze, schmale Röcke oder schmale Hosen mit einem Top oder einem Body anziehen und darüber eine Kurzjacke oder einen Bolero tragen. So überspielen Sie Ihr Hohlkreuz optimal.

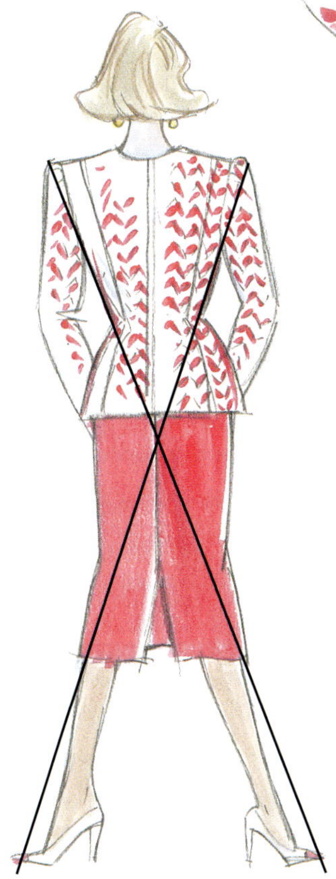

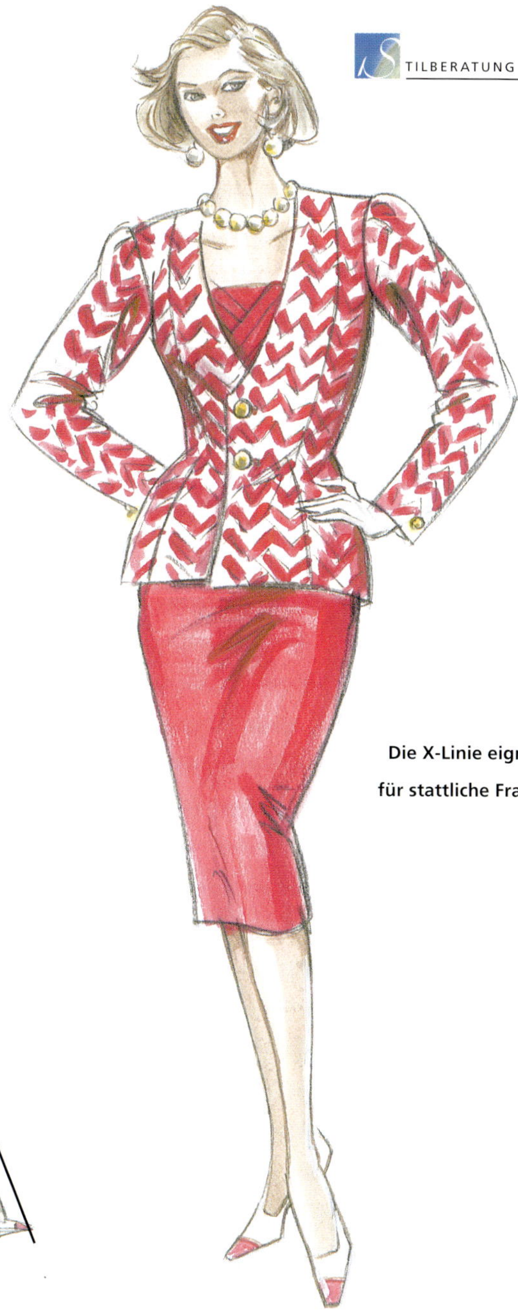

Die X-Linie eignet sich für stattliche Frauen.

LENKEN SIE DIE BLICKE AUF IHR GESICHT

Besonders wichtig ist für jede Frau die Farbauswahl in Gesichtsnähe. Mit den richtigen Farben aus Ihrer Jahreszeit lenken Sie alle Aufmerksamkeit auf Ihr Gesicht. Wenn Sie also bei Ihren Pullovern, Jacken und Blusen auf typgerechte Farben achten, schaut Ihnen Ihr Gegenüber automatisch ins Gesicht, und Sie lenken damit von Ihren Problemzonen ab.

Ihre typgerechte Frisur

Tönungen und Strähnchen

Bitte achten Sie auf eine typgerechte Färbung: Wenn Ihre Haut einen goldenen Unterton hat, sollten Sie ausschließlich eine warmfarbige Haartönung wählen. Besonders als *Frühlingstyp* sollten Sie Ihr zartes Hautkolorit nicht mit einer dunklen Haarfarbe zerstören. Auch kalttonige Silbersträhnchen wirken bei Ihnen unvorteilhaft. Goldfarbene Tönungen passen dagegen sehr gut.

Auch der *Herbsttyp* sieht in allen warmen Braun-, Rot- und Gold-Tönungen strahlend und frisch aus. Die passenden Farben heißen beispielsweise Honigblond, Goldblond, Sahara, Kupfer, Mahagoni, Palisander, Haselnuss, Kastanie, Henna und Rotbraun.

Als kühler *Sommertyp* können Sie dagegen sehr gut graue, silber- oder aschblonde Strähnchen tragen. Für Sie sind jedoch warme Rot- oder Goldblond-Tönungen unvorteilhaft. Und wenn es unbedingt Rot sein soll, achten Sie bitte auf eine bläuliche Beimischung, wie sie beispielsweise bei Kirsch, Brombeere, Pflaume oder Schwarzbraun vorhanden ist.

Das Gleiche gilt für den *Wintertyp*: Bitten Sie Ihren Frisör um eine kalttonige Färbung, zum Beispiel um Schwarz mit einem kühlen Aubergine-Unterton.

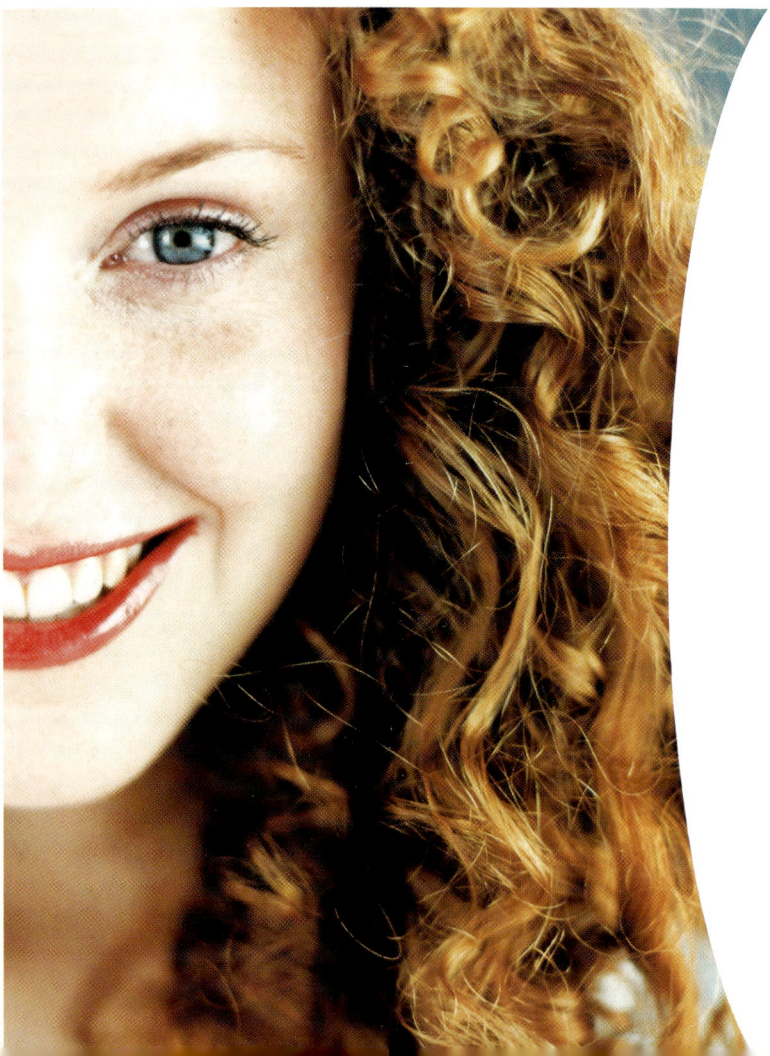

Haarlänge

Überlegen Sie sich bitte einmal ganz grundsätzlich, welchen Zeitaufwand Sie täglich für Ihre Frisur investieren wollen. Sind Sie in der Lage, die Haare selber zu stylen oder möchten Sie lieber eine unproblematische „Waschen-Trocknen-Fertig-Frisur“? Entscheidend ist in diesem

Zusammenhang auch die Frage der Haarlänge. Lange Haare sehen meist nur bei jungen Frauen wirklich attraktiv aus. Mit zunehmendem Alter ist dagegen eine gepflegte Kurzhaarfrisur oder aber ein flotter, etwa halblanger Pagenkopf typgerechter. Sie sehen mit diesen Frisuren meist erheblich jünger aus.

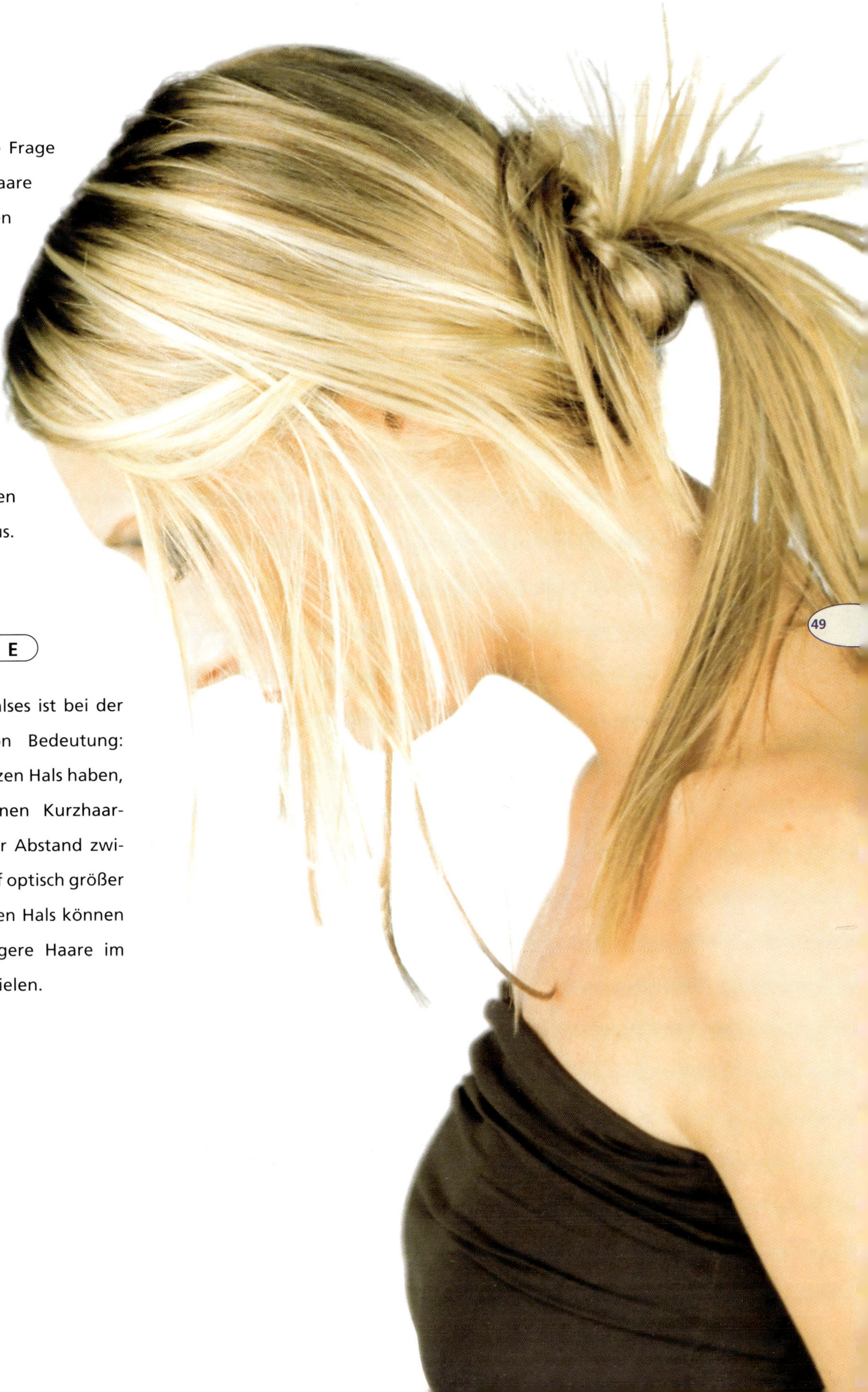

HALSLÄNGE

Auch die Länge Ihres Halses ist bei der typgerechten Frisur von Bedeutung: Wenn Sie einen eher kurzen Hals haben, empfehle ich Ihnen einen Kurzhaarschnitt, weil dadurch der Abstand zwischen Schultern und Kopf optisch größer erscheint. Einen zu langen Hals können Sie dagegen durch längere Haare im Nacken geschickt überspielen.

Die Gesichtsform

Bei einem *runden Gesicht* sind alle Rundschnitte ungünstig. Dagegen stehen Ihnen volumenreiche Frisuren besonders gut – eventuell mit einem seitlichen Scheitel oder Mittelscheitel. Dabei sollten die Seitenpartien aus dem Gesicht frisiert werden und der Pony kurz geschnitten oder hoch frisiert sein, um damit eine längliche Linie zu schaffen. Darüber hinaus unterbrechen asymmetrische Frisuren das Gesicht und verschmälern es. Aber auch durch einen länglich wirkenden oder kantigen Schmuck erzielen Sie diesen Effekt. Die Ausschnittform Ihrer Oberteile sollte übrigens nicht eng anliegend und rund sein, sondern offen. Mit einem V-Ausschnitt und einem spitzen Reverskragen können Sie deshalb einen guten Gegenpol setzen.

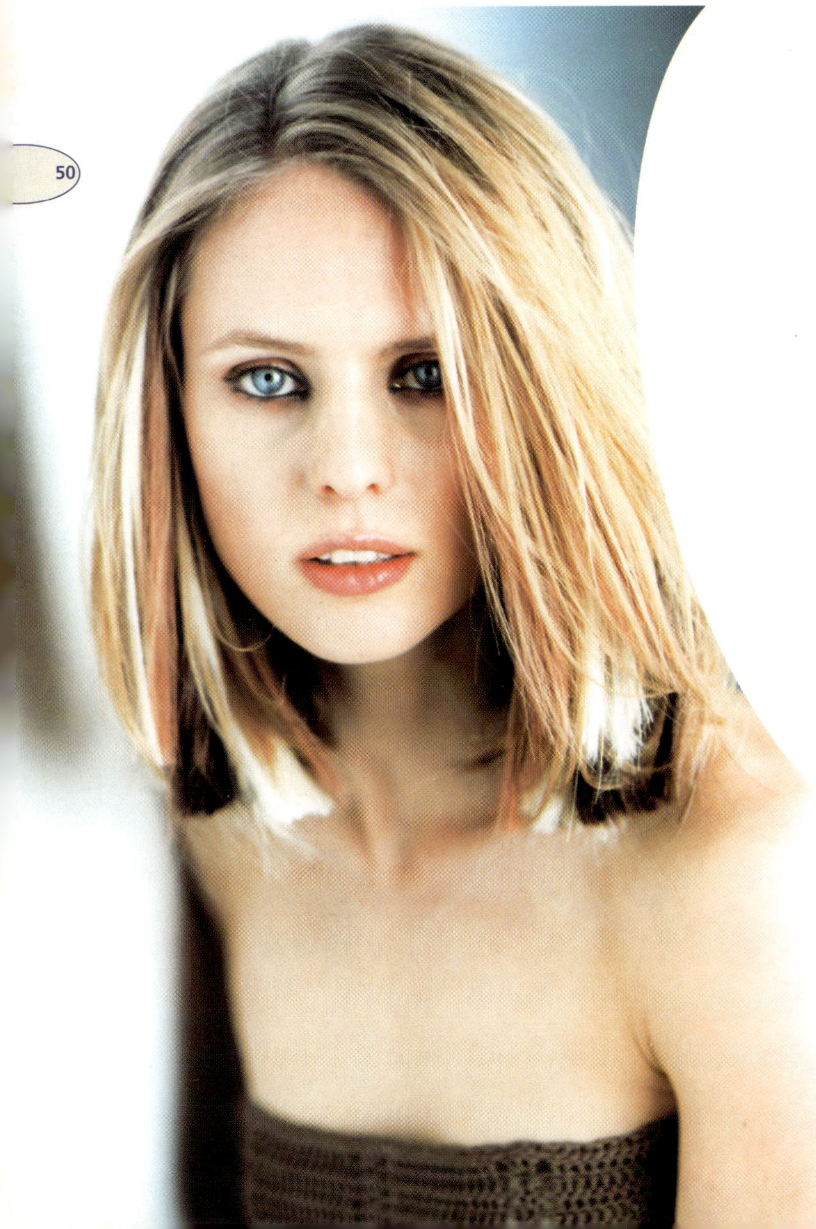

Ein *langes Gesicht* wirkt dagegen meist schmal und hat oft eine hohe Stirn oder ein langes Kinn und flache Wangen. Ungünstig wäre hier langes Haar mit einem Mittelscheitel, der das Gesicht auch noch optisch verlängert. Deshalb rate ich Ihnen zu einer Frisur, bei der möglichst viel Haar in die Stirn fällt und dadurch die Proportionen ausgleicht. Auch durch einen tiefen Seitenscheitel wird das Gesicht optisch verkürzt. Ebenso kann eine typische Pagenfrisur für diesen Gesichtstyp ausgleichend wirken. Ihren Schmuck sollten Sie nicht länglich, sondern eher rund wählen. Und bei der Ausschnittform Ihrer Pullover oder Blusen verkürzen ein runder Ausschnitt, ein Rolli oder ein rund gebundenes Tuch Ihren Hals.

Ganz anders sieht es bei einem *eckigen Gesicht* aus, das meist klein und mit einem kantigen Kinn ausgeformt ist. Hier sind leicht umspielende Schnitte mit großem Volumen im unteren Gesichtsbereich günstig, denn sie bilden ein gutes Gegengewicht zum Kinn. Frisuren, die etwas länger als das Kinn sind

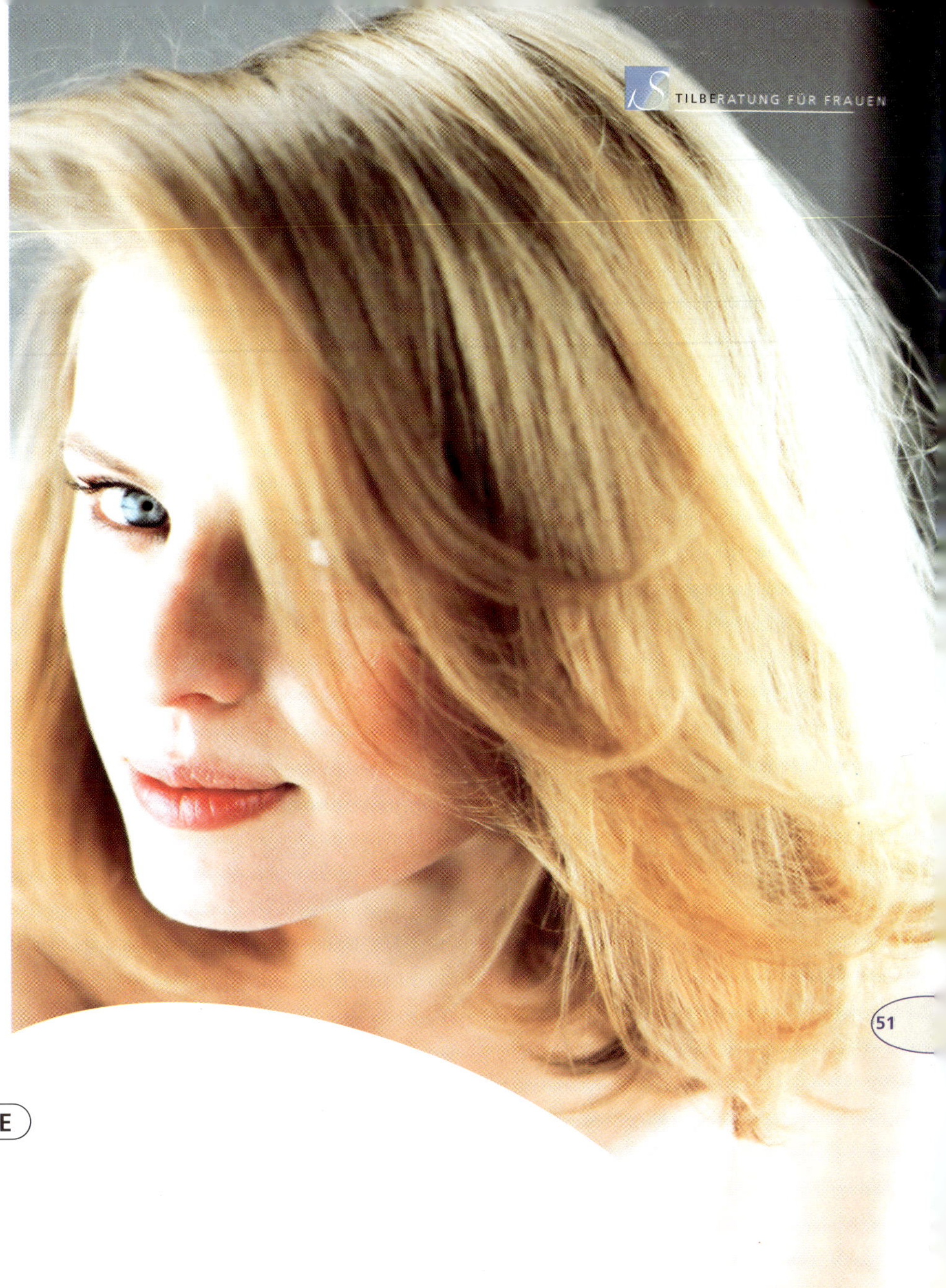

und nach außen frisiert werden, sind besonders optimal. Und bitte wählen Sie Ihren Schmuck und die Ausschnittformen Ihrer Oberteile ebenfalls rundlich.

Für Frauen mit einem *kantigen Gesicht* sind gerade Frisuren mit einem geraden Pony unvorteilhaft. Besser sind hingegen weich fallende Locken oder fransige Frisuren, die das Gesicht leicht umspielen. Zudem sollten diese Frauen keine viereckig, sondern eher rund ausgeschnittenen Oberteile tragen (zum Beispiel einen halsfernen Rolli). Und auch der Schmuck bildet mit großen runden Formen einen besonders guten Gegenpol.

Die Nasenlänge

Ebenso wie die Gesichtsform spielt auch die Länge Ihrer Nase beim Haarschnitt eine wichtige Rolle. Wenn Sie über ein stattliches Exemplar verfügen, sollten Sie einen lockeren Stufenschnitt wählen. Zum Beispiel mit langem Deckhaar und Hinterkopfbetonung. Eine andere Variante wäre, dass Ihr Haar nicht zurückgekämmt wird, sondern Ihr Gesicht leicht umspielt und damit von der Nase ablenkt. Eine ähnliche Regel gilt bei einer etwas ungleich wirkenden Nase: Dann sollten Sie gleichmäßige Schnitte meiden und stattdessen eine asymmetrische Frisur wählen, die Ihre Nase optisch in das rechte Licht rückt.

Abschließend noch ein weiterer Tipp: Wenn Sie Ihre Haare ins Gesicht frisieren, betonen Sie damit Ihre Schlupflider, hervorstehende Augen oder Ihr Doppelkinn. Deshalb sollten Sie besser einen Schnitt wählen, bei dem Ihre Haare aus dem Gesicht frisiert werden.

Das natürliche Make-up

Auch bei der Auswahl des Make-ups kommt es darauf an, dass Sie wissen, zu welchem Hauttyp Sie zählen: Wenn Ihre Haut einen gold-orangenen Unterton hat, sollten Sie auch bei der Kosmetik ein warmtoniges Make-up wählen. Wirkt Ihre Haut dagegen bläulich-pink, stehen Ihnen kalttonige Farben besser zu Gesicht.

Allerdings ist das Angebot an dekorativer Kosmetik derart umfangreich, dass eine gezielte Auswahl schwer fällt. Einige Hersteller bieten deshalb jahreszeiten-gerechte Schminkfarben an, wodurch die Wahl der richtigen Töne erheblich leichter fällt.

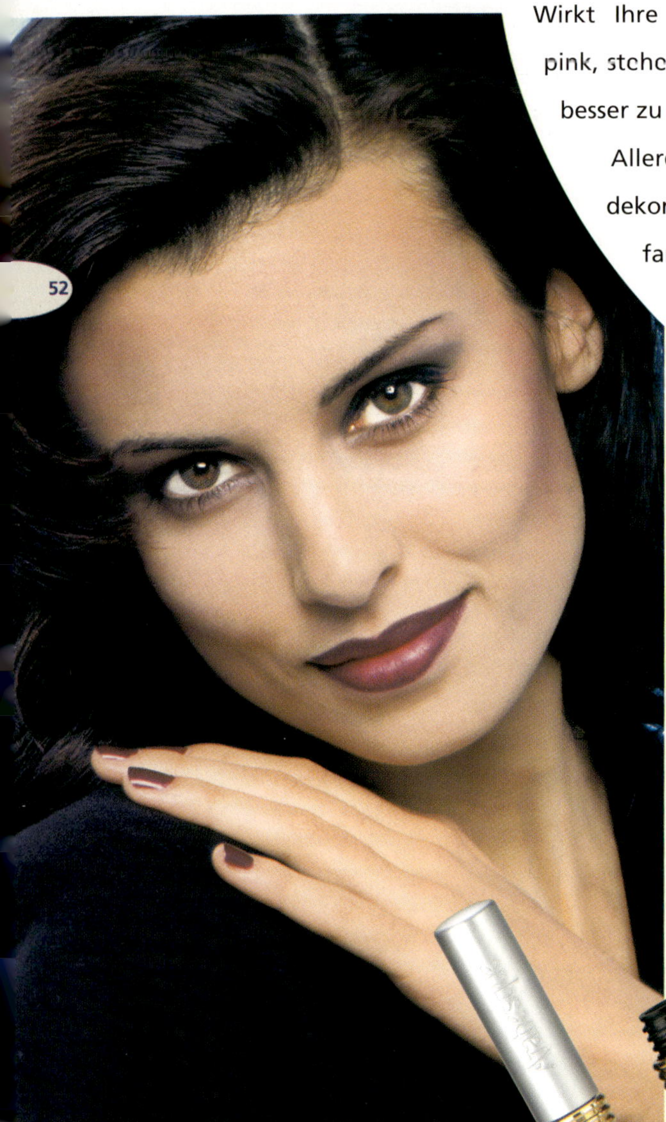

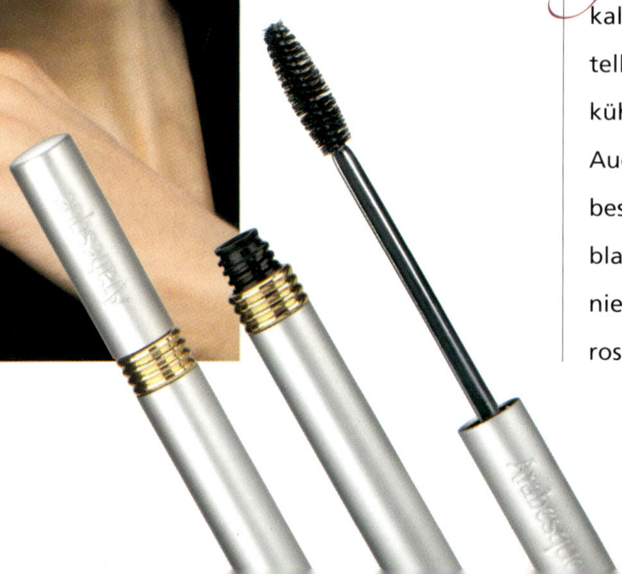

Als *Frühlingstyp* mit einer zarten und hellen Haut empfehle ich Ihnen eine gold-beige Grundierung, die Ihre Sommersprossen noch durchscheinen lässt. Für Ihre Augenlider bieten sich goldfarbene Pastelltöne an; schöne Farbkombinationen sind dabei Ocker, ein helles Nougatbraun, Lachs, helles Lila, zartes Lindgrün oder ein dezentes Türkis. Beim Lippenstift und Rouge sollten Sie Lachs, Apricot, Koralle oder ein leuchtendes Hummerrot verwenden.

Zum ebenfalls warmtonigen *Herbsttyp* passen besonders gut die braungelben Töne. Und auch der Lippenstift sollte eine warme Komponente enthalten, wobei bräunlich-gold wirkende Töne sehr angenehm sind. Sie dürfen aber auch zu einem leuchtenden Rot greifen. Ebenso können Ihre Augen kräftige und erdige Farben vertragen: ein zartes Oliv oder Khaki, Kupfer, Kaffeebraun oder ein dunkles Aubergine. Zum Aufhellen sind Töne wie Pfirsich, Lachs, helles Ocker oder Moosgrün zu empfehlen.

Ganz anders sieht das Make-up beim kalttonigen *Sommer* aus. Hier sind pastellige und puderige Farben mit einem kühlen Unterton angesagt. Bei den Augen wirken grau-silbrige Abstufungen besonders gut und auch mit rauchblauem Lidschatten lässt sich gut kombinieren. Ein zartes Gelb, Pastellgrün, Hellrosa, dezentes Pink oder Lila eignen sich

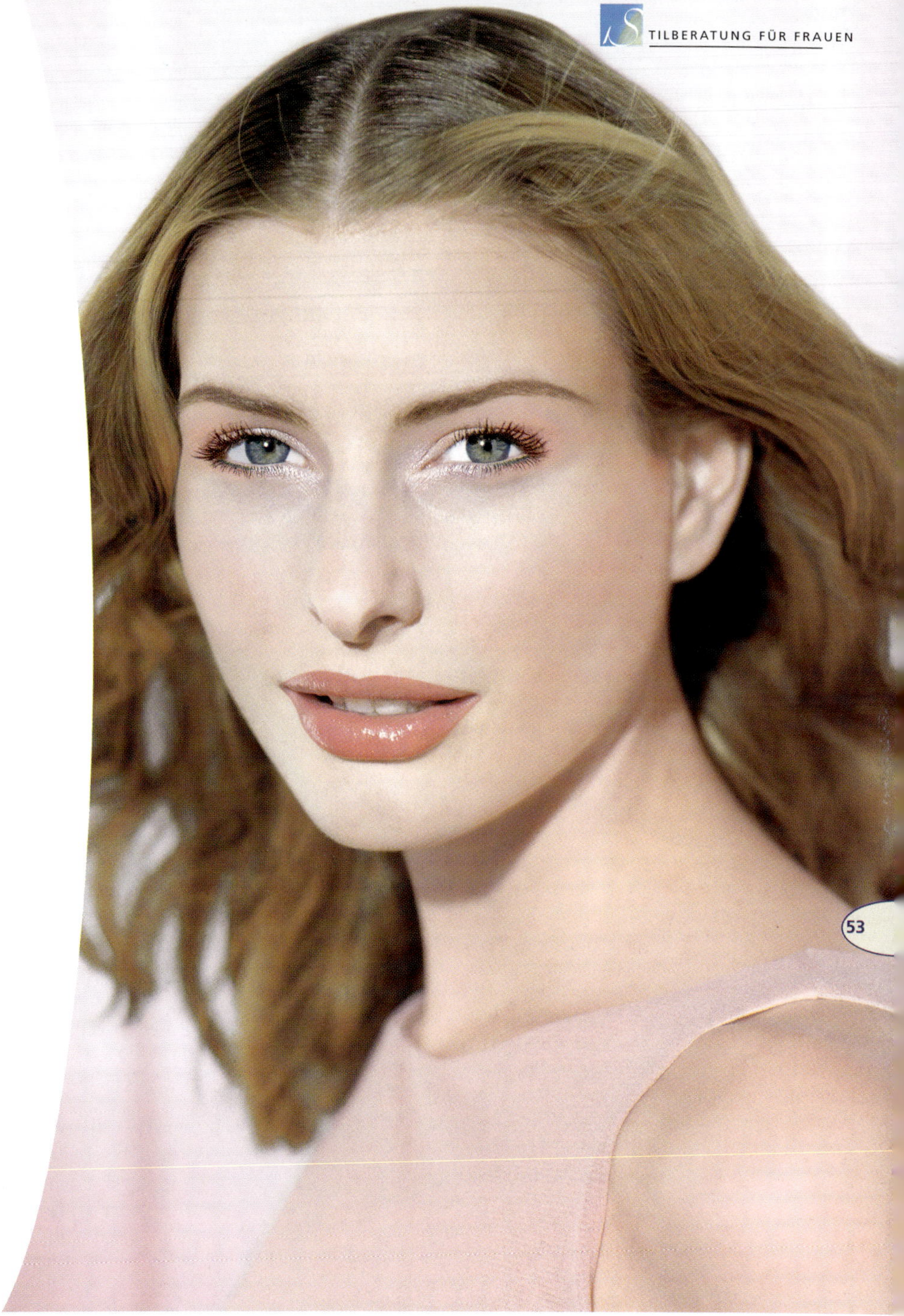

dazu optimal zum Aufhellen. Für Ihre Lippen können Sie die gesamte Rosa-Palette, von Altrosa bis hin zum kräftigen Azaleenpink, verwenden.

Dramatisch kann dagegen der *Winter* auftreten: Brillante, klare Farben bestimmen sein überzeugendes Make-up. Ein knalliges Kirschrot auf den Lippen und schwarz getuschte Wimpern setzen klare Akzente. Wichtig ist nur, dass alle Töne einen bläulichen Unterton aufweisen. Die Lidschattenpalette reicht hier von Schwarz über Anthrazit, Graubraun, Dunkellila, Königsblau, Dunkelgrün bis hin zum kräftigen Pink und Rosa. Wenn Sie also auch beim Kosmetikkauf auf typgerechte Farben achten, steht Ihrem überzeugenden Erscheinungsbild (fast) nichts mehr im Wege.

Häufig kommen zu uns in die Beratung auch Frauen, die Lidschatten und Lippenstift grundsätzlich ablehnen. Sie befürchten, dadurch ihre Natürlichkeit zu verlieren, wollen nicht angemalt aussehen und haben Angst vor der Reaktion ihres Partners. Deshalb nehmen sich die TYPCOLOR-Beraterinnen immer wieder Zeit, um ganz ausführlich über die verschiedenen Aspekte des Make-ups zu sprechen. Dabei geht es nicht um modische Trends, sondern um eine praktische Hilfe, den individuellen Typ gekonnt zu unterstreichen. Denn mit einem natürlichen Make-up werden Ihre Vorzüge betont; Sie sehen gepflegt aus und strahlen dadurch mehr Sicherheit aus.

Wenn Ihre Haut einen gold-orangenen Hautunterton hat, sollten Sie auch bei der Kosmetik warmtonige Farben verwenden. Wirkt Ihre Haut dagegen bläulich-pink, steht Ihnen ein kalttoniges Make-up besser.

UND SO WIRD'S GEMACHT

Ein überzeugendes Make-up beginnt übrigens mit der richtigen Grundierung: Etwaige Hautunebenheiten werden damit abgedeckt und Ihr Teint erscheint dadurch gleichmäßig und schön. Außerdem kommt auf dieser Grundlage das anschließende Augen- und Lippen-Make-up besser zur Geltung.

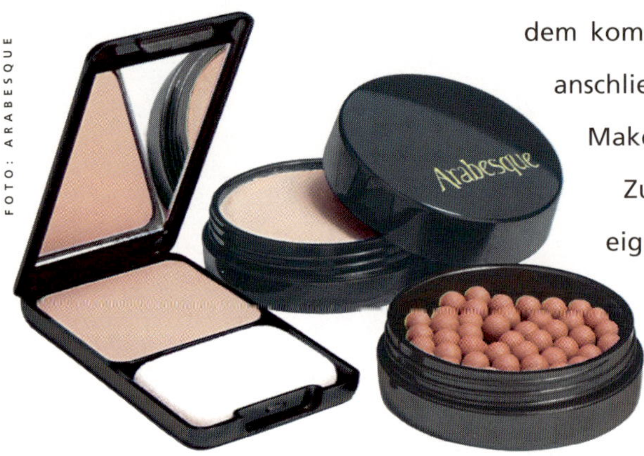

FOTO: ARABESQUE

Zu einer solchen Grundierung eignet sich bei junger und oftmals auch fettiger Haut eine getönte Tagescreme oder ein flüssiges Make-up. Für die reifere Haut nimmt man aber lieber ein Creme-Make-up. Sehr gut deckt auch ein Puder-Make-up, wobei rote Äderchen oder Hautunreinheiten zusätzlich mit einem Camouflage- oder Abdeckstift kaschiert werden können. Und auch Augenringe, tiefe Falten, Schatten oder dunkle Flecken lassen sich mit einer helleren Abdeckcreme oder Puder mildern beziehungsweise ganz unsichtbar machen. Weil jedoch der Hals normalerweise nicht mitgeschminkt wird, sollten Sie die Grundierung an der Kinnlinie gut verteilen. Achten Sie bitte darauf, dass die Make-up-Farbe präzise auf Ihren Hautton abgestimmt ist. Und bei alledem sollten Sie stets an die Regel denken: Hell hebt hervor. Dunkel lässt zurücktreten!

Mit der richtigen Grundierung erscheint Ihr Teint gleichmäßig. Dabei sollten Sie auf die passende Make-up-Farbe für Ihren Hautton achten.

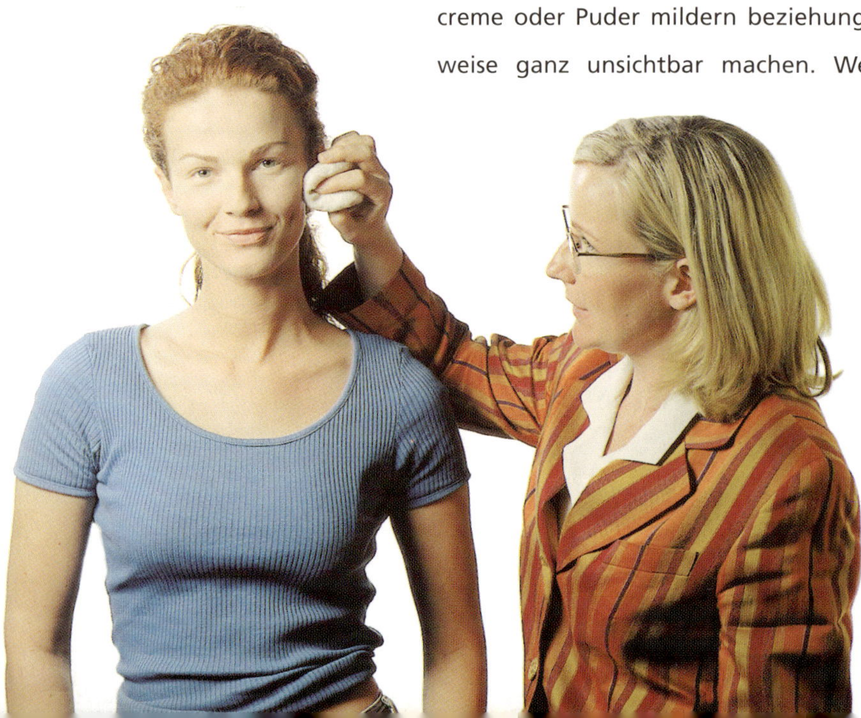

FOTO: RAINER WÄLDE

Übrigens müssen Sie keine gesundheitlichen Bedenken haben, selbst wenn Sie täglich ein Make-up benutzen. Im Gegenteil: Sie schützen mit der Grundierung Ihre Haut vor Schadstoffen, Schmutz, Staub und sogar UV-Strahlung. Allerdings sollten Sie jeden Abend auf eine gründliche Reinigung und Pflege Ihrer Haut achten.

Als nächster Schritt wird Puder auf Ihr Gesicht aufgetragen – am besten mit einem dicken Pinsel oder einer Quaste. Beginnen Sie dabei an der Stirn, also von oben nach unten. Ein transparenter Puder eignet sich hierfür besonders gut, weil er sich der Hautfarbe und Grundierung anpasst. Dabei nimmt er der Haut den Fettglanz und fixiert gleichzeitig die Grundierung. Außerdem verleiht er dem Gesicht einen matten, gleichmäßigen Teint. Übrigens wird loser Puder besser von der Haut aufgenommen; ein Kompaktpuder dagegen ist für zwischendurch und für unterwegs gut geeignet.

Anschließend können Sie sich Ihren Augen zuwenden. Die Brauen setzen den oberen Rahmen des Gesichtes – aus

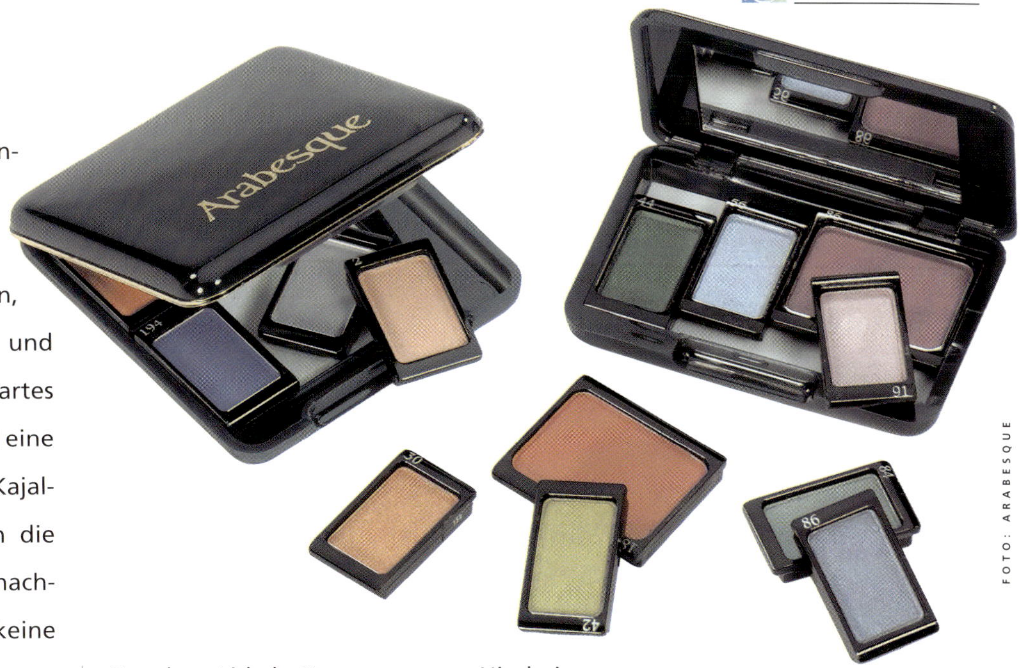

FOTO: ARABESQUE

diesem Grund ist die Form der Augenbrauen wichtig für den gesamten Gesichtsausdruck. Wenn Sie eher ein flächiges, volles Gesicht haben, können Ihre Brauen ruhig füllig und voluminös sein. Ein kleines und zartes Gesicht hingegen braucht eventuell eine leichte Brauenkorrektur. Mit einem Kajal- oder Augenbrauenstift lassen sich die Brauen in der passenden Farbe nachzeichnen. Allerdings sollten Sie keine *Balken* ziehen, sondern die Härchen von innen nach außen nachstricheln. Bringen Sie anschließend die Brauen mit einem Bürstchen in Form.

Nun können Sie sich Ihren Lidern zuwenden: Tragen Sie mit einem Applikator oder einem Lidpinsel einen passenden Lidschatten auf. Dieser sollte auf Ihre Kleidung abgestimmt sein und aus Ihrer Jahreszeiten-Palette stammen. Ob er gerade in Mode ist, halte ich dabei für zweitrangig. Viel wichtiger ist, dass er zu Ihrem Typ passt und Ihre Augen zu einem angenehmen Blickfang macht. Was das Auftragen betrifft, empfehle ich Ihnen, immer wieder zu experimentieren. Nur Mut, auch wenn es anfangs nicht so klappt.

Achten Sie darauf, dass Ihr Lid zuvor gut abgepudert wurde, und verwenden Sie den Lidschatten sparsam. Hierbei sollten Sie die einfachen Grundregeln beherzigen: außen dunkel – innen hell und mit einem weichen Übergang, am Lidrand dunkler – zu den Brauen hin heller. Lassen Sie schließlich den Lidschatten am äußeren Augenrand schräg nach oben hin auslaufen. Übrigens gilt auch hier wieder der Grundsatz: Helle Farben heben hervor, dunkle Farben lassen zurücktreten. Abschließend sollten Sie das Ganze mit etwas Transparentpuder leicht fixieren.

Zu einem wirklich perfekten Blickfang werden Ihre Augen jedoch mit einem gekonnten Lidstrich: Verwenden Sie dazu am besten einen Liquid Liner, der ähnlich wie ein Filzstift funktioniert. Mit einer ruhigen Hand und etwas Übung können Sie damit Ihre Augen entlang der oberen

Tragen Sie mit einem Applikator oder einem Lidpinsel einen passenden Lidschatten auf. Dieser sollte auf Ihre Kleidung abgestimmt sein.

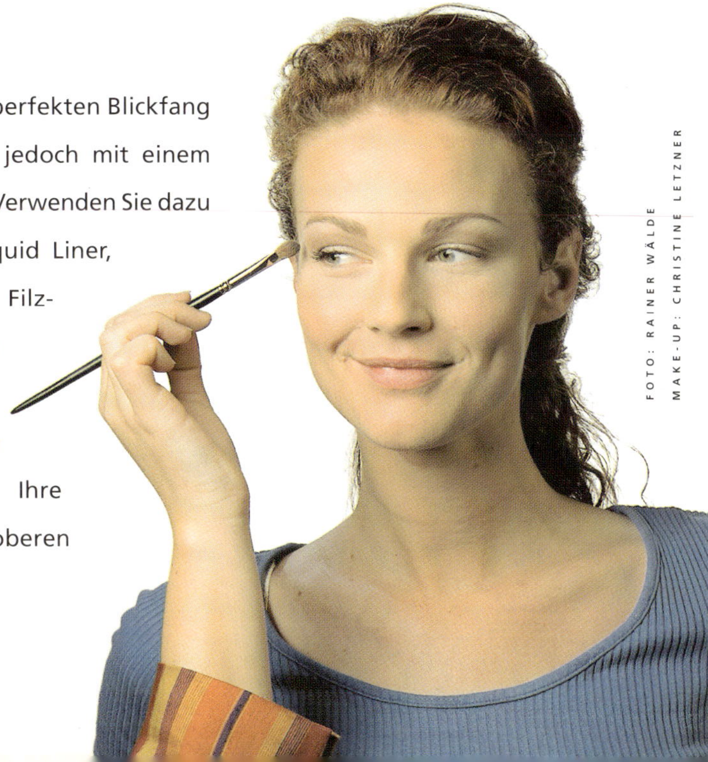

FOTO: RAINER WÄLDE
MAKE-UP: CHRISTINE LETZNER

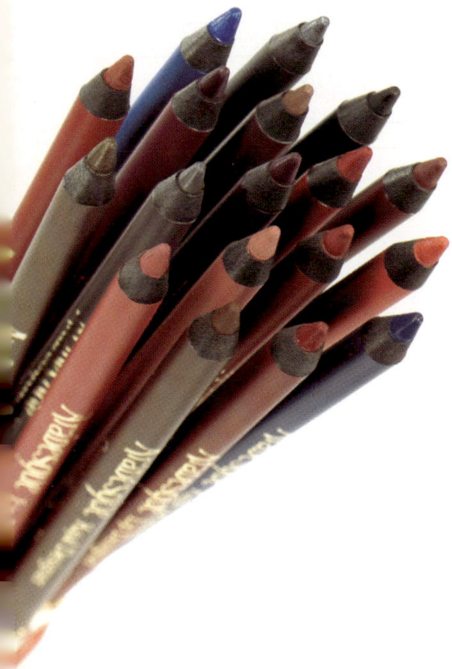

und unteren Lidwimpern dezent betonen. Wenn Sie einen weicheren Lidstrich bevorzugen, können Sie auch gerne einen Kajaalstift benutzen. Arbeiten Sie am besten von innen nach außen, bevor Sie anschließend den Kajaalstrich leicht mit einem Wattestäbchen verwischen. Übrigens können Sie sich dabei farblich an den Lidschatten und die Wimperntusche anlehnen.

Und was wäre ein Augen-Make-up ohne getuschte Wimpern! Erst durch die Wimperntusche – auch Mascara genannt – erhalten die Augen den richtigen Ausdruck. Beginnen Sie mit dem Tuschen immer beim Haaransatz. Lassen Sie danach die Mascara trocknen, bevor Sie ein zweites Mal tuschen.

Auch beim Rouge kommt es auf die richtige Dosierung an: Der richtige Hauch von Farbe lässt Ihr Gesicht erfrischend vital wirken. Und auch hier sollten Sie wieder darauf achten, dass die Farben zu Ihrem Hautunterton passen. Also entweder warme Braun-, Orange-, Lachs- und Apricot-Töne oder aber kühle Farbtöne im Bereich Rot, Pink oder

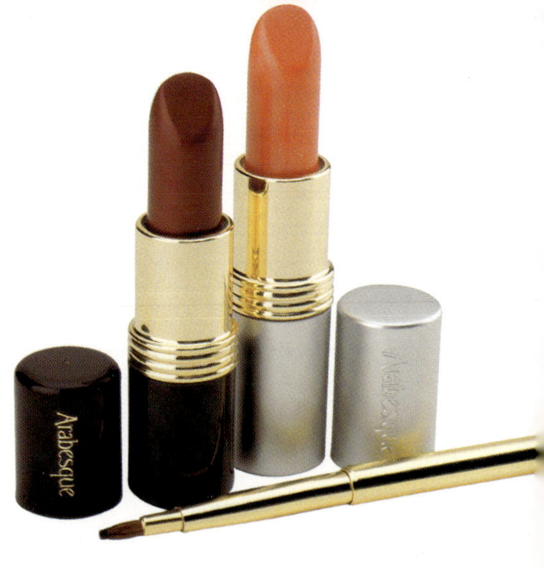

Flieder. Achten Sie darauf, dass nicht zu viel Farbe in Ihr Gesicht gelangt und verwenden Sie dabei ein eher mattes Rouge. Nur beim Abend-Make-up sollten auch Glanzeffekte eingesetzt werden.

Das übliche Puderrouge wird mit einem buschigen Pinsel aufgetragen. Setzen Sie dazu den Pinsel in Höhe des Wangenknochens an und tragen Sie das Rouge nach oben hin zur Schläfe auf. Falls es Ihnen nicht auf Anhieb gelingen sollte, können Sie gut mit dem Transparentpuder noch einmal über das Rouge gehen und es ein zweites Mal probieren.

Glanzpunkt eines perfekten Make-ups sind jedoch die Lippen. Auch hier sollten Sie sorgfältig eine Farbe wählen, die aus Ihrer Jahreszeiten-Palette stammt und mit Ihrer Kleidungsfarbe harmoniert. Bitte schützen Sie Ihre Lippen vor dem Schminken mit einem pflegenden Balsam. Anschließend empfehle ich Ihnen, mit einem Konturenstift den Umriss Ihrer Lippen nachzuzeichnen, damit der

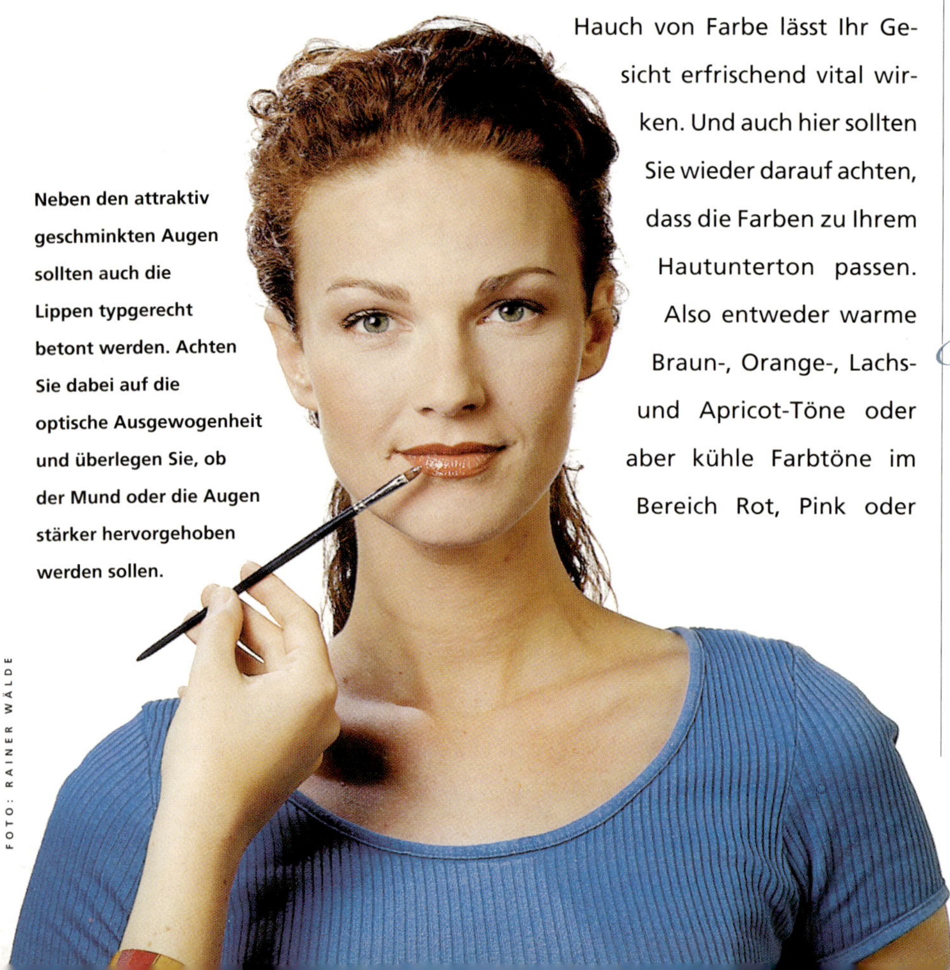

Neben den attraktiv geschminkten Augen sollten auch die Lippen typgerecht betont werden. Achten Sie dabei auf die optische Ausgewogenheit und überlegen Sie, ob der Mund oder die Augen stärker hervorgehoben werden sollen.

FOTO: RAINER WÄLDE

Lippenstift nicht über den Rand Ihrer Lippen hinaus ausläuft. Besonders dramatisch wirkt es, wenn Sie den Konturenstift eine Nuance dunkler als den Lippenstift wählen. Natürlich und modisch unabhängiger sieht es dagegen aus, wenn Konturenstift und Lippenstift die gleiche Farbe haben.

Anschließend wird die Lippenfläche ausgemalt. Dazu verwenden Sie am besten einen kleinen Lippenpinsel, mit dem Sie die Farbe gleichmäßig auftragen können. Und schließlich sollten Sie Ihre Lippen leicht auf ein Papiertuch pressen, damit sich die restliche Farbe nicht auf Ihren Zähnen absetzt. Durch diesen einfachen Kniff wirkt das Lippen-Make-up dann gleichzeitig dezent und matt.

Damit der Gesamteindruck Ihres Gesichtes harmonisch wird, empfehle ich Ihnen, auf die optische Ausgewogenheit zwischen Augen- und Mund-Make-up zu achten. Ganz praktisch gesagt: Schminken Sie nicht den Mund und die Augen gleich stark, das könnte zu übertrieben aussehen, sondern entscheiden Sie sich, welches von beidem Sie stärker als Blickfang betonen möchten: entweder die Augen oder den Mund. Durch diese Gewichtung sieht Ihr Gesicht strahlend und ebenmäßig aus.

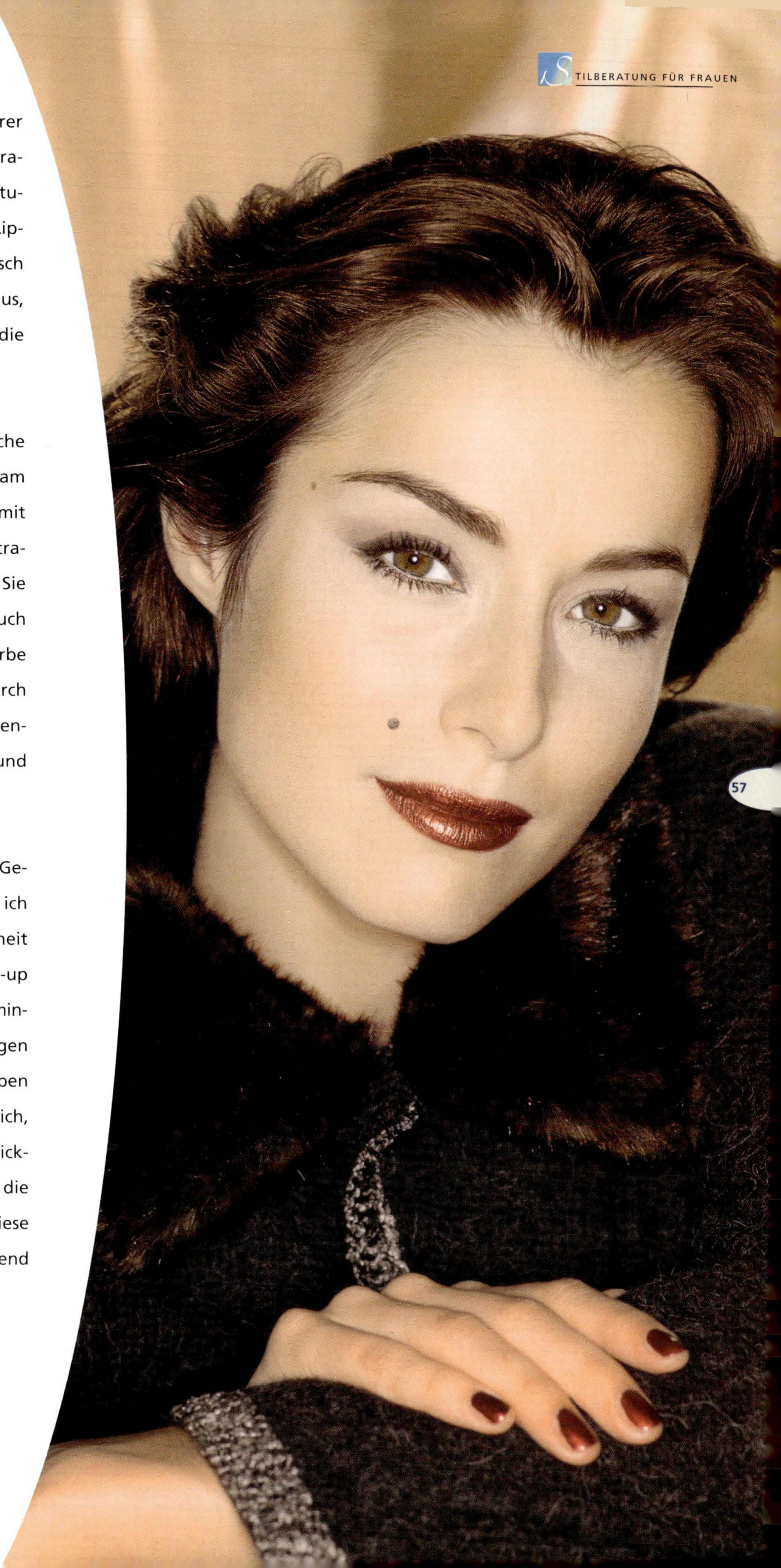

Passende Accessoires

Die Accessoires sind sehr entscheidend, da sie Ihren persönlichen Stil überzeugend zum Ausdruck bringen. Gleichzeitig können sie auch Ihre ganz eigene Stilmischung unterstreichen: Eine sportliche Frau unterstreicht mit einem Rucksack nur ihren Typ. Wählt sie dagegen zu ihrem Look eine zeitlose, mittelgroße Handtasche in ihrer Basisfarbe, verkörpert sie damit eine Stilmischung hin zum Eleganten oder Romantischen.

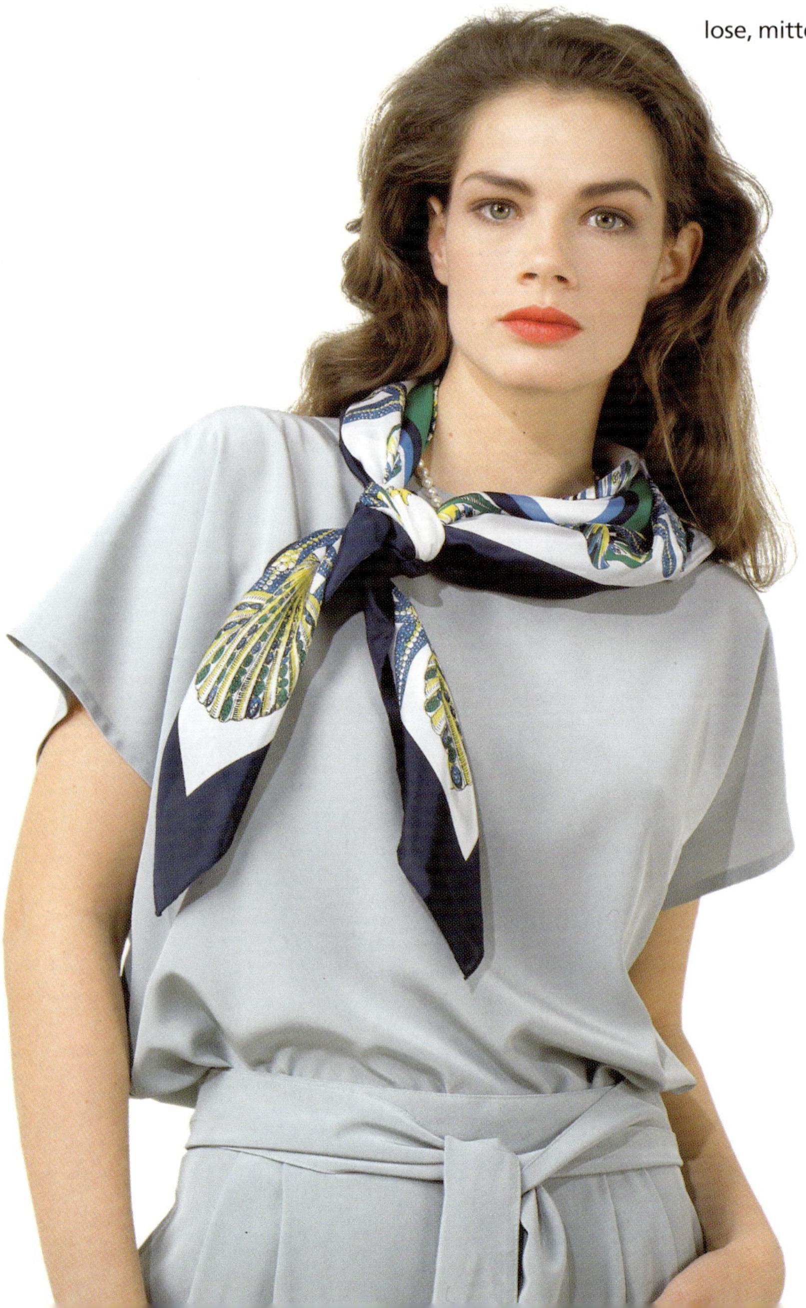

FOTO: JAMMERS & LEUFGEN

Typgerechte Accessoires sind – neben den schon genannten Schuhen und Schmuck – auch Halstücher und Seidenschals, Handschuhe, Hüte, Gürtel, Handtaschen und Strümpfe. Bitte achten Sie darauf, dass die von Ihnen gewählten Accessoires zu Ihrer Körperproportion passen. Wenn eine zarte Frau beispielsweise mit ihren Kindern unterwegs ist, trägt sie gerne eine geräumige Handtasche. Allerdings geht dann mehr die Handtasche mit der Frau spazieren als umgekehrt. Besser ist es deshalb, wenn eine zarte Frau auch eine kleinere und zierlichere Handtasche trägt.

Während Sie Ihre Kleidung auf die neu entdeckten, typgerechten Farben umstellen, können *Tücher und Seidenschals* hilfreich sein, um noch in Ihrem Schrank vorhandene Kleidungsstücke in für Sie ungünstigen Farben zu tragen. Ich empfehle Ihnen deshalb, nach der Entdeckung Ihrer Farbpalette, zunächst einige passende Halstücher zu kaufen. Damit tragen Sie in Gesichtsnähe *Ihre* Farben und können so auch noch übergangsweise *falsche* Blusen und Jacken tragen, ohne mit ihnen allzu unvorteilhaft auszusehen.

Es gibt einige Tricks, mit denen Sie solch ein Tuch oder einen Schal elegant binden können. Das hilfreiche *Buch vom*

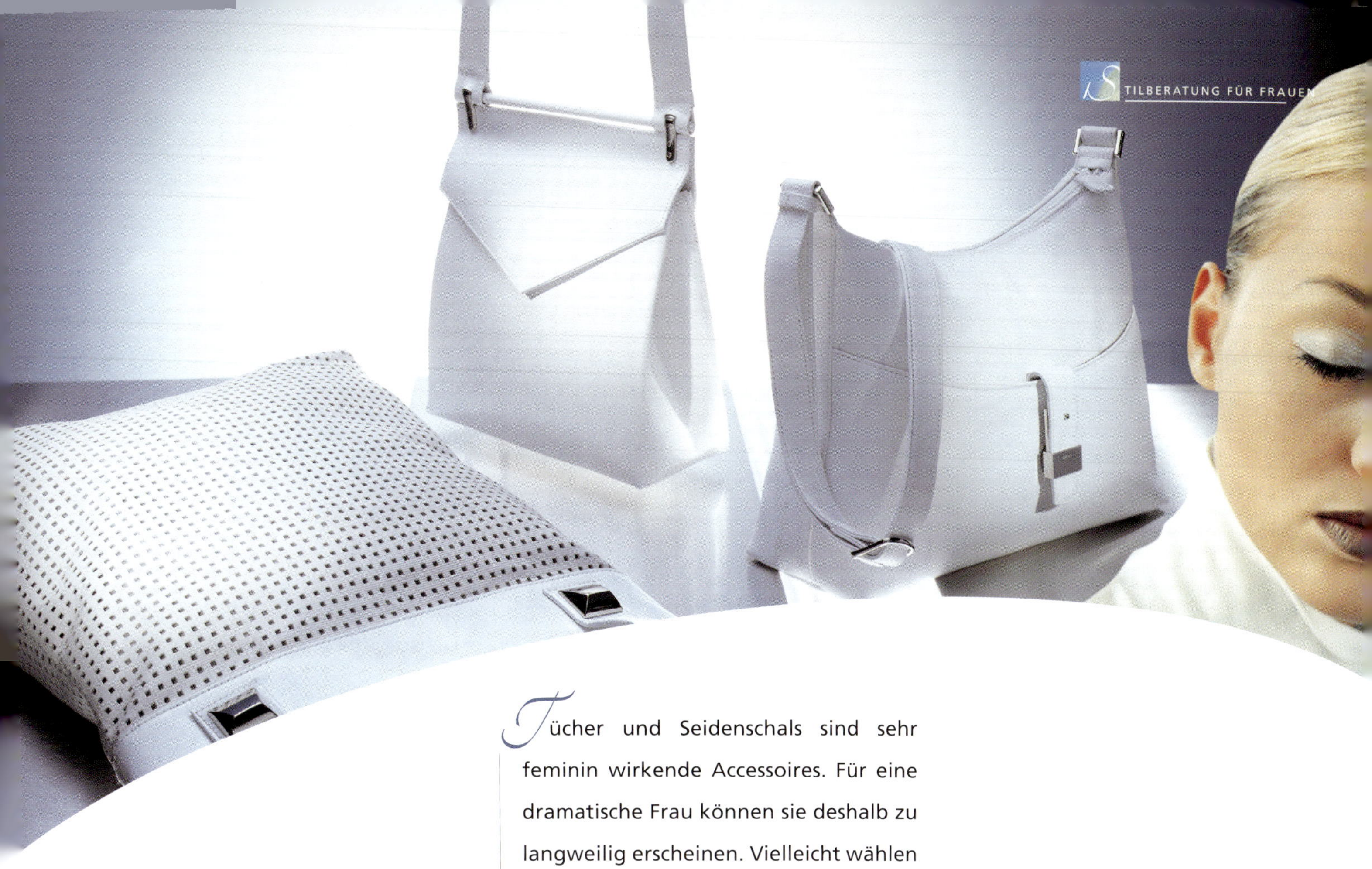

Tuch kann Ihnen dabei einige Anregungen geben. Mit Halstüchern können Sie übrigens auch einen lang erscheinenden Hals oder einen schmalen Oberkörper geschickt überspielen. Ebenso bildet bei einer schmalen oder eckigen Gesichtsform ein rund gebundenes Tuch einen optimalen Gegenpol.

Vorsicht mit Tüchern und Seidenschals ist aber bei Damen mit Rundungen geboten: Eine rundliche Gesichtsform, ein kurzer Hals, eine starke Oberweite oder ein kurzer Oberkörper werden durch Halstücher eher betont als kaschiert.

Tücher und Seidenschals sind sehr feminin wirkende Accessoires. Für eine dramatische Frau können sie deshalb zu langweilig erscheinen. Vielleicht wählen Sie stattdessen eine Krawatte und werten Ihren Stil damit neu auf.

So manche Frau kann übrigens auch gut einen *Hut* tragen. Besonders die natürliche Frau sieht in einem beigen Sommerhut überzeugend aus. Die Dramatikerin kann mit extravaganten Kreationen auftreten, während eine romantische Frau mit verspielten Modellen Aufsehen erregt. Was die Hutgröße betrifft, sollten Sie vor einem Spiegel stehend überprüfen, ob der Hutumfang mit Ihren Proportionen harmoniert. So eignen sich beispielsweise große Hüte nur für große Frauen.

Auch eine Frau mit Figurproblemen kann ohne weiteres einen Hut tragen.

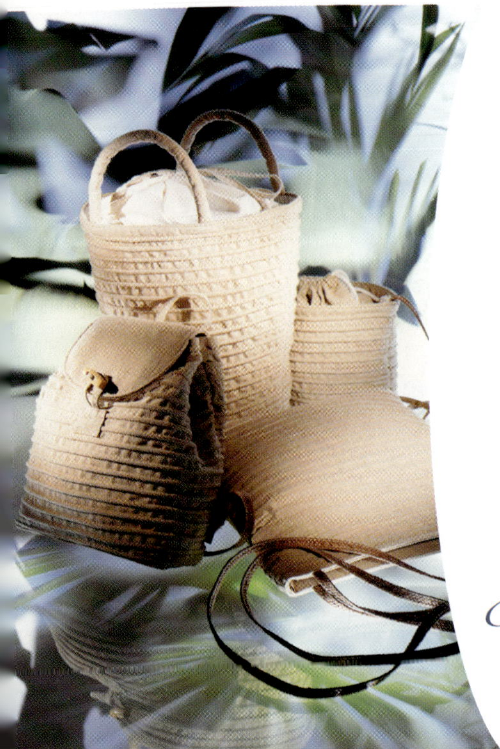

Allerdings sollte sie darauf achten, dass er nicht zu klein ist, sondern von der Größe her mit der Schulter abschließt. Die Farbigkeit des Hutes kann in der hellen Jahreszeit auch gerne heller sein, sollte aber in der dunklen Jahreszeit unbedingt dunkel sein. Allgemein gesagt, steht einer großen Frau ein dunkler Hut besser, wogegen eine kleine Frau ein zu dunkler Hut optisch verkleinert. Hier ist es wichtig, einige Modelle auszuprobieren und der Kleidung entsprechend auszuwählen.

Gürtel sind eine effektvolle Ergänzung Ihrer Garderobe. Wenn Sie groß und schlank gebaut sind, sorgt ein Gürtel für eine optische Unterbrechung. Die Gürtelschnalle selbst kann – je nach Stil – sportiv, romantisch-verspielt oder klassisch-elegant gestaltet sein. Für große und schlanke Frauen sind breite Gürtel optimal. Kleine und zierliche Frauen tragen jedoch besser einen schmalen Gürtel. Für den Fall, dass Ihre Hüfte eher breit, Ihr Busen eher groß oder der Oberkörper zu kurz erscheint, sollten Sie auf einen Gürtel lieber verzichten. Wirkt Ihr Oberkörper dagegen zu lang, verkürzt ihn optisch ein Gürtel in der Farbe Ihrer Kleidung. Haben Sie jedoch normale Körperproportionen, liegen Sie mit der Farbigkeit eines Gürtels immer richtig, wenn er in einer Ihrer Basisfarben ausgewählt wird. Er kann aber auch mit der Farbe Ihrer Schuhe und Ihrer Handtasche korrespondieren.

Wenn es um die Auswahl einer *Handtasche* geht, sollten Sie zunächst eine hochwertige Alltagstasche in einer neutralen Basisfarbe erwerben. Sie muss nicht ganz genau zu all Ihren Schuhen passen, aber zumindest mit deren Grundtönen harmonieren. Eine kleine und zierliche Frau kann ihre Handtasche in einer etwas helleren Farbe als die Ihrer Schuhe wählen, um den Blick nach oben zu lenken. Allerdings sollte sie – passend zur Körperproportion – ebenfalls klein sein.

Zu den braunen Schuhen der Frühlingsfrau passt am besten eine mittelbraune bis dunkelbraune Handtasche, eventuell auch eine in Dunkelblau. Als Herbsttyp sollten Sie sich für ein warmes Dunkelbraun, eventuell auch Dunkelblau entscheiden. Die Sommerfrau ist mit einer Tasche in Marineblau oder Dunkelgrau gut gerüstet und zur Winterpalette harmoniert natürlich ein schwarzes Modell.

Für fröhliche Theaterabende oder festliche Dinées sollten Sie schließlich noch ein etwas ausgefalleneres Exemplar besitzen. Als Frühlings- und Herbsttyp empfehle ich Ihnen eine warmtonige, zum Beispiel mit goldenen Pailletten besetzte Tasche. Für die Sommer- und Winterfrauen sollte auch die Abendtasche kühle silberne Elemente aufweisen.

Natürlich kann die Form der Handtasche Ihren Stil hervorragend aufgreifen. Allerdings empfehle ich Ihnen bei Figurproblemen und rundlichen Körperformen eher eine kantige, längliche oder V-förmige Handtasche, die optisch streckt.

Die Auswahl Ihrer *Strümpfe* beziehungsweise *Strumpfhosen* sollte Ihren Look nur ergänzen, aber nie bestimmen. Deshalb rate ich Ihnen von auffälligen Modefarben ab. Wenn Sie im Sommer einmal Lust auf eine witzige Schuhfarbe haben oder ein helles Kostüm tragen, wählen Sie besser eine neutrale Farbe, die mit der Farbe des Rockes, der Hosen und der Schuhe harmoniert, zum Beispiel hautfarbene Strümpfe. Gemusterte und helle Strümpfe lenken den Blick auf Ihre Beine. Wenn Sie also gut geformte Beine haben, kann das für Sie sehr vorteilhaft sein. Allgemein jedoch gilt, dass die Garderobe von oben nach unten dunkler wird. Hat also Ihr Schuh Ihre Basisfarbe, liegen Sie immer richtig, wenn auch der Strumpf dazu in der Basisfarbe getragen wird.

Noch ein Wort zum Thema *Handschuhe*: Auch sie sollten in einer Basisfarbe gewählt werden, können aber auch der Farbe Ihrer Schuhe angepasst werden. Ungünstig sind Handschuhe, die heller sind als Ihre Schuhe oder Ihre Kleidung und damit die Blicke auf die Hände lenken. Und im Allgemeinen sind hochwertige Lederhandschuhe für jeden Stil eine vorteilhafte Ergänzung.

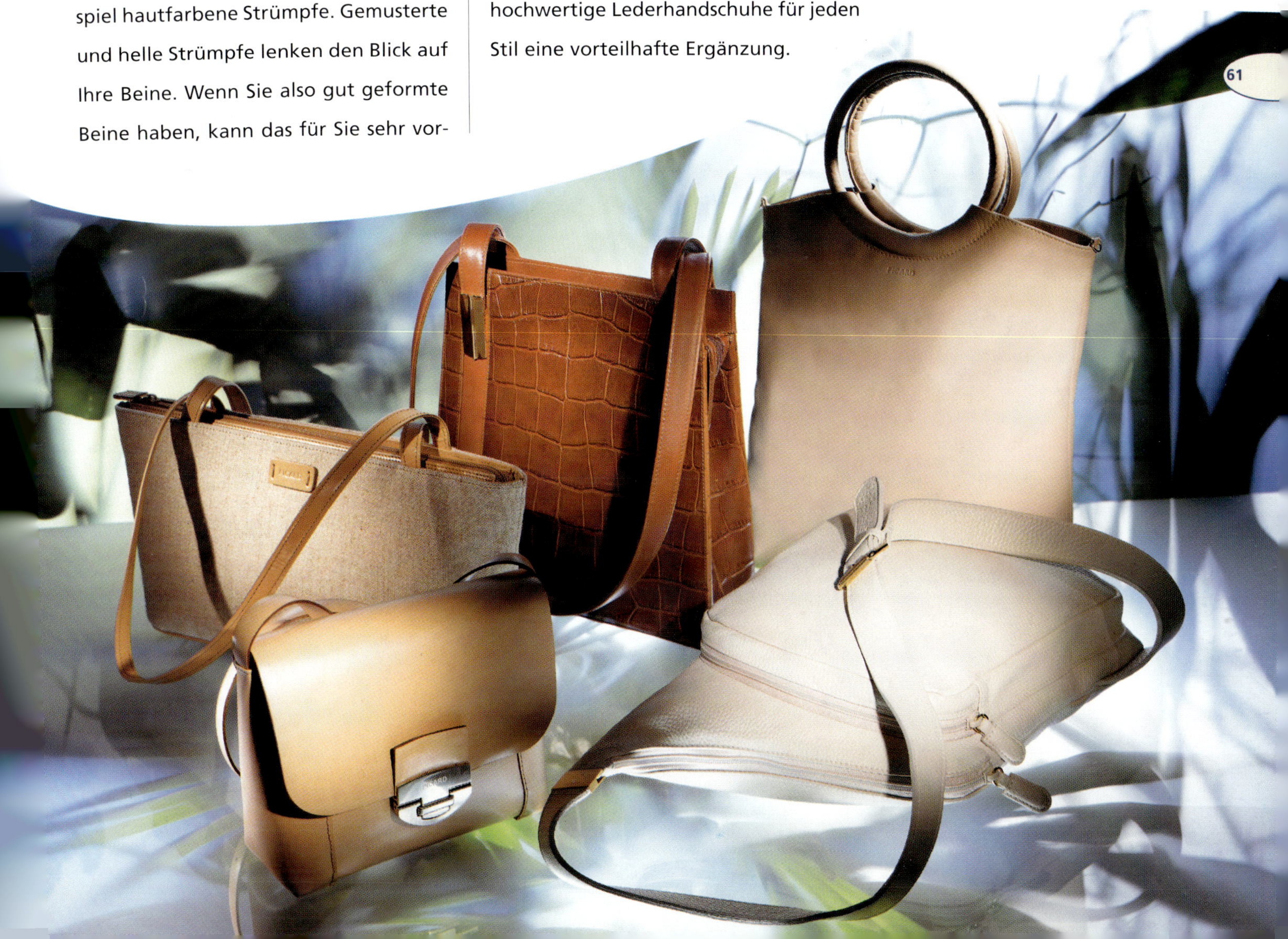

Schuhmode, die Spaß macht

In der Wahl Ihrer Schuhe sollte sich im Allgemeinen Ihr persönlicher Kleidungsstil wiederholen, oder aber Sie zeigen mit der Wahl Ihres Schuhwerks Ihre ganz persönliche Stilmischung. So wirkt zum Beispiel eine sportliche Frau mit einem Pumps zur Jeans sportlich-elegant.

Denken Sie aber daran, dass sich die Absatzform stets nach der Bekleidung richtet: Bei dicker und steifer Kleidung kann auch der Absatz voluminöser sein.

Achten Sie auch bitte darauf, dass Ihre Schuhe – und Strümpfe – farblich Ihrer Garderobe entsprechen. Sie sollten deshalb der Helligkeit Ihrer Kleidung angepasst werden, das heißt, genauso hell sein wie Ihre Garderobe oder dunkler. Nur im Sommer oder in südlichen Gefilden sind hellere Schuhe – natürlich passend zu Ihrer Farbpalette – angebracht. Denn wie bereits gesagt: Ihre Garderobe sollte von oben nach unten dunkler werden.

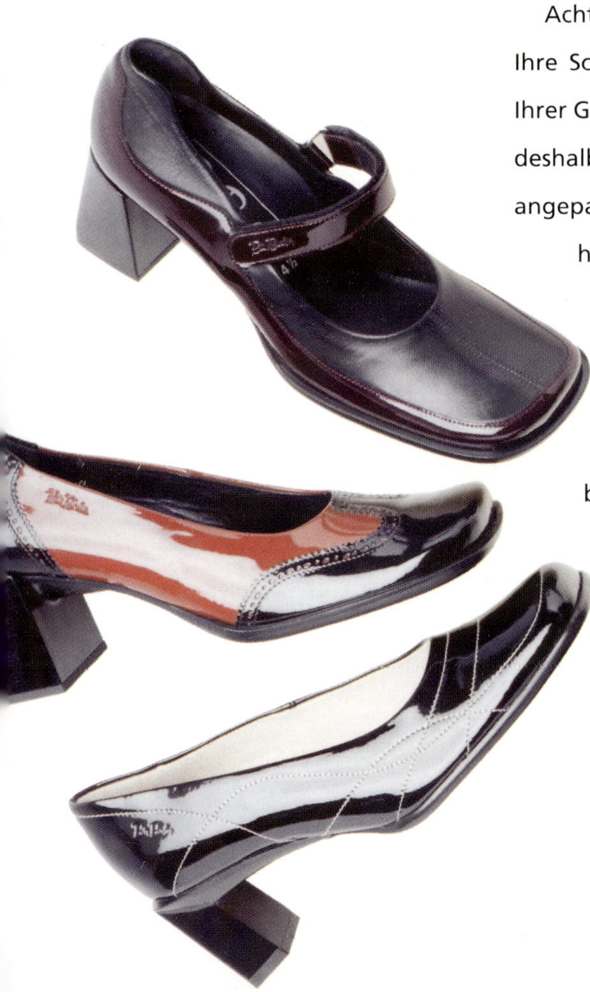

Gehen Sie eher sportlich durch den Alltag, können auch die Schuhe salopp und originell aussehen: Legere Halbschuhe oder College-Schuhe können – passend zur Garderobe – kombiniert werden. Für festliche Anlässe empfehle ich Ihnen bequeme Pumps.

Zur natürlichen Frau passen besonders gut bequeme Schuhe wie Pumps und Slipper aus Nubuk- oder Wildleder. Auch sportliche Schnürschuhe mit einem flachen Absatz können kombiniert werden. Bedenken Sie dabei jedoch, dass eine spitze Schuhform optisch streckt.

Bei romantischen Frauen sind die verspielten Details wichtig. So können Sie die Absatzhöhe je nach Anlass variieren und Trachtenschuhe, Ballerinas oder Pumps mit Applikationen wirken besonders feminin.

Einer zarten Frau rate ich zu feinen und weiblichen Schuhen. Sie können wie die romantische Frau mit originellen Details auftreten. Bitte achten Sie aber als kleine Persönlichkeit darauf, dass Sie nicht mit hohen Absätzen die Blicke genau auf Ihr Defizit lenken. Hinzu kommt, dass runde Schuhspitzen Sie optisch verkleinern. Wählen Sie lieber eine spitze V-Form oder einen Karree-Schuh.

Der Klassikerin empfehle ich, dass sie ihr Augenmerk vor allem auf die Qualität der Schuhe legt: lieber wenige Modelle, dafür aber hochwertige und elegante. Schicke Pumps und Trotteurs

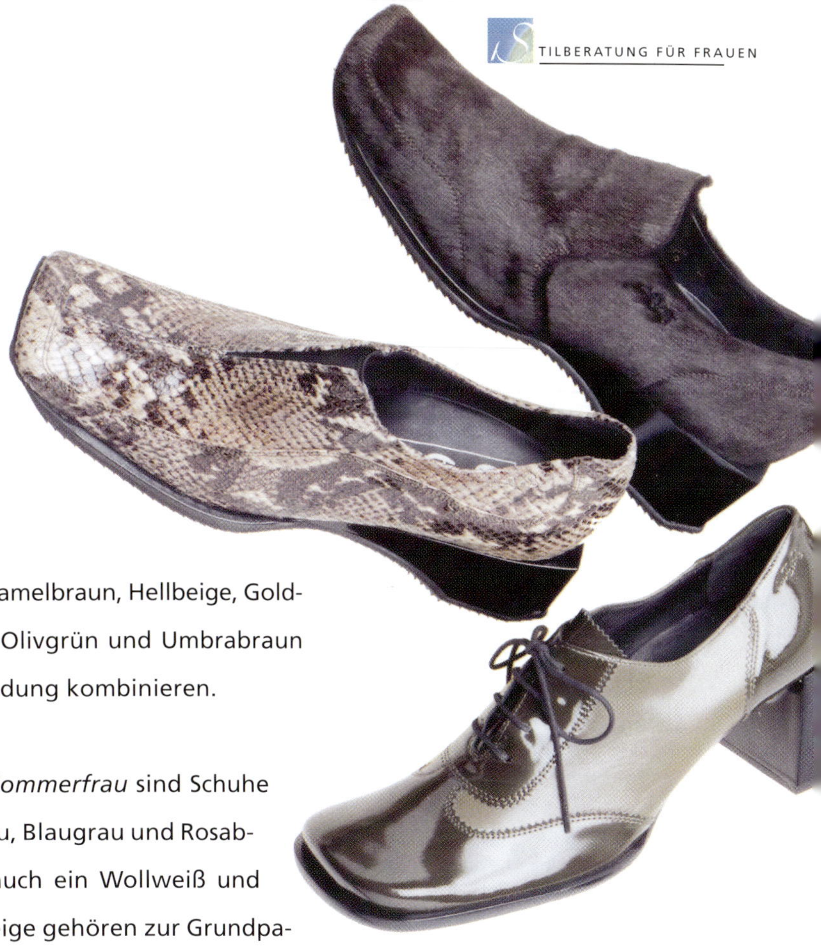

mit mittlerer Absatzhöhe ergänzen den klassischen Look.

Die dramatische Frau kann alle extravaganten Modelle ganz nach Lust und Laune tragen. Jede Absatzhöhe ist für sie erlaubt, sofern sie auf die Eleganz der Schuhe achtet. Glänzende Schließen und alle theatralischen Elemente stehen ihr besonders gut. Durch ihre Größe kann sie übrigens auch andersfarbige Schuhe wählen, als sie in ihrer Basispalette vorzufinden sind. Sie sollte nur daran denken, dass sich die Schuhfarbe in ihrer Kleidung wiederholt, zum Beispiel im Gürtel oder im Schmuck.

Wussten Sie, dass Sie eigentlich nur fünf Schuhfarben benötigen, um Ihre Grundgarderobe typgerecht zu ergänzen? Natürlich können Sie sich darüber hinaus für alle möglichen Gelegenheiten mit Schuhen eindecken. Aber genau genommen reichen folgende fünf Basisfarben:

Dem *Frühlingstyp* empfehle ich warme Brauntöne von Wollweiß, Creme und Cognacbraun bis hin zu Hellgoldbraun und Rotbraun. Wenn Sie ein Herbsttyp sind, können Sie in den meisten Fällen ein warmes Kamelbraun, Hellbeige, Goldbraun sowie Olivgrün und Umbrabraun mit Ihrer Kleidung kombinieren.

Bei der *Sommerfrau* sind Schuhe in Marineblau, Blaugrau und Rosabraun ideal; auch ein Wollweiß und ein kühles Beige gehören zur Grundpalette. Für die Winterfrau steht hingegen Weinrot, Nachtblau und Schwarz auf der Farbliste – ergänzt von Graubeige und Schwarzbraun.

Wie oben bereits erwähnt, können Sie neben Ihren Grundfarben natürlich auch ausgefallene Töne wählen. Bei modischen Varianten ist es allerdings ratsam, dass sich die Schuhfarbe in der Kleidung widerspiegelt – am besten in der Farbe des Oberteils.

Zum Schluss noch ein Tipp, um die Lebensdauer Ihrer Schuhe zu verlängern: Bedenken Sie, dass Ihr Lederschuh Luft braucht. Gönnen Sie ihm deshalb nach jedem Tag des Tragens mindestens einen Tag Pause. Wenn Sie ihn dann noch mit einem Schuhspanner ausstatten, hält Ihr Schuh doppelt so lange.

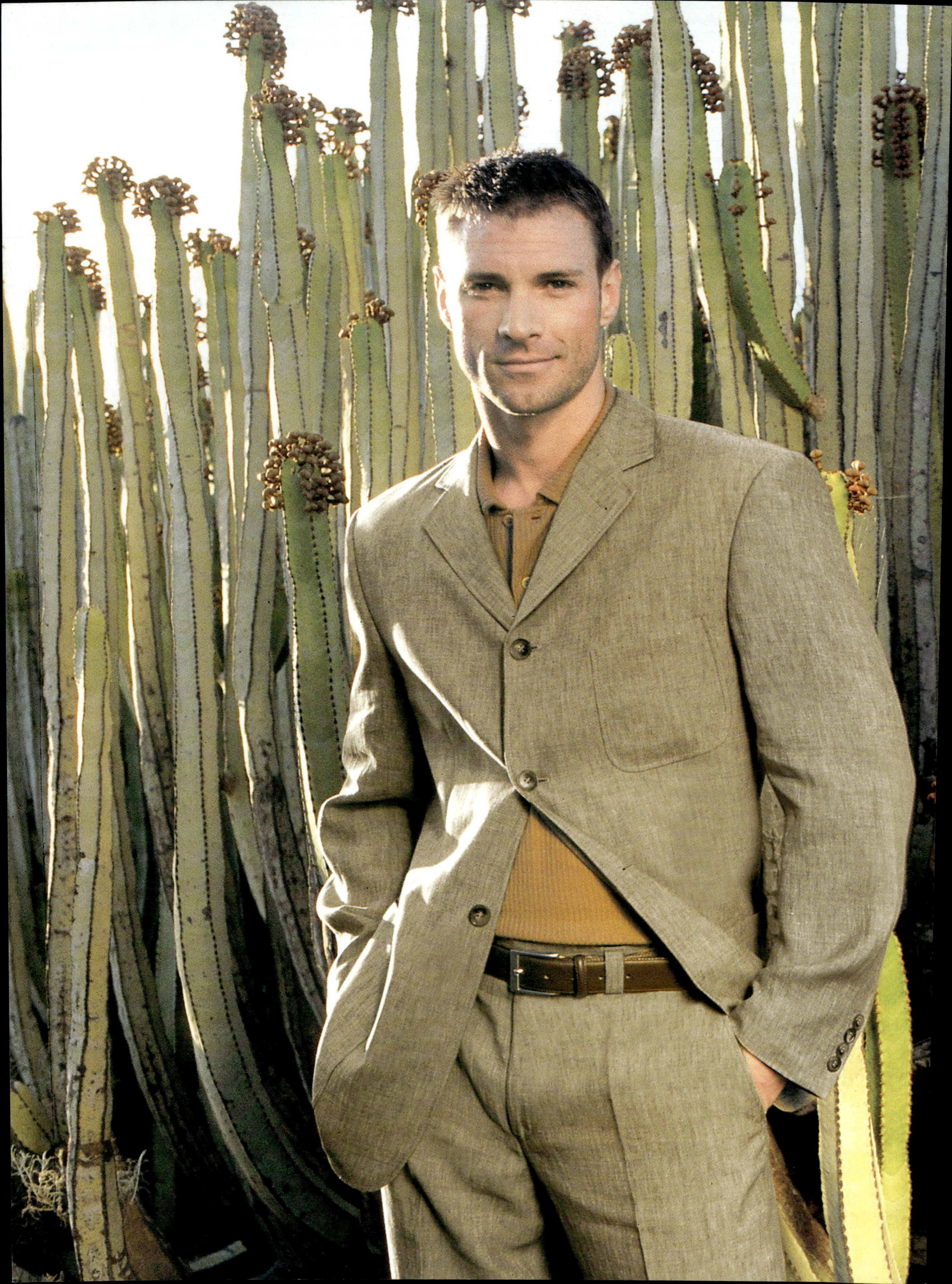

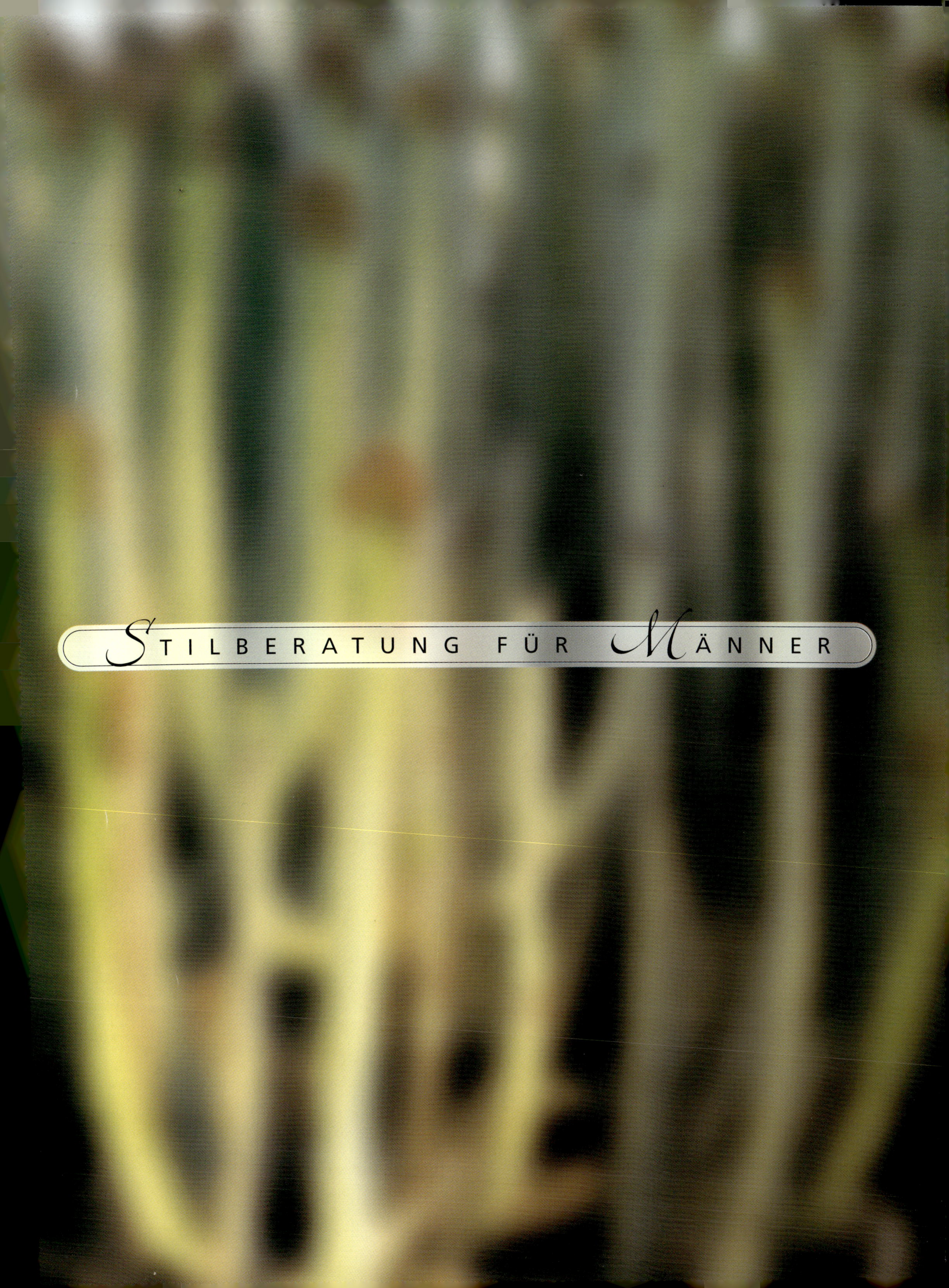
Stilberatung für Männer

Der sportliche Mann

Groß und schlank ist er, athletisch gebaut, sportlich durchtrainiert und hat natürlich breite Schultern und schlanke Hüften. So lieben ihn die Frauen. Mit seinen großen Augen und den markanten Brauen sieht er attraktiv und männlich aus. Dabei ist er größer als der natürliche Mann, aber modisch nicht so extrem orientiert wie der extravagante Typ. Der sportive Mann liebt das Praktische, Unkomplizierte – pflegeleicht muss es sein.

Eigentlich fühlen Sie sich in Pulli und Jeans am wohlsten. Aber wenn es im Beruf gefordert wird, machen Sie auch im Sakko eine gute Figur. Figurbetonte, auf Taille geschnittene Jacken lassen Ihre Vorzüge voll zur Geltung kommen, was bei Ihren Proportionen auch kein Wunder ist. Freche Karos und sportliche Muster stehen Ihnen gut zu Gesicht, dabei sollte der Blazer einreihig sein und bloß nicht zu schick. Grobe Stoffe entsprechen mehr Ihrem Typ als allzu edle Materialien und das gilt auch für die Hemden: Sie sind am besten aus Baumwolle oder Leinen. Und weit müssen sie

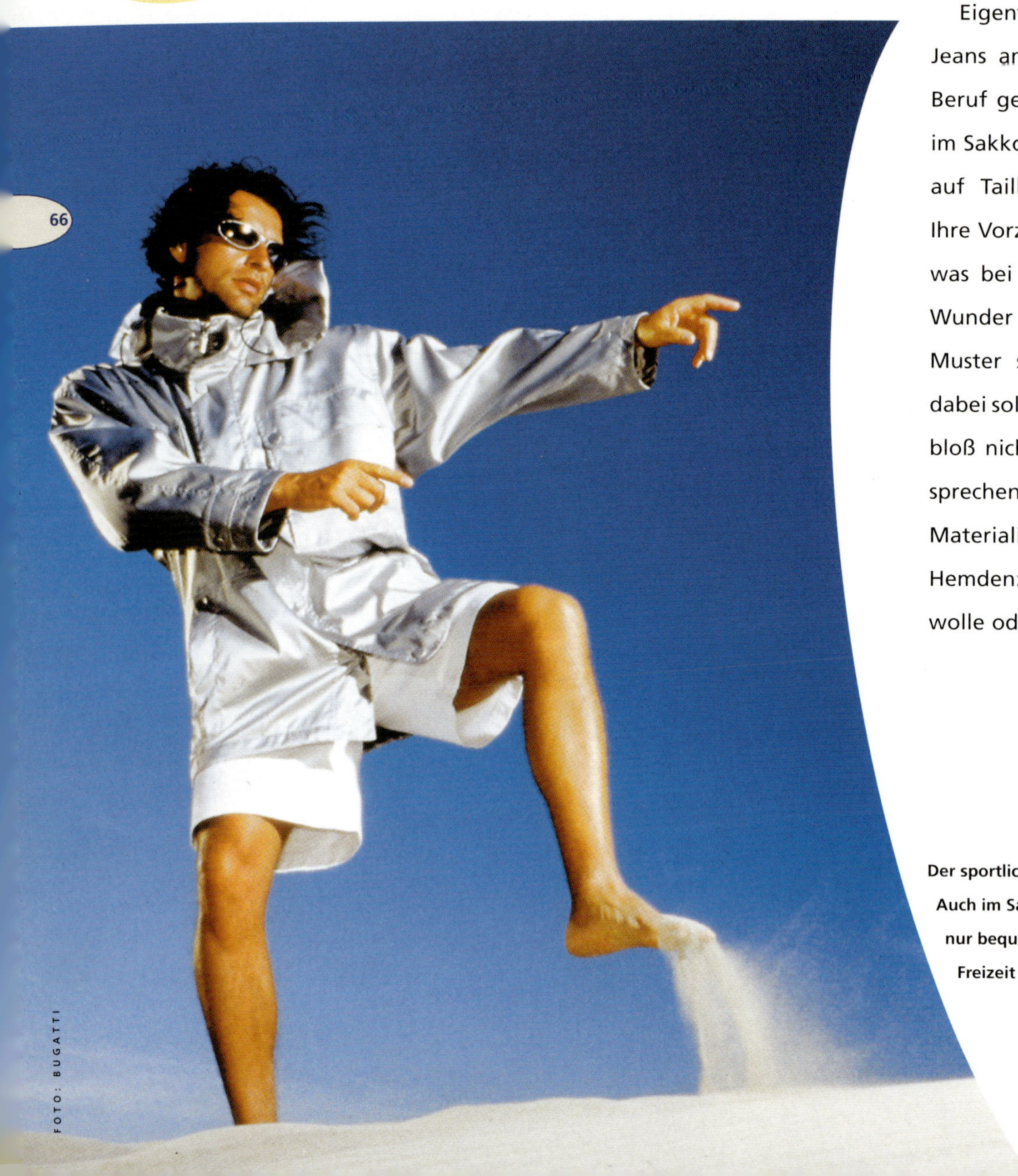

FOTO: BUGATTI

Der sportliche Mann liebt das Unkomplizierte. Auch im Sakko macht er eine gute Figur, nur bequem muss es sein. Den Weg in die Freizeit legt er sportlich leger zurück.

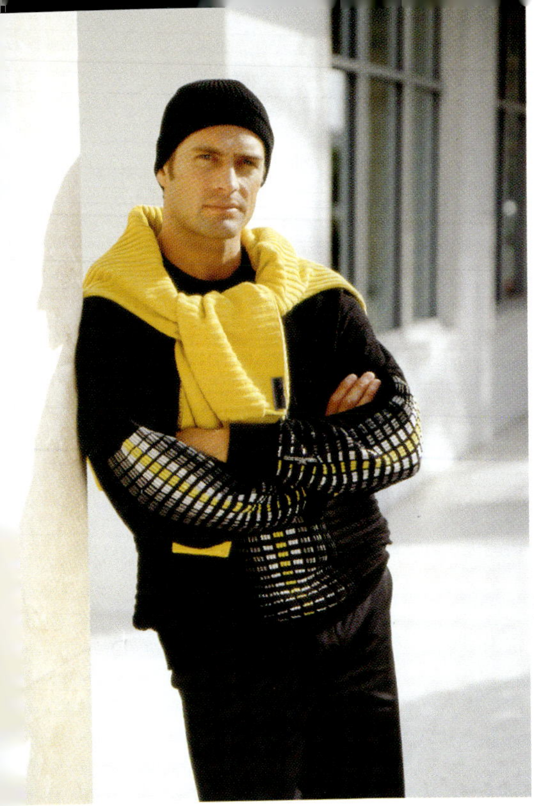

FOTO: CARLO COLUCCI

lich gestylt. Rundhals-Pullis, Sweatshirts, Kapuzenjacken gefallen ihm besonders. Nur keine wilden Farben, sondern Natur ist gefragt. Dazu Jeans oder vielleicht eine Cordhose, aber bitte ohne Bügelfalte, denn bequem muss sie sein. Ein markanter Gürtel mit glänzender Schnalle dient als Blickfang. Und die Jacken? Sie sollten sportlich, lang geschnitten und mit schwerem Kragen sein – gerne auch aus Leder. Hauptsache, man(n) geht lässig durch den Tag.

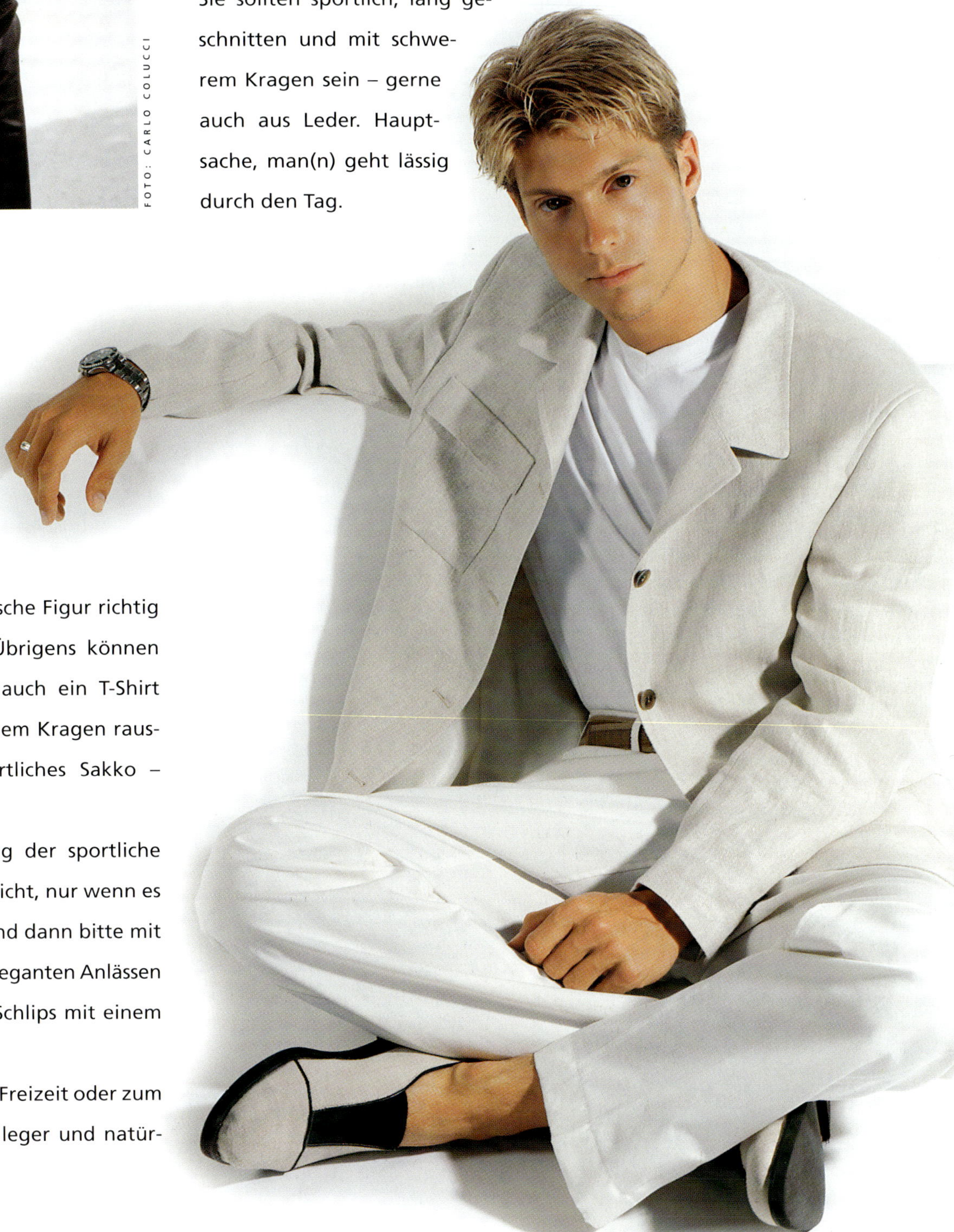

FOTO: J. PHILIPP

sein, damit Ihre athletische Figur richtig zur Geltung kommt. Übrigens können Sie unter dem Hemd auch ein T-Shirt tragen, das frech aus dem Kragen rausschaut. Dazu ein sportliches Sakko – Hauptsache bequem.

Krawatten? Die mag der sportliche Mann normalerweise nicht, nur wenn es unbedingt sein muss und dann bitte mit natürlicher Optik. Bei eleganten Anlässen wählt er gerne einen Schlips mit einem frechen Motiv.

Auf dem Weg in die Freizeit oder zum Sport mag er's locker, leger und natür-

Der natürliche Typ

„An meine Haut lasse ich nur Wasser und ... die pure Natur." Und so ist er auch gebaut: mit kräftiger Statur, bei der Schultern und Becken in ihren Proportionen relativ ausgeglichen sind. Er ist nur nicht so athletisch und groß wie der sportive Mann. Ganz der Naturbursche eben und vor allem robust. Auch ein kleiner Bauchansatz oder eine gedrungene Statur können zu seinem Typ gehören. Sein Gesicht ist meist großflächig, rundlich und mit breiter Stirn. Der Haarschnitt ist pflegeleicht – manchmal sind die Haare auch natürlich gelockt.

Grelle Farben sind nicht seine Sache und in steifen Sakkos fühlt er sich nie richtig wohl. Dagegen ist die lässige Mode à la *Jenseits von Afrika* eher sein Ding, auch wenn er das Wort „Mode" gar nicht gerne hört. Schließlich hat er seinen eigenen praktischen Stil.

Bei Anzügen greift er zu einreihigen Modellen, bequem geschnitten und keinesfalls extravagant. Gerne dürfen sie auch mit Karos oder anderen groben Dessins gemustert sein. Und wenn Sie eine eher *kleine Persönlichkeit* sein sollten, dann sehen Sie in einfarbigen Kombinationen größer aus!

Bei der Wahl der Hemden empfehlen sich Leinen- und Baumwollhemden in harmonischen Farben, die großzügig geschnitten sind, wobei Diagonal- und Längsstreifen für eine optische Streckung sorgen. Und wie steht's mit Krawatten? Nur wenn's unbedingt sein muss und dann eher eine einfarbige Krawatte im natürlichen Look oder maximal mit dezenten Motiven aus der Natur.

Richtig ausleben kann sich der natürliche Mann nur in seiner Freizeit: Beim Fischen am Wildbach, auf dem Fahrrad oder am See. Doch ins Boot kommt nur ein handgestrickter Pullover, zum Beispiel ein echter *Isländer* in erdigen Farben oder ein Polohemd mit dem passenden Sweatshirt darüber. Dazu bequeme, leger geschnittene Hosen und natürlich Jeans. Auf Bügelfalten kann der natürliche Typ verzichten, lieber hat er grobe und bequeme Hosen. Sie sollten unten aber nicht umgeschlagen werden, damit sie seine Figur nicht optisch verkürzen. Für

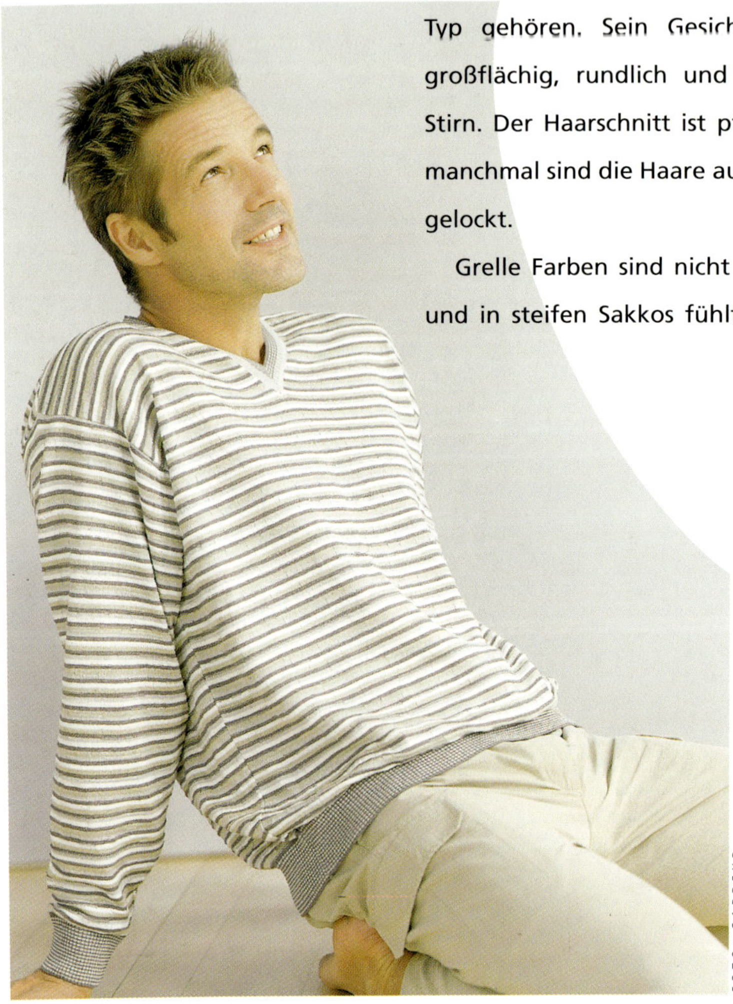

FOTO: GARDEUR

kühle Tage wählt er eine sportliche Jacke, die lang geschnitten ist, vielleicht einen Ledereinsatz oder Strickbündchen hat und aufgesetzte Taschen. Aber bloß kein Schnickschnack und vor allem muss er bei Bedarf die Ärmel hochkrempeln können. Schließlich muss alles praktisch und rustikal wirken – wie der ganze Mann.

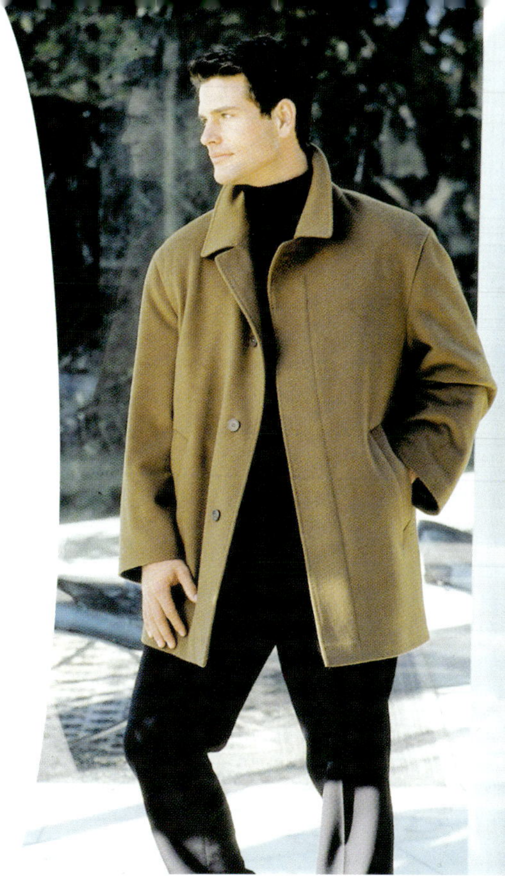

Er liebt den bequemen und praktischen Stil – ganz der natürliche Mann. Grobe Karos, legere Jacken, natürliche Farben sind seine Favoriten. Bloß nicht zu chic.

FOTO: BLICKER

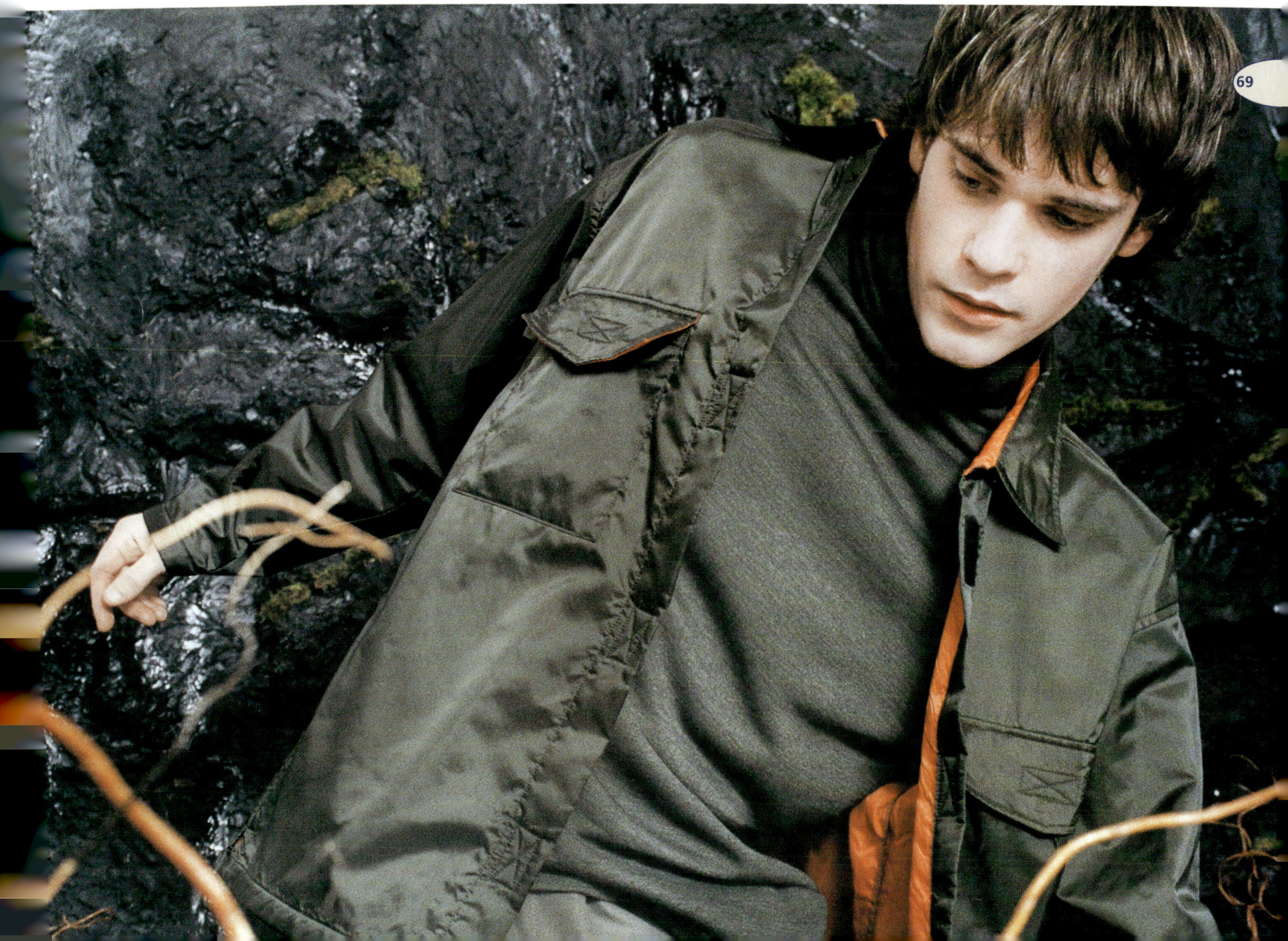

Der Klassiker

Wer liebt ihn nicht, den Gentleman vom Scheitel bis zur Sohle, sofern auch das Benehmen stimmt.

„Ein Mann, der Stil hat – ein Klassiker eben." Seine Proportionen sind ausgewogen und sein Gesicht hat eine ebenmäßige Form mit einem klaren, prüfenden Blick. Bei der Frisur liebt er einen gepflegten, zeitlosen Schnitt. Er ist kein Mann der Extreme, deshalb ist auch auffällige, extravagante Mode nicht sein Stil. Er ist vielmehr jemand, auf den man sich verlassen kann, ein korrekter Typ. Und das sieht man auch gleich an seiner Kleidung.

In Anzug und Krawatte sieht er am besten aus. Feine Stoffe, klassische Schnitte und dezente Bundfalten bestimmen sein Erscheinungsbild. Alles wirkt zeitlos und keinesfalls modisch. Auch bei der Auswahl der Farben übt er Zurückhaltung. Grobe Karos sind nicht sein Ding und wenn überhaupt Muster, dann nur feine Nadelstreifen.

Das gilt auch für die passenden, nicht zu weiten Hemden. Sie sind meist unifarben oder mit feinen Streifen gemustert, und ihre Qualität muss möglichst edel und knitterfrei sein. Außerdem bevorzugt er den korrekten Button-Down-Kragen, weil so nichts schief sitzen kann – nicht einmal die Krawatte. Diese sollte aus Seide oder feiner Wolle sein und entsprechend dezent gemustert. Typisch klassisch ist zudem ein unauffällig gemusterter Seidenschal.

Auch in seiner Freizeit zeigt der Klassiker Stil: Seine Pullover sind eher zurückhaltend gemustert und keinesfalls extravagant. Der klassische V-Ausschnitt ist optimal für ihn und darunter trägt er ein edles Polohemd. Im Winter darf es auch mal ein Rollkragenpullover oder eine Strickjacke sein, sofern sie dezent sind. Genauso wie die Hosen: Er mag Bundfalten oder einen geraden Schnitt – aber bitte keine Extreme.

Bleibt noch die Frage der passenden Jacke: Ein Blouson oder Blazer sollte gerade geschnitten sein, aus feinem Material hergestellt und natürlich zweireihig. Zum Blazer trägt er meist eine edle Weste und bezüglich Farbe und Muster ist selbstverständlich wieder Zurückhaltung angesagt: je ruhiger, desto besser, eben ein echter Klassiker.

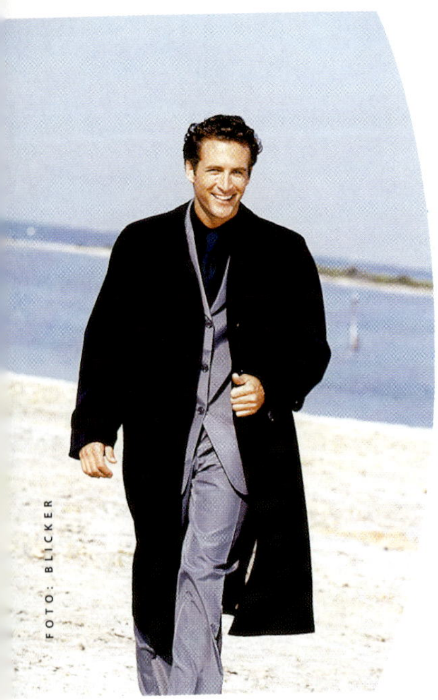

FOTO: BLICKER

Auf klassische Männer kann man sich verlassen. Ihr Auftritt ist elegant und chic. Alles wirkt zeitlos und gepflegt – ohne modische Extravaganzen.

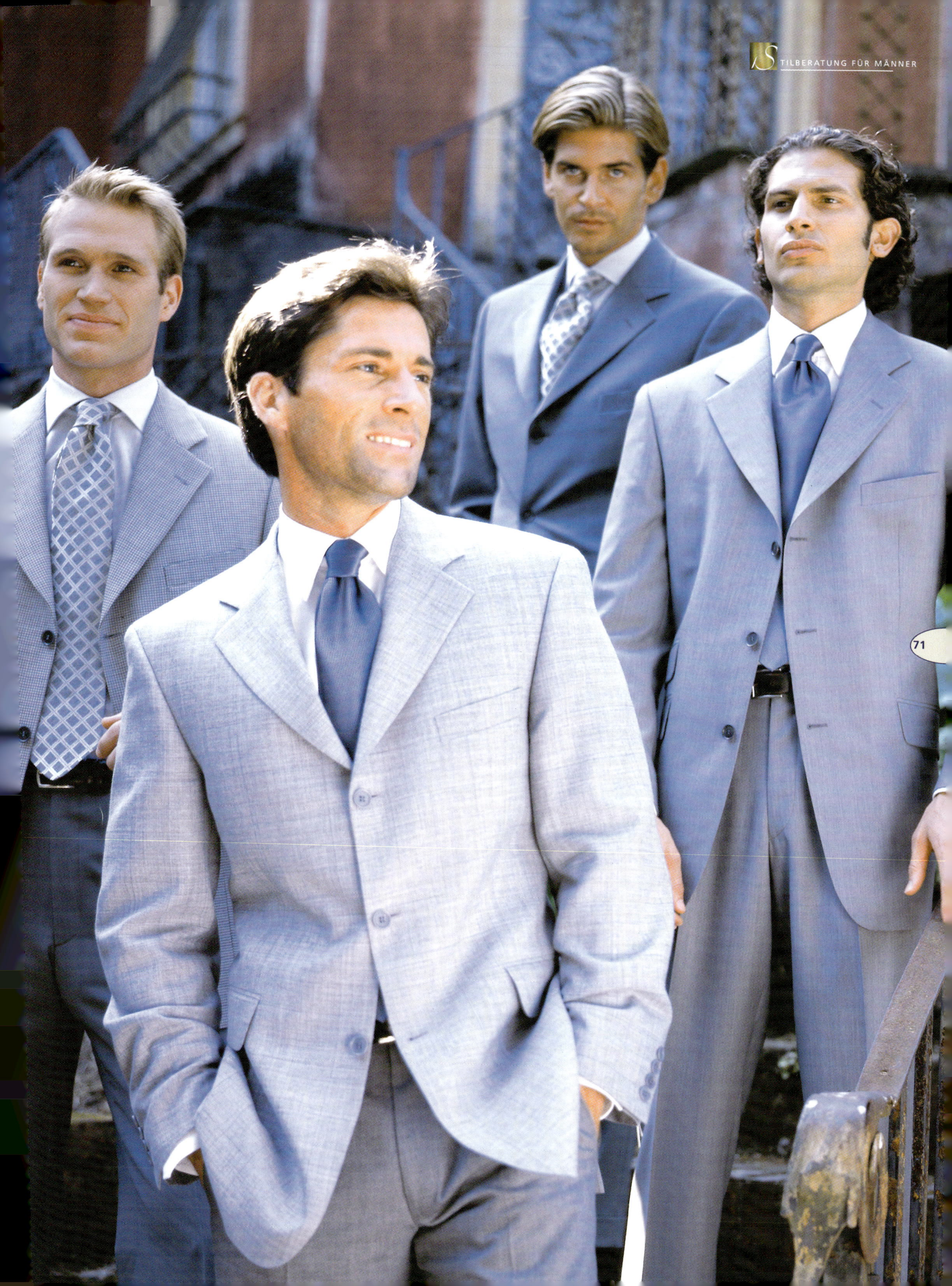

Der extravagante Typ

Beim Flanieren auf der Straße fallen sie auf, die etwas extravaganteren Herren der Schöpfung. Sie sind meist groß und schlank und haben ein länglich markantes Gesicht mit einem spitzen Kinn. Ihre Augen sind tiefliegend und Nase und Lippen schmal. Auch in Bezug auf ihre Haare lieben sie den eher ungewöhnlichen Look: vielleicht etwas länger als üblich, mutig nach hinten gekämmt oder wellig gestylt. Andere stehen dagegen auf den extrem kurzen Schnitt.

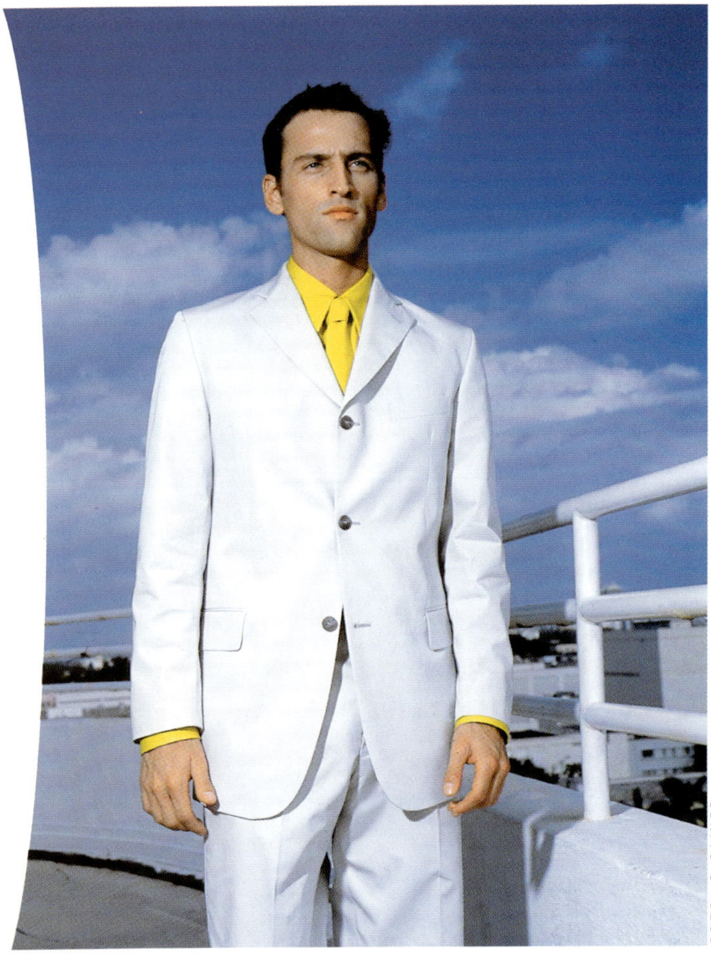

FOTO: S. OLIVER

Selbstbewusst will er wirken – oder besser gesagt: auffallen und keinesfalls durchschnittlich oder gar *normal* erscheinen.

Wenn es Ihr Beruf erlaubt, können Sie Ihren Stil situationsgerecht ausleben – im kreativen Bereich mit extravaganter Mode auftrumpfen oder im seriösen Beruf eher pfiffig-gepflegt auftreten. Bei Ihren Anzügen empfehle ich Ihnen elegante Modelle mit pfiffigen Details, beispielsweise originellen Knöpfen, und vielleicht mit einer ausgefallenen Weste aus Brokat oder Satin kombiniert. In punkto Farbauswahl können Sie gerne leuchtende Töne aus Ihrer Palette verwenden, es sei denn, der Anlass fordert seriöse Zurückhaltung. Übrigens stehen Ihnen Zweireiher besonders gut.

Was die Hemden betrifft, sollten Sie sich für edle Stoffe entscheiden, die auch mal glänzen dürfen. Und ein avantgardistisches Designerhemd aus edler Viskose mit asymmetrischen Details ist für Ihren Typ genau das Richtige.

Bei der Auswahl Ihrer Krawatten ist Mut gefragt: Ausgefallen dürfen sie sein, mit originellen Motiven und großzügigen Mustern. Sogar eine flotte Fliege steht Ihnen gut.

Extravagante Männer stehen gerne im Mittelpunkt. Selbst im seriösen Geschäftsalltag sorgen sie mit pfiffigen Details für Aufsehen. Auch in der Freizeit fallen sie mit frechen Kombinationen aus dem Rahmen.

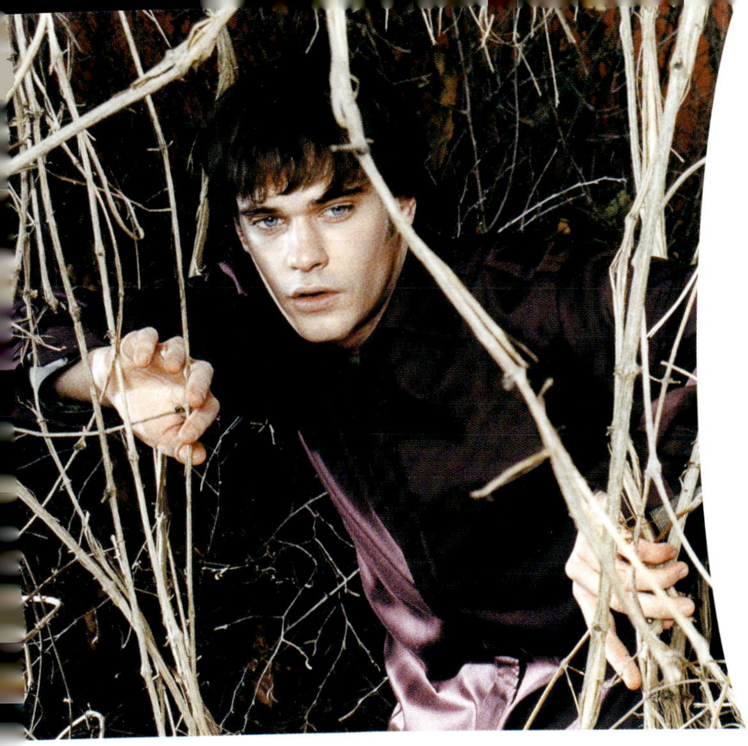

In Ihrer Freizeit sorgen Sie mit frechen Hemden und ungewöhnlichen Pullovern für Aufsehen. Und wenn Sie pfiffige Applikationen und exotische Muster mögen, ist das bei Ihrem Typ kein Problem. Das Gleiche gilt für Ihre Hosen: elegante Stoffe und ins Auge fallende Farben sind Ihre Favoriten und es darf gerne auch ein mutiger Schnitt sein. Dazu können Sie modische Blousons kombinieren, die weit geschnitten sind. Hier sind Kontraste gefragt, bestehend aus einem dunklen Sakko und einer hellen Hose, wer's mag, auch im blau-weißen Marine-Look. Das alles sorgt für einen beachtlichen Auftritt, wie man ihn eben von einem extravaganten Typ erwartet.

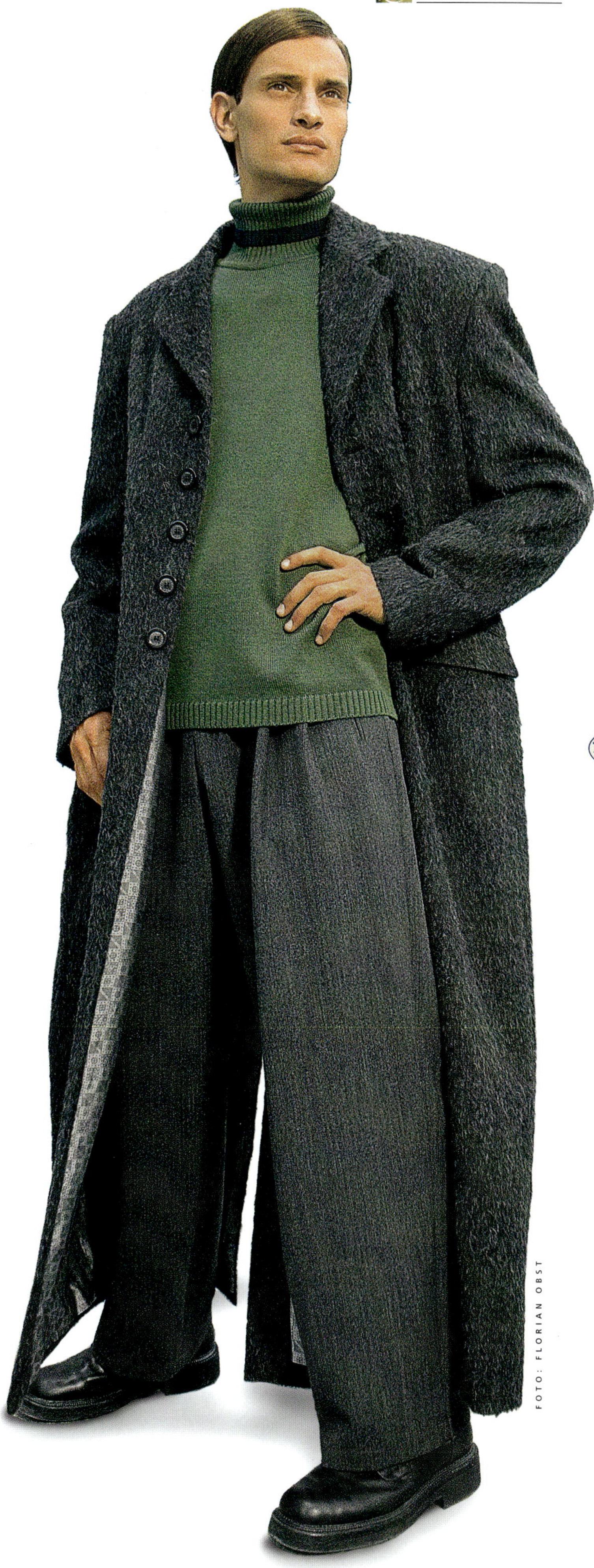

FOTO: FLORIAN OBST

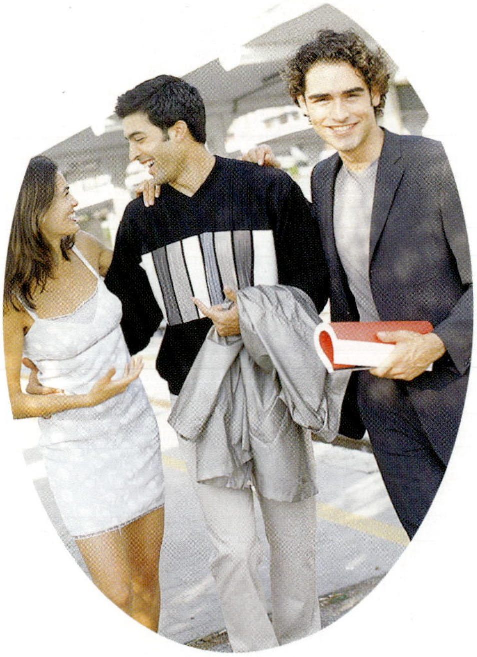

Der Abenteurer

Löwen gibt es in unseren Breitengraden eher selten und auf eine Safari kann man höchstens im Urlaub gehen – aber Abenteuer sind auch in unserem Großstadtdschungel möglich. Die Statur des Abenteurers ist stattlich, wenn auch nicht unbedingt sportlich, und sein Becken ist eher breit. Zudem ist er nicht ganz so leger wie der natürliche Typ. Sein Gesicht ist gut geformt und seine Haare modisch gestylt – von oben bis unten ein kerniger Typ.

Der Berufsalltag ist für ihn eine ständige Herausforderung voller Abenteuer. Wenn schon Anzug, dann bitte lässig und bloß nicht steif oder allzu schick. Er liebt die legere Weite, helle Farben, also den lockeren Stil ohne betonte Taille. Auch die Hemden müssen sportlich sein und in leuchtenden Farben. Sollte außerdem einmal eine Krawatte nötig sein, muss sie poppig sein, mit frechen Motiven oder großen Mustern.

In der Freizeit geht es locker zu: Leger geschnittene Hosen, raue Stoffe, modische Applikationen – Hauptsache, alles ist bequem. Nur schwere Materialien scheiden aus, die zu sehr auftragen. Doch vor allen Dingen trägt er Jeans und nochmals Jeans, und zwar in allen Farben. Nur Bundfalten passen nicht zu seinen Alltagsabenteuern. Dasselbe gilt auch für Gürtel, Westen und aufgesetzten Taschen, denn schließlich will er sein breites Becken geschickt überspielen und nicht mit einem Blickfang betonen. Deshalb passen legere Pullover besser zu ihm, die gerne auch farbenfroh gemustert sein können. Alles ist erlaubt, was weder langweilig noch eng ist. Ebenso wie die sportlichen Blousons und Jacken. Hier markiert besonders Leder den kernigen Typ. Gerade richtig für das tägliche Abenteuer am Feierabend.

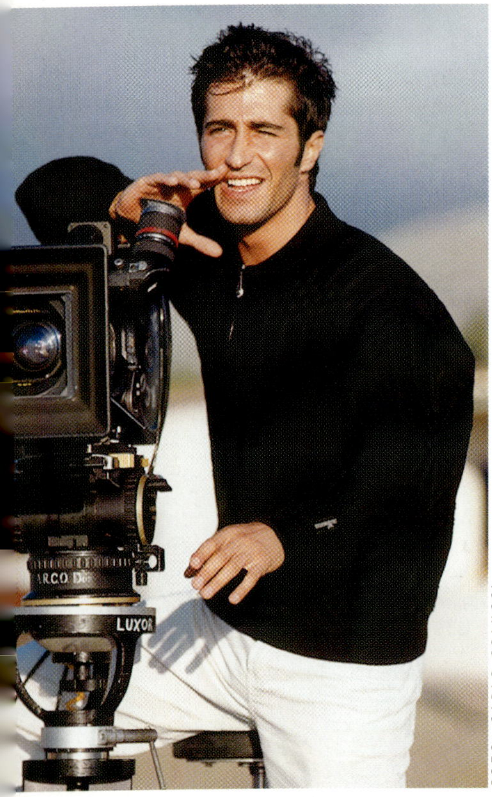

Der Abenteurer rüstet sich für die tägliche Herausforderung im Beruf und nach Feierabend: Weite Schnitte, klare Farben und modische Muster sind sein Stil.
Möglichst lässig und nicht allzu schick.

FOTO: CARLO COLUCCI

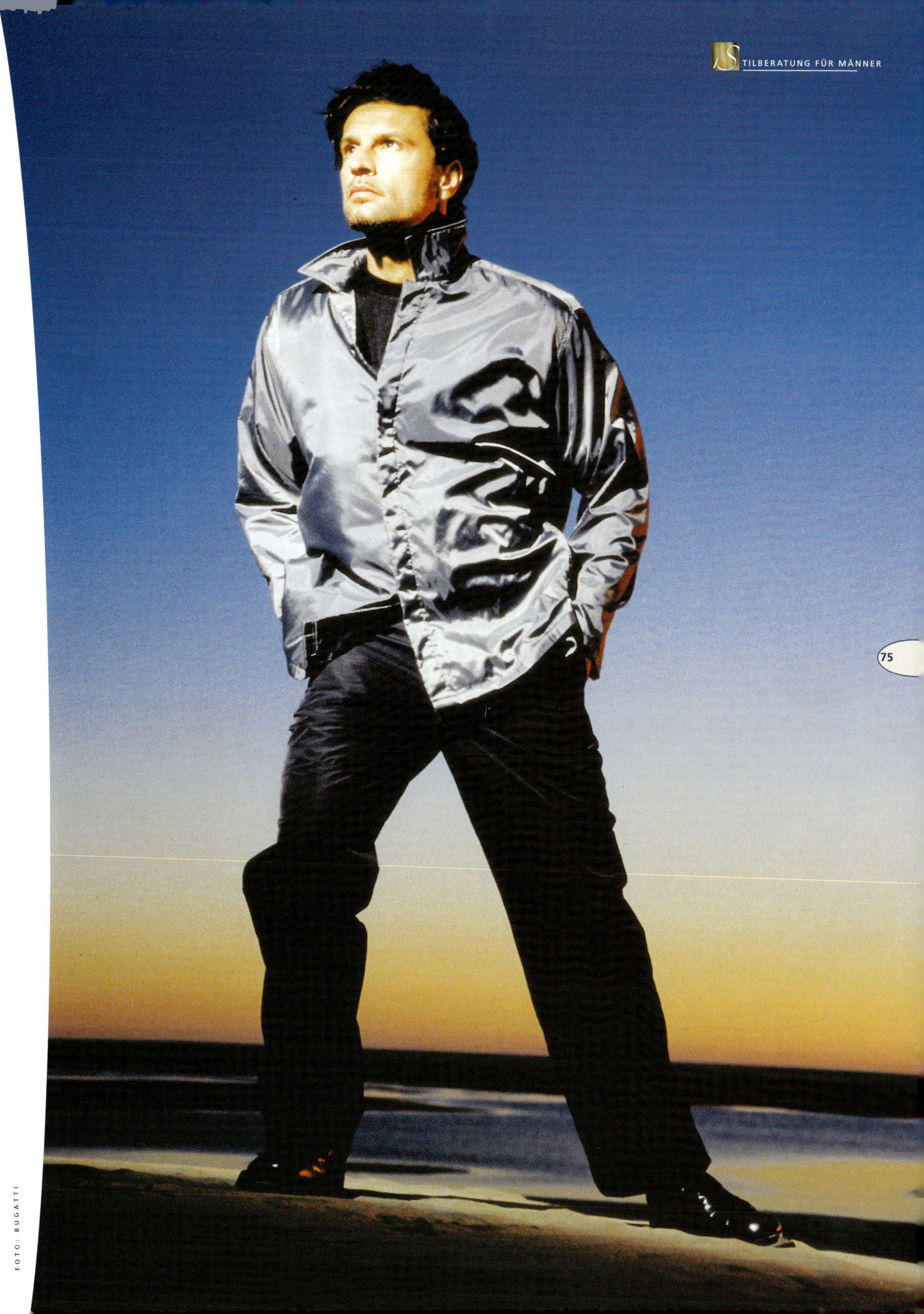

FOTO: BUGATTI

Der zeitlose Anzug

Beginnen wir beim Schnitt: Achten Sie auf ein Modell, das nicht zu extravagant oder modisch geschnitten ist. Eine Betonung der Taille ist nur für ganz schlanke Männer mit breiten Schultern ratsam. Falls bei Ihnen Schultern und Becken ungefähr ausgeglichen erscheinen, empfehlen wir Ihnen einen locker sitzenden Anzug mit natürlich fallender Taille. Wichtig ist vor allem der optimale Sitz: Der Kragen sollte flach am Nacken anliegen, sodass etwa ein Zentimeter des Hemdkragens zu sehen ist. Wird das Hemd verdeckt oder bildet sich eine Falte, suchen Sie besser ein exakt passendes Modell oder aber lassen den Kragen versetzen.

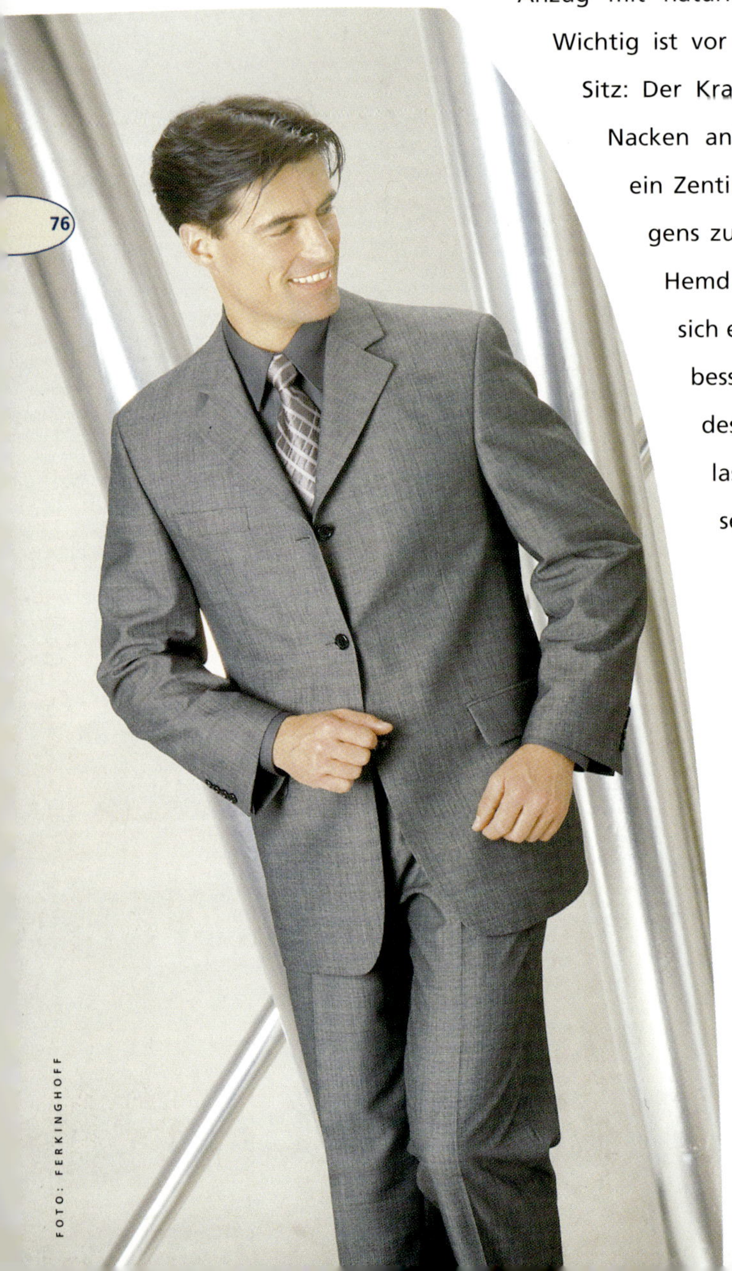

FOTO: FERKINGHOFF

Für die Länge des Jacketts gibt es eine einfache Faustregel: Ihr Gesäß sollte gerade noch bedeckt sein. Und bei den Ärmeln ist es wichtig, dass sie bis zum Handknöchel reichen – auch wenn Sie die Arme nach vorne ausstrecken. Gleichzeitig sollte jedoch noch die Manschette Ihres Hemdes leicht zu sehen sein.

Bitte überprüfen Sie abschließend, ob der zugeknöpfte Anzug sowohl im Stehen als auch im Sitzen keine Falten schlägt oder gar spannt und ob das Revers irgendwo absteht.

Noch einige Sätze zur Frage der Knopfleiste: Ein zweireihiges Sakko wirkt zeitlos und seriös, der Einreiher dagegen modisch und zugleich sportlich. Übrigens werden beim zweireihigen Sakko normalerweise alle Knöpfe geschlossen, beim Einreiher dagegen nur ein Knopf. Falls Sie gemusterte Jacken mögen, wirken feine Nadelstreifen, *Pfeffer+Salz-*, *Fischgrat-*, *Glencheck-* und *Pfauenaugen-*Muster besonders zeitlos und seriös.

Bei der Auswahl der Hosen rate ich Ihnen je nach Typ zu einem geraden Schnitt oder einer leichten Bundfalte. Aufschläge unten am Hosenbein sollten nur große Männer wählen, weil sie das Bein optisch verkürzen. Noch ein Wort zur richtigen Länge: Wenn das Hosenbein auf dem Schuh aufliegt und einen kleinen Knick bildet, stimmt die Länge. Das heißt, der Absatz sollte halb zu sehen sein. Und bitte denken Sie an den passenden Gürtel, dessen Farbe auf die Ihrer Hose oder Schuhe abgestimmt sein sollte.

Der Preis eines Anzuges ist oftmals ein Indiz für seine Qualität, wobei die Kosten nicht nur von der Stoffqualität, sondern vor allem von der Sorgfältigkeit in der Verarbeitung abhängen. Trifft das Muster an den Seitennähten gleichmäßig aufeinander und ist das Futter sauber eingenäht und steht nicht am Saum über, dann wurde sorgfältig gearbeitet. Als Material sind natürlich Wolle und andere Naturfasern empfehlenswert. Ist jedoch etwas Polyester beigemischt, knittert der Anzug nicht so leicht. Allerdings sollte der Anteil an Naturfasern bei mindestens 60-70 % liegen, damit der Stoff länger geruchsfrei bleibt.

Bezüglich der Farbauswahl möchte ich noch einmal an die einzelnen Jahreszeiten- und Farbcharaktere erinnern. Damit Sie Ihren Anzug vielseitig einsetzen können, empfehle ich Ihnen, auf Ihre Basisfarben zu achten. Bei *Frühlings-* und *Herbsttypen* sind es gedeckte Blautöne: Marine und Petrol sowie Beige- und Brauntöne aus der jeweiligen Farbpalette. Eventuell auch mal ein dunkles Grün.

Wenn Sie ein *Sommertyp* sind, sollten Sie entsprechend Ihrer Palette ein gedecktes Graubraun, Blau oder Anthrazit wählen. Die Basisfarben für den *Wintertyp* sind ebenfalls Blau und Grau, aber auch Schwarz.

Es muss nicht immer ein einfarbiger Anzug sein. Auch mit einer passenden Kombination aus verschiedenfarbigem Sakko und Hose können Sie überzeugend Ihren Typ unterstreichen. Allerdings sollten Sie beim offiziellen Business-Anzug darauf achten, dass die Farben von oben nach unten dunkler werden.

Bei der Farbe der Anzughemden kommt es sehr darauf an, dass Sie sich an die richtigen Töne aus Ihrer Jahreszeitenpalette halten, damit Sie wirklich fit und überzeugend aussehen. Denn die Farbe des Hemdes

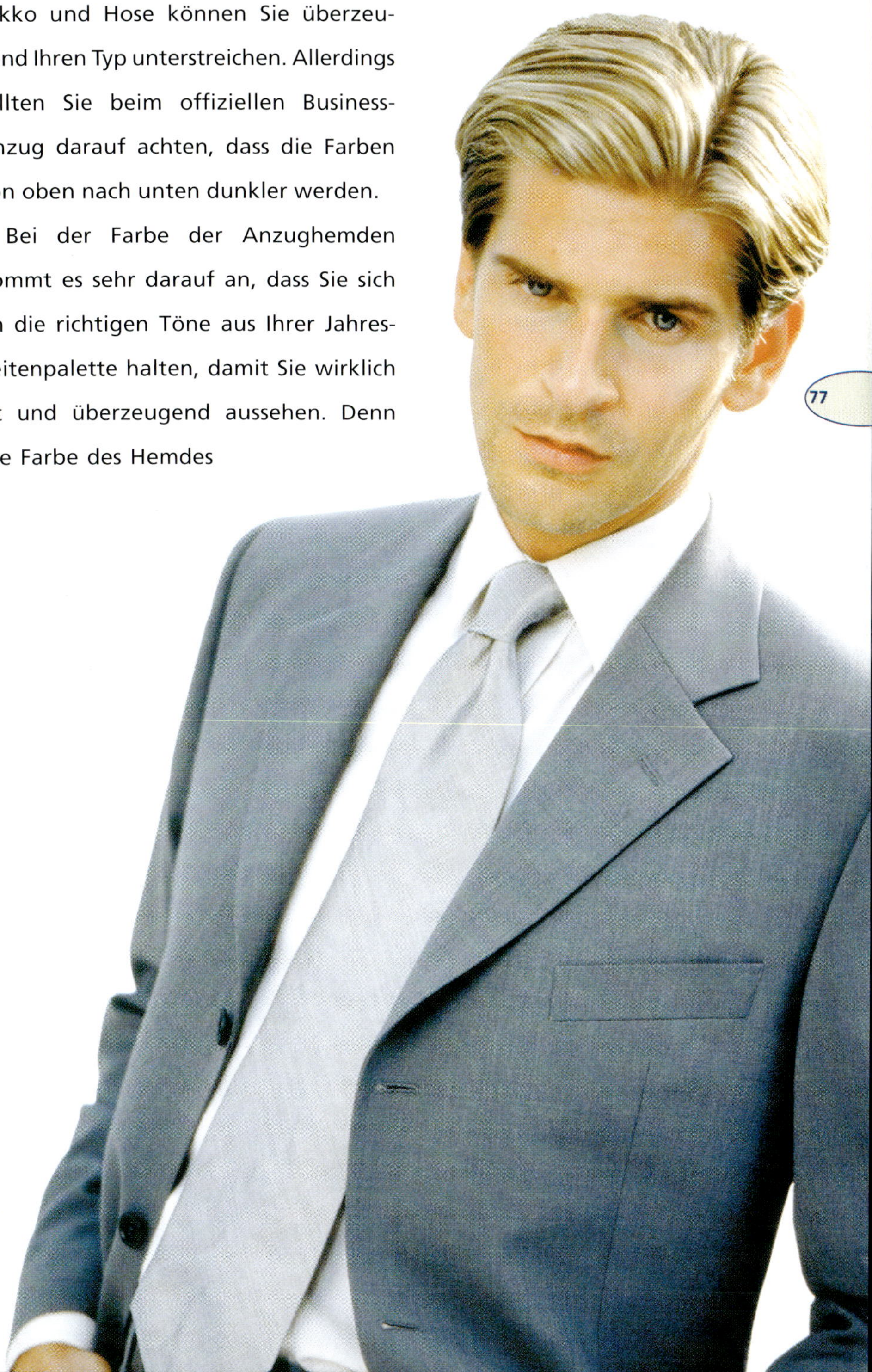

FOTO: ATELIER TORINO

ZWEI GRUNDREGELN

Bei Geschäftsanzügen sollten nicht mehr als zwei Muster und höchstens drei verschiedene Farben vorkommen. Und: Je dunkler, kleiner und regelmäßiger die Muster sind, desto seriöser, zeitloser und überzeugender wirken Sie.

spiegelt sich am stärksten in Ihrem Gesicht wider. Gehen Sie deshalb keine Kompromisse ein. Nur wenn die Farbe zu Ihrem Typ passt, sehen Sie wirklich vorteilhaft aus. Sonst kann es passieren, dass man trotz Ihres frisch rasierten Gesichtes scheinbar jede Bartstoppel sieht. Besonders seriös wirken einfarbige Hemden – Ton in Ton mit der Anzugfarbe oder entsprechend hell und dezent wie zum Beispiel Hellblau. Feine Nadelstreifen oder schmale Kreidestreifen unterstreichen den klassischen Look. Großkarierte Hemden oder breite Blockstreifen gehören dagegen in den Freizeitbereich. Wohingegen moderne Farbmuster ausschließlich in kreativen Berufen angemessen sind.

Die Form des Kragens richtet sich nach Ihrem Gesicht: Bei einem runden Gesicht würde ein runder Kragen die Gesichtsform unterstreichen. Besser ist deshalb ein spitzer Kragen, der Ihr Gesicht schmaler erscheinen lässt. Ein schmales Gesicht wird durch einen mittelgroßen Kragen verkürzt, während ein langer, schmaler Kragen es ungünstig verlängert.

Und auch die Halslänge spielt eine entscheidende Rolle: Wenn Sie einen kurzen Hals haben, empfehle ich Ihnen einen schmalen Kragen, weil dieser Ihren Hals optisch verlängert. Ist Ihr Hals dagegen eher lang, sollten Sie einen breiten Kragen wählen. Er sorgt für eine optische Verkürzung.

Was bleibt, ist die Frage nach der richtigen Größe: Entscheidend ist die Armlänge und die Kragenweite. Und da man mehr auf den Kragen schaut, sollten Sie sich vor allem hier auf das richtige Maß konzentrieren. Nichts ist schlimmer, als wenn der Kragen kneift oder zu weit erscheint. Achten Sie deshalb auf eine gute Weite mit leichtem Spielraum, damit Sie sich darin wohl fühlen und gepflegt erscheinen. Übrigens: Im Businessbereich sollten *Tab-*, *Haifisch-*, *Kent-* und *Button-down*-Kragen immer mit Krawatte getragen werden.

Manche Männer tragen gerne Westen. Stilgerecht eingesetzt, kann eine Weste Ihre gesamte Garderobe seriös oder auch extravagant erscheinen lassen. Dabei sollte die Weste von der Länge her den Hosenbund überdecken. Falls die Weste drei oder mehr Knöpfe hat, bleibt der unterste Knopf offen. Nur eine Weste, die unter einem Smoking getragen wird, sollte ganz zugeknöpft werden.

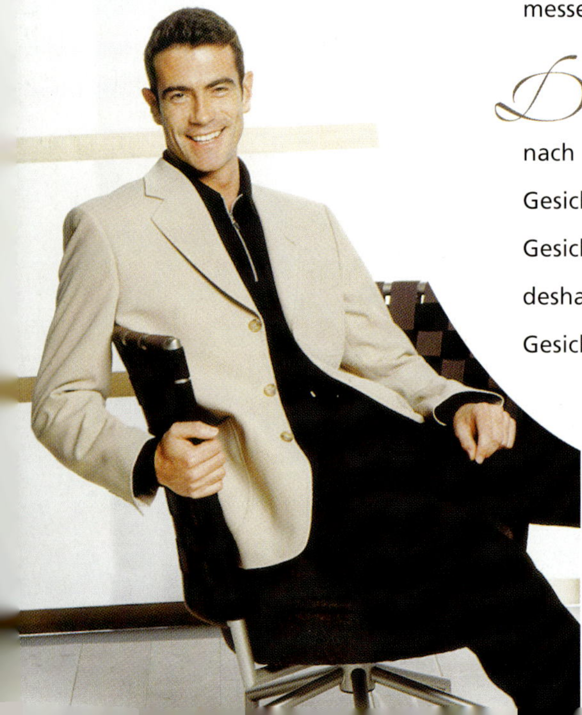

FOTO: BUGATTI

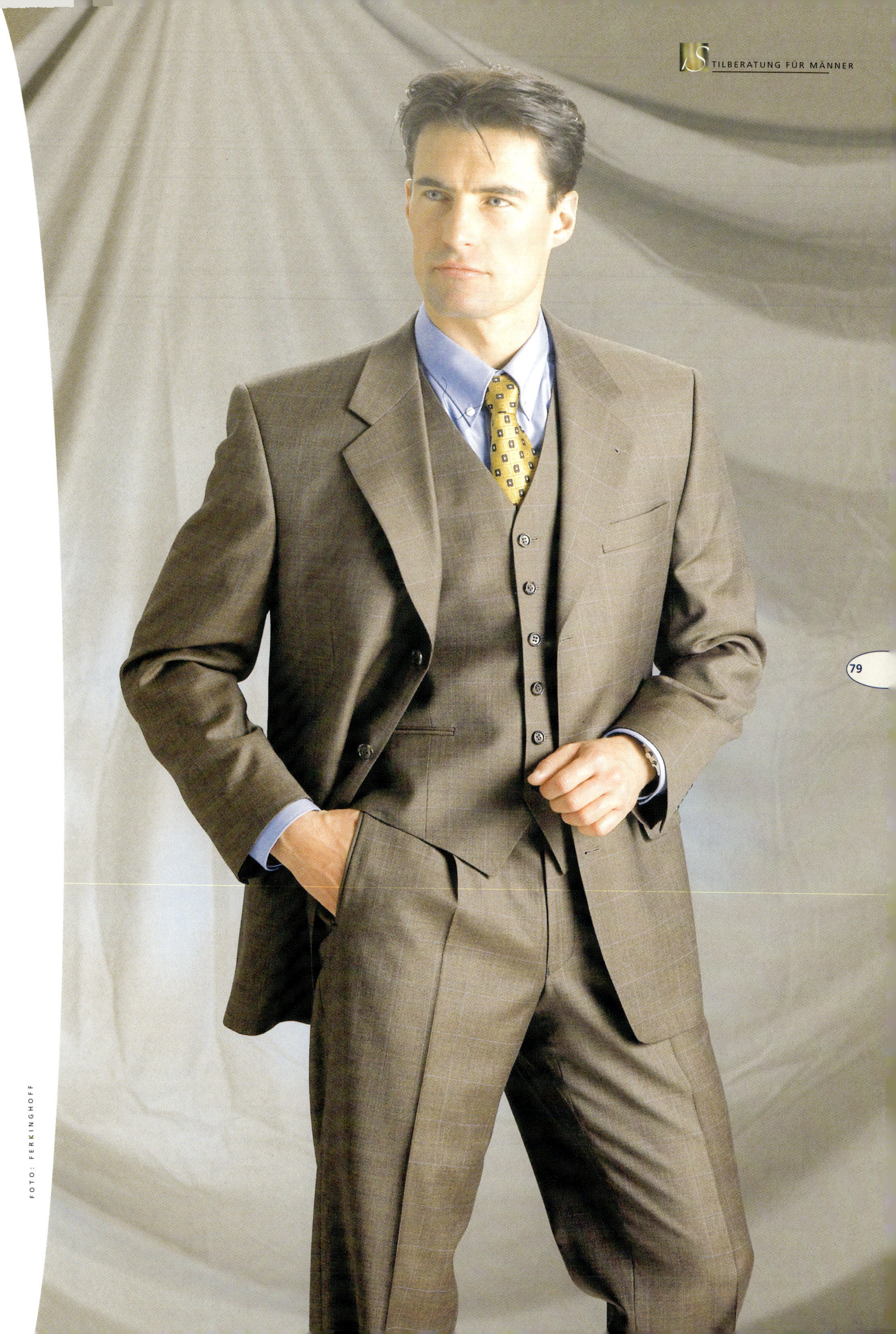

FOTO: FERKINGHOFF

Die passende Krawatte

Zu jedem Sakko oder Jackett sollten Sie möglichst gleich eine passende Krawatte erwerben, denn später ist es oft schwer, gerade zu dieser (Mode-)Farbe noch das passende Stück zu finden. Und gerade hier kommt es auf eine harmonische Zusammenstellung an, schließlich wollen Sie mit Ihrer Kombination einen überzeugenden Eindruck machen. Auch bei der Krawattenfarbe gilt: Je dunkler, desto seriöser wirkt sie. Für den Fall, dass Sie Hemd und Anzug einfarbig gewählt haben, können Sie die Krawatte in einer Kontrastfarbe aussuchen.

Ist der Anzug dagegen gemustert, sollte die Krawatte eine Farbe aufgreifen, die im Jackett vorkommt. Zu einem einfarbigen Anzug und einem gemusterten Hemd passt dagegen nur eine Krawatte in der Hemdfarbe.

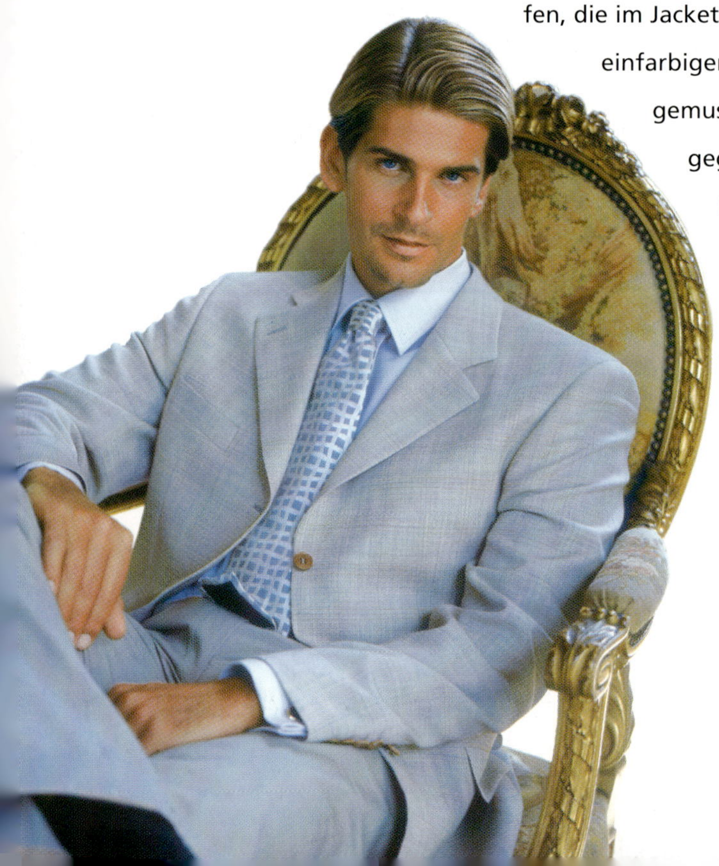

Bitte denken Sie auch hier an die Grundregel: Nicht mehr als drei verschiedene Farben kombinieren – sonst wirken Sie wie ein *Paradiesvogel*. Und was die Muster betrifft, ändert sich auch in der Krawattenbranche schnell die Mode. Ein Tipp aber bleibt stets aktuell: Die Krawatte muss zu Ihrem ganz persönlichen Stil passen. Konkretes Beispiel: Als *klassischer Typ* sollten Sie auch bei der Krawatte auf zeitlos-elegante Muster und dezente Farbkombinationen achten. Je kleiner das Muster, desto kompetenter wirken Sie. Kleine Punkte, schmale Streifen und dezente Paisley-Muster wirken elegant und zeitlos. *Extravagante Männer,* die zudem auch noch im kreativen Bereich ihre Brötchen verdienen, können dagegen mit frechen Mustern und mutigen Farbtönen auf sich aufmerksam machen, zum Beispiel mit Bildmotiven, Clubmustern, dominanten Streifen oder großem Paisley-Muster.

Bitte achten Sie darauf, dass die gebundene Krawatte mit der Spitze stets den Hosenbund oder Gürtel berührt. Auch der Knoten darf nicht dick erscheinen und die Krawattenbreite sollte unbedingt mit Ihrer Körpergröße harmonieren.

Noch ein letztes Wort zur Fliege: Sie ist als exotisches Accessoire am besten in der Abendgarderobe aufgehoben. Im geschäftlichen Alltag sollten Sie deshalb auf dieses *schräge* Teil besser verzichten. Schließlich sollte man allenfalls über Ihre Pointen und Bemerkungen schmunzeln und nicht über Ihre Kleidung.

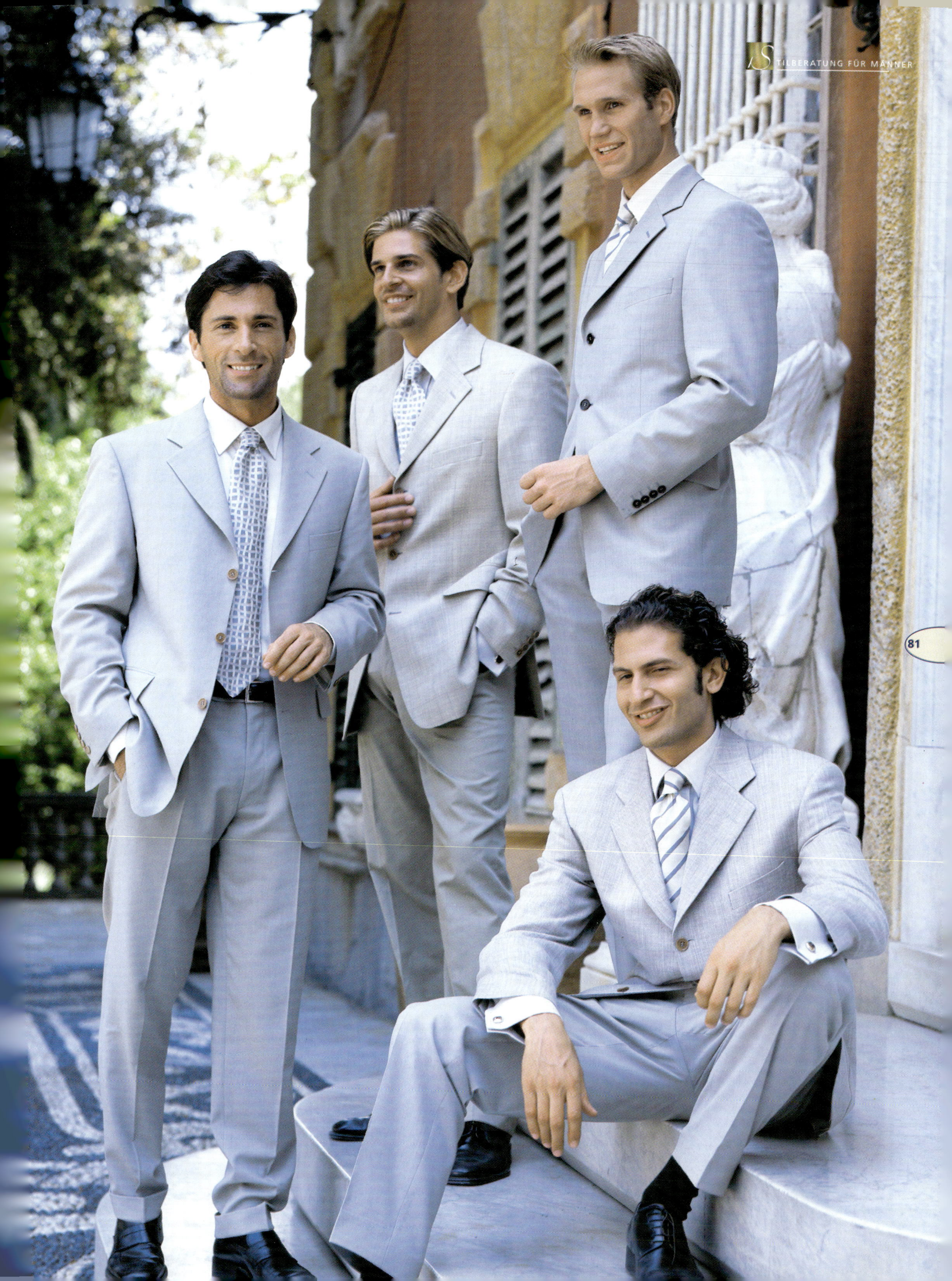

Auf die Uhr kommt's an

Haben Sie schon einmal gezählt, wie oft Sie jeden Tag auf Ihre Uhr schauen? Vermutlich blicken Sie öfter auf das Zifferblatt an Ihrem Handgelenk als in den Spiegel. Deshalb sollten Sie passend zu Ihrem Bekleidungsstil auch eine typgerechte Uhr wählen. Schließlich achten auch Ihre Kunden, Chefs und Mitarbeiter auf den Zeitmesser an Ihrem Arm.

Außerordentlich positiv fallen Sie mit einer hochwertigen Uhr auf: Mit einer Funkarmbanduhr signalisieren Sie, dass Sie auch beruflich „up to date" sind. Eine mechanische Automatikuhr hingegen unterstreicht Ihre Seriosität. Und im kreativen Bereich kann auch eine poppige Plastikuhr für modisches Aufsehen sorgen. Bitte denken Sie auch hier an Ihre Farbpalette: Zur warmtonigen Haut der Frühlings- und Herbsttypen passt am besten eine goldene Uhr. Als kalttoniger Sommer- beziehungsweise Wintertyp können Sie dagegen Silber und Weißgold oder auch Bicolor tragen.

Ich selbst bin ein Fan von mechanischen Uhren. Diese Liebe habe ich von meinem Vater geerbt, der gerne Uhrmacher geworden wäre, dessen Eltern sich aber die Ausbildung nicht haben leisten können. Deshalb ist dann aus seinem Traumberuf ein begeisterndes Hobby geworden, das auch mich seit Jahren fasziniert. Und damit sind wir beide nicht alleine.

Nachdem es Mitte der siebziger Jahre so aussah, dass die mechanischen Armbanduhren von Quarzuhren abgelöst werden, erlebten sie in den letzten Jahren eine wahre Renaissance. In einer Phase der elektronischen Beschleunigung entdecken immer mehr Menschen ihre Liebe zu traditionellen Zeitmessern. Und damit auch die Begeisterung für

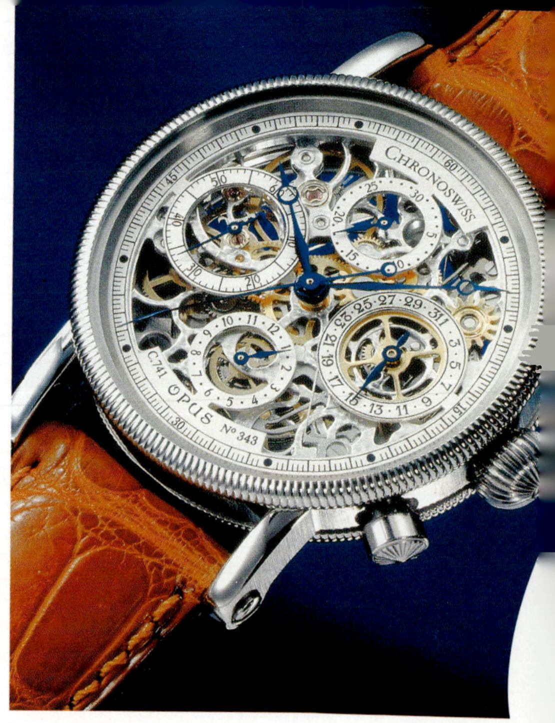

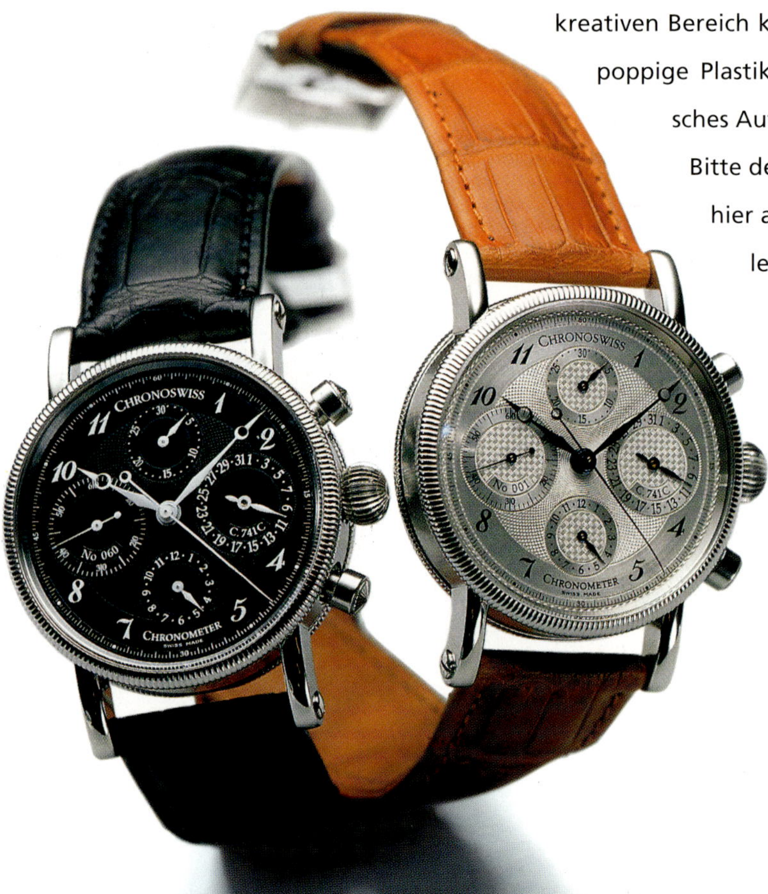

Zum sportlichen Stil passt der mechanische Chronograph, der eine exakte Zeitmessung ermöglicht.

Als extravagante Persönlichkeit sorgen Sie mit einer Skelettuhr für besondere Aufmerksamkeit.

CHRONOSWISS

Einer, der die Liebe zur Mechanikuhr mit Hingabe pflegt, ist der Münchener Uhrmachermeister Gerd-Rüdiger Lang. Mit seinen Chronoswiss-Uhren befriedigt er nicht nur seinen eigenen Tick, sondern auch die Passion vieler Uhrenliebhaber, die das hörbare Ticken lieben. In seinem Buch „Zeitzeichen" beschreibt er seine Philosophie der Langsamkeit und zeigt eine Auswahl seiner schönsten Uhren. Es ist erhältlich bei:

Chronoswiss • Elly-Staegmeyr-Str. 12 • 80999 München

Tel. 089-89 26 07-0 • Fax 089-812 12 35

filigrane Zeiger, emaillierte Zifferblätter und das präzise Ineinandergreifen der kleinen Zahnräder.

Sie bewundern die Kunst der klassischen Uhrmacher, die aus Hunderten von Einzelteilen ein funktionales Zusammenspiel schaffen. Gleichzeitig signalisieren sie mit einer mechanischen Uhr ein ganz neues „Zeitbewusstsein": Sie achten auf Details und lassen sich vom mechanischen Ticken täglich neu verzaubern.

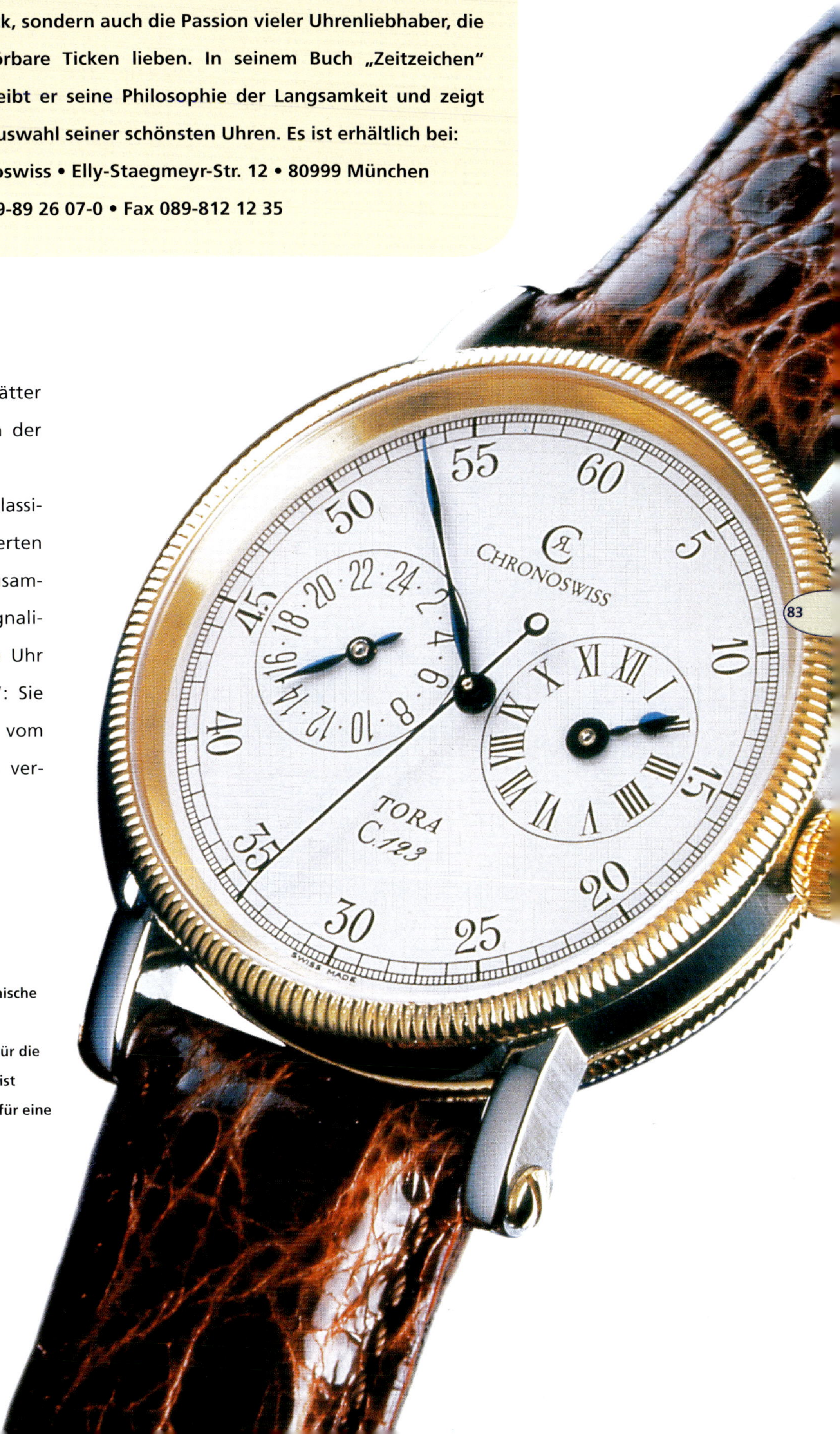

Für den Klassiker empfiehlt sich eine mechanische Armbanduhr mit emailliertem Zifferblatt.
Die „Tora" bietet zwei Stundenzifferblätter für die Reise: Das rechte mit 12-Stunden-Indikation ist für die jeweilige Ortszeit gedacht, das linke für eine weitere Zeitzone.

Schuhe, Taschen und Co.

Nicht nur Frauen, sondern auch Männer sollten stets auf das richtige Zubehör achten. Denn wenn Sie beim Kunden mit einem neuen Anzug auftauchen und in der Eile zu den falschen Socken gegriffen haben oder Ihre Besprechungsunterlagen in einer defekten Aktentasche transportieren, kann es passieren, dass Ihr Kunde daraus Rückschlüsse auf Ihre berufliche Kompetenz zieht. Wer will schon mit einem Unternehmen zusammenarbeiten, dessen Mitarbeiter Zweifel an einer korrekten Auftragsabwicklung aufkommen lässt? Deshalb mein konkreter Tipp: Bitte achten Sie auch auf die – scheinbar unwichtigen – Details. Sie können ausschlaggebend sein.

Bei den Socken gilt die Grundregel, dass Sie Ihre Strümpfe auf die Farbe der Schuhe bzw. der Hose abstimmen sollten. Indiskutabel sind weiße Tennissocken, die ausschließlich im medizinischen Bereich und im Sport ihre Berechtigung haben. Dagegen gibt es modische Strümpfe in allen erdenklichen Farben und Mustern – jeweils passend zu Ihrer Hosen- und Schuhfarbe.

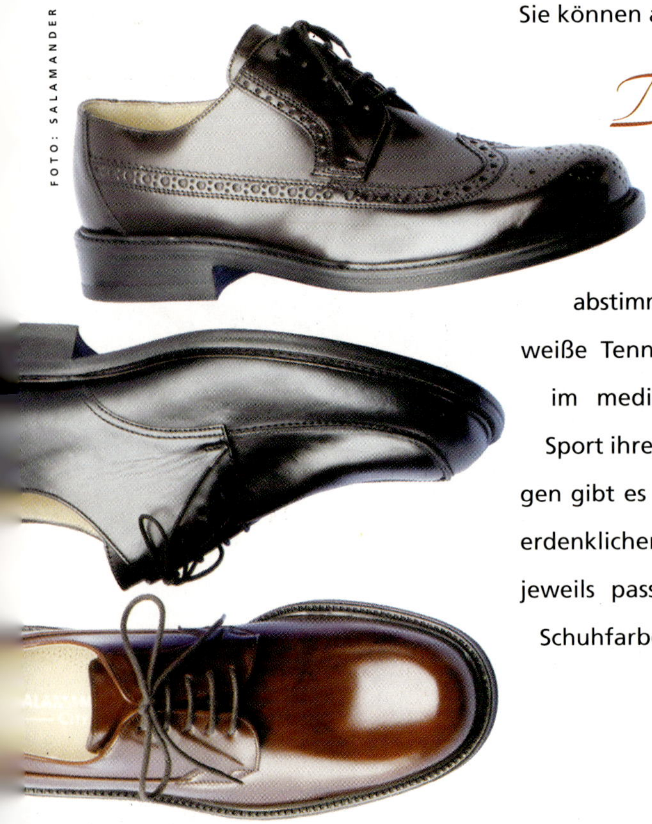

FOTO: SALAMANDER CITY

Zur notwendigen Grundausstattung gehören außerdem zwei schöne Ledergürtel – in Schwarz und Braun. Damit sind Sie für die meisten Anlässe gerüstet, sofern Sie den Gürtel passend zur Hosenbeziehungsweise Schuhfarbe auswählen. Die Schnalle sollte dabei möglichst dezent gestaltet sein.

Wählen Sie dazu den passenden Aktenkoffer – in Braun oder Schwarz oder als originelle Variante einen Alu-Koffer. Da dieses Stück eine wichtige Visitenkarte darstellt, sollten Sie unbedingt auf gute Lederqualität und sorgfältige Verarbeitung achten. Vor allem, wenn Sie oft unterwegs sind und der Koffer stark strapaziert wird, empfiehlt sich eine Neuinvestition, sobald das gute Stück starke Gebrauchsspuren aufweist.

Falls Sie goldene Armbänder, Ohrstecker oder Halskettchen lieben, möchte ich Sie darauf hinweisen, dass diese Accessoires im offiziellen Geschäftsbereich immer noch als Zeichen von mangelnder Seriosität oder gar Reife angesehen werden. Deshalb sollten Sie sich genau überlegen, ob Sie diese Schmuckstücke wirklich auch außerhalb der Freizeit tragen möchten. Ein Zeichen von Eleganz sind dagegen ausgesuchte Manschettenknöpfe (nur bei Hemden

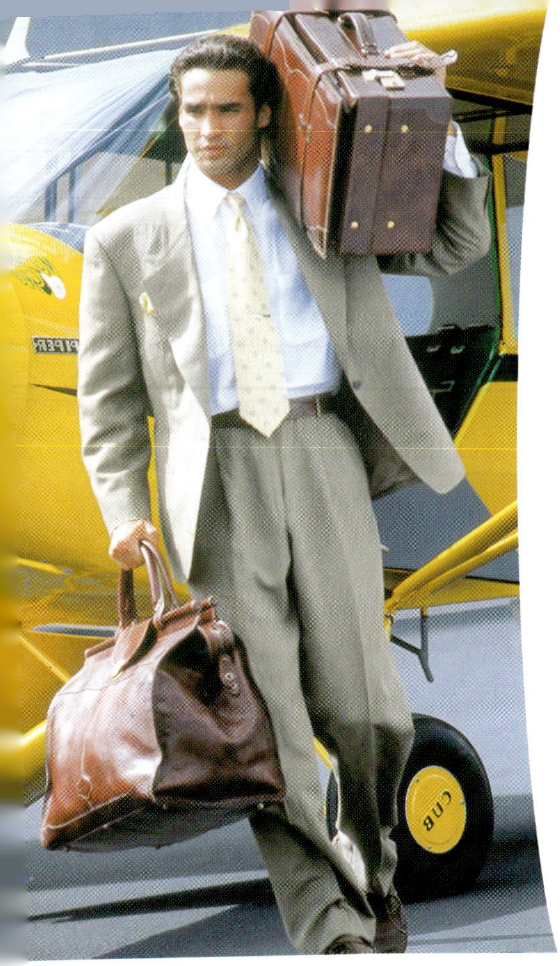

mit Doppelmanschette) oder eine edle Krawattenklammer.

Und nun zu einem besonders wichtigen Teil der männlichen Garderobe, dem der Mann jedoch lange viel zu wenig Beachtung geschenkt hat. Denn lange Zeit genügte es, wenn man(n) zwei Paar Schuhe besaß. Mittlerweile sind aber auch viele Herren der Schöpfung auf den Geschmack gekommen und haben die Schuhmode für sich entdeckt. Doch bevor ich auf die Form eingehe, nochmals ein Wort zur richtigen Farbe: Achten Sie darauf, dass Ihre Schuhe farblich zu Ihrer Garderobe passen. Darüber hinaus sollten sie der Helligkeit Ihrer Kleidung angepasst werden, das heißt, von oben nach unten sollte Ihre Garderobe dunkler werden. Schließlich möchten Sie doch nicht, dass Ihr Gegenüber zuerst auf die hellen Schuhe schaut anstatt in Ihr Gesicht.

Ihr Bekleidungsstil sollte sich auch in Ihren Schuhen wiederholen. Für *Klassiker* empfehlen wir, dass Sie Ihr Augenmerk vor allem auf die Qualität der Schuhe legen: Lieber wenige Modelle, dafür aber hochwertige und elegante. Mit einem eleganten, schmalgeschnittenen Schnürschuh laufen Sie immer gut, zum Beispiel in einem *Budapester* oder in *College*-Slippern. Als *extravaganter Typ* können Sie mit originellen Details am Schuh auftreten. Auch Farb- und Materialmix – in Hochglanz oder Matt – ist gefragt. Beim *sportlichen Stil* können auch die Schuhe salopp und originell aussehen: Legere Halbschuhe mit Profilsohlen oder Mokassins bieten sich – passend zur Garderobe – an. Zum *natürlichen Stil* passen besonders gut flache und bequeme Schuhe, aber auch sportliche Schnürschuhe. Der *Abenteurer* kommt mit derben Biker-Boots und Cowboystiefeln besonders gut an. Hauptsache, er lebt wirklich auf großem Fuß. Und falls er etwas eleganter auftreten möchte, wählt er sportlich-elegante *Monks* – die Schuhe mit der seitlichen Schnalle.

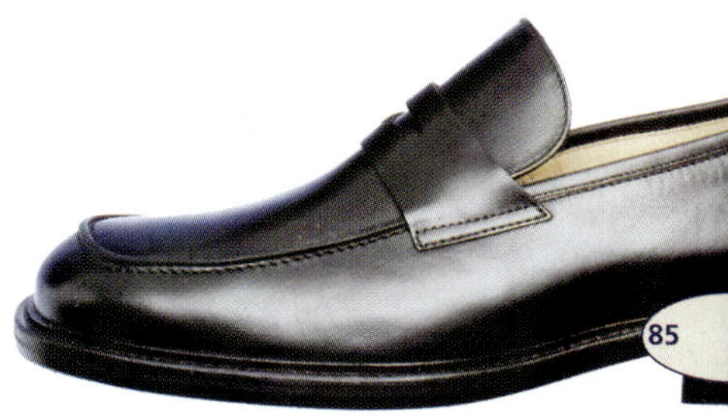

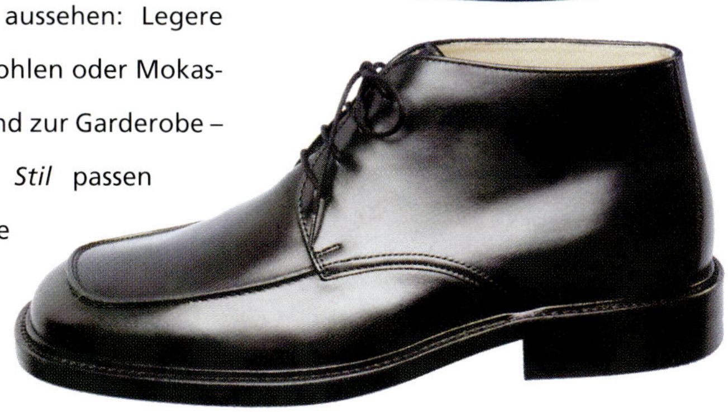

FOTO: SALAMANDER CITY

Der vorteilhafte Haarschnitt

Es gibt zahlreiche Herren, die mit ihrer Partnerin regelmäßig über deren häufige Frisörbesuche diskutieren – aber selbst nur selten die *Kurve kriegen*, obwohl nicht nur Damen einen gepflegten Haarschnitt schätzen. Auch Geschäftspartner beurteilen die Seriosität ihres Gegenübers aufgrund solcher Details. Und damit sind wir bereits bei der Frage der Haarlänge. Ich habe die Erfahrung gemacht, dass lange Haare meist nur in kreativen Berufen und im Sportbereich wirklich toleriert werden. Doch auch als Designer sollten Sie mit zunehmendem Alter eine gepflegte Kurzhaarfrisur wählen, weil Sie dadurch meist jünger aussehen.

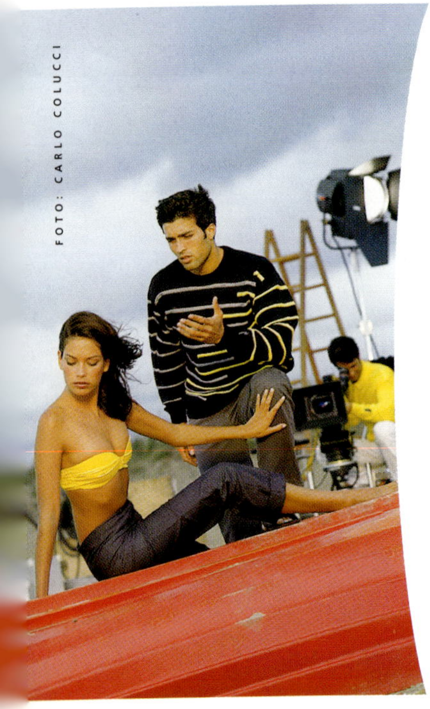

FOTO: CARLO COLUCCI

Bei der Wahl eines typgerechten Haarschnittes ist es empfehlenswert, zunächst mit Ihrem Frisör auch über Ihre Halslänge zu sprechen: Wenn Sie einen eher kurzen Hals haben, empfehle ich Ihnen einen Kurzhaarschnitt, weil dadurch der Abstand zwischen Schultern und Kopf optisch größer erscheint. Einen zu langen Hals können Sie dagegen durch etwas längere Haare im Nacken geschickt überspielen.

Für den optimalen Schnitt ist natürlich auch Ihre Gesichtsform von entscheidender Bedeutung: Bei einem runden Gesicht sollten die Seitenpartien aus dem Gesicht frisiert werden und das Pony kurz geschnitten sein. Außerdem unterteilen asymmetrische Frisuren optisch das Gesicht und lassen es schmaler erscheinen.

Falls Ihr Gesicht länglich ist und Sie zudem eine hohe Stirn haben, rate ich Ihnen zu einer Frisur, bei der möglichst viel Haar in die Stirn fällt und so die Proportionen ausgleicht. Vielleicht wäre sogar eine leichte Dauerwelle angebracht.

Ein eckiges Gesicht ist meist klein und mit einem kantigen Kinn ausgestattet. Hier würde eine extreme Kurzhaarfrisur eher ungünstig wirken, weil das Gesicht dann zu hart erscheint. Besser sind leicht umspielende Schnitte mit großem Volumen, weil sie ein optisches Gegengewicht zu Ihrem auffallenden Kinn bilden. Auch die Nackenhaare dürfen ruhig etwas länger sein. Und wenn Sie und Ihre Partnerin es möchten, kann zusätzlich ein Bart Ihr Kinn *verzieren*.

Beim Haarschnitt spielt zudem die Länge Ihrer Nase eine wichtige Rolle. Wenn Sie eine lange Nase haben, sollten Sie einen lockeren Stufenschnitt wählen. Wichtig ist dabei, dass das Haar nicht zurückgekämmt wird, sondern Ihr Gesicht leicht umspielt und so den Blick von der Nase ablenkt. Dieser Tipp gilt auch für eine etwas schief wirkende Nase: Wenn dies bei Ihnen der Fall ist, sollten Sie gleichmäßige Schnitte meiden und stattdessen eine asymmetrische Frisur wählen, die Ihre Nase optisch ins rechte Licht rückt.

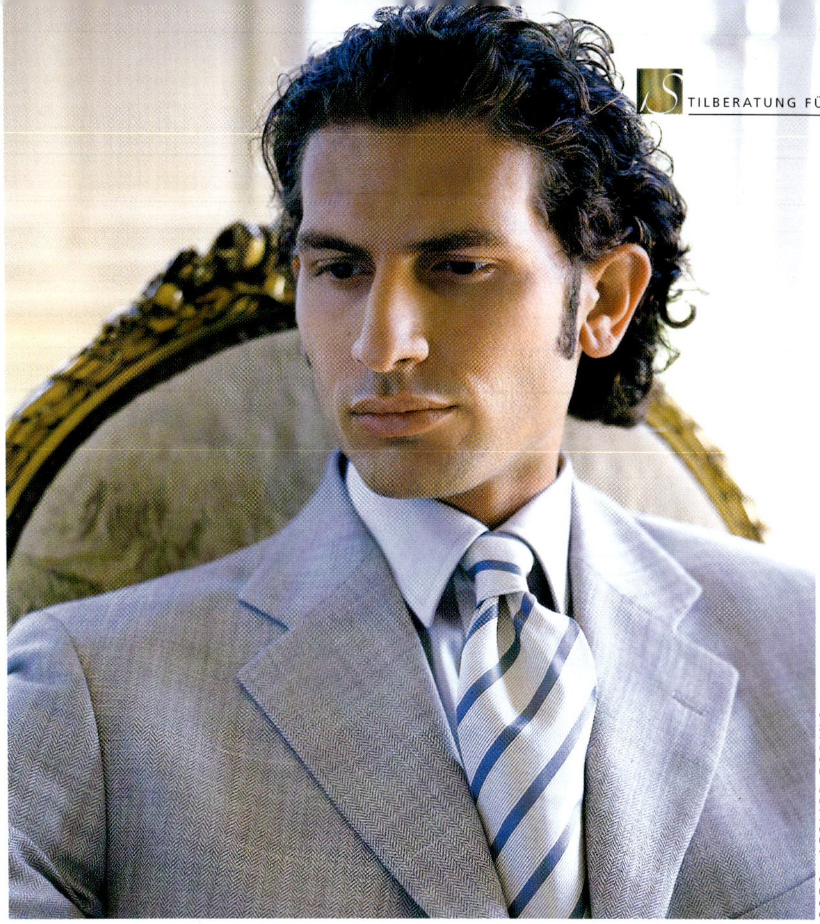

FOTO: ATELIER TORINO

An dieser Stelle noch ein Wort an alle Männer, die sich über zunehmenden Haarausfall ärgern. Dies ist ein Problem, für das die Pharmazie noch keine echte Hilfe gefunden hat – auch wenn viele Anzeigen mehr versprechen. In der Regel helfen die Tinkturen nichts oder nur wenig. Was aber bleibt, ist ein pfiffiger Haarschnitt und der langwierige Prozess sich so anzunehmen, wie man ist, weil es nun einmal leider nicht zu ändern ist. Deshalb sollten Sie beim nächsten Mal Ihren Frisör um einen flotten Kurzhaarschnitt bitten. Denn wenn die Seitenpartien besonders kurz gestuft sind, erscheint selbst lichtes Oberhaar fülliger. Und denken Sie immer wieder daran: Viele Frauen finden einen Telly-Savallas-Typ sogar attraktiver als einen üppig gelockten Mann – vor allem wenn seine Charaktereigenschaften und seine Originalität stimmen.

Bleibt noch die Frage nach dem Bart, denn ob oder ob nicht, ist schließlich Geschmacksache. Wenngleich eines unbestritten bleibt: Mit einem Bart könn(t)en Sie Ihre Gesichtsform positiv verändern.

Wenn Sie ein breites oder rundes Gesicht haben, können Sie sich mit einem kurz geschnittenen Bart ein markantes und schmales Aussehen geben. Ist Ihr Gesicht dagegen schmal, kann ein üppiger Schnurrbart für optische Breite sorgen. Aber bitte überlegen Sie sich gut, ob ein Bart Ihren persönlichen Stil unterstreicht. Beim *natürlichen Mann* ist es keine Frage, ein echter *Klassiker* dagegen fällt mit einem Bart eher *aus der Rolle*. Und in bestimmten Berufen werden Bärte als unseriös empfunden und deshalb nicht akzeptiert. Doch wie Sie sich auch entscheiden, achten Sie bitte auf einen gepflegten Schnitt, damit der Bart wirklich als Bereicherung Ihrer Optik empfunden wird.

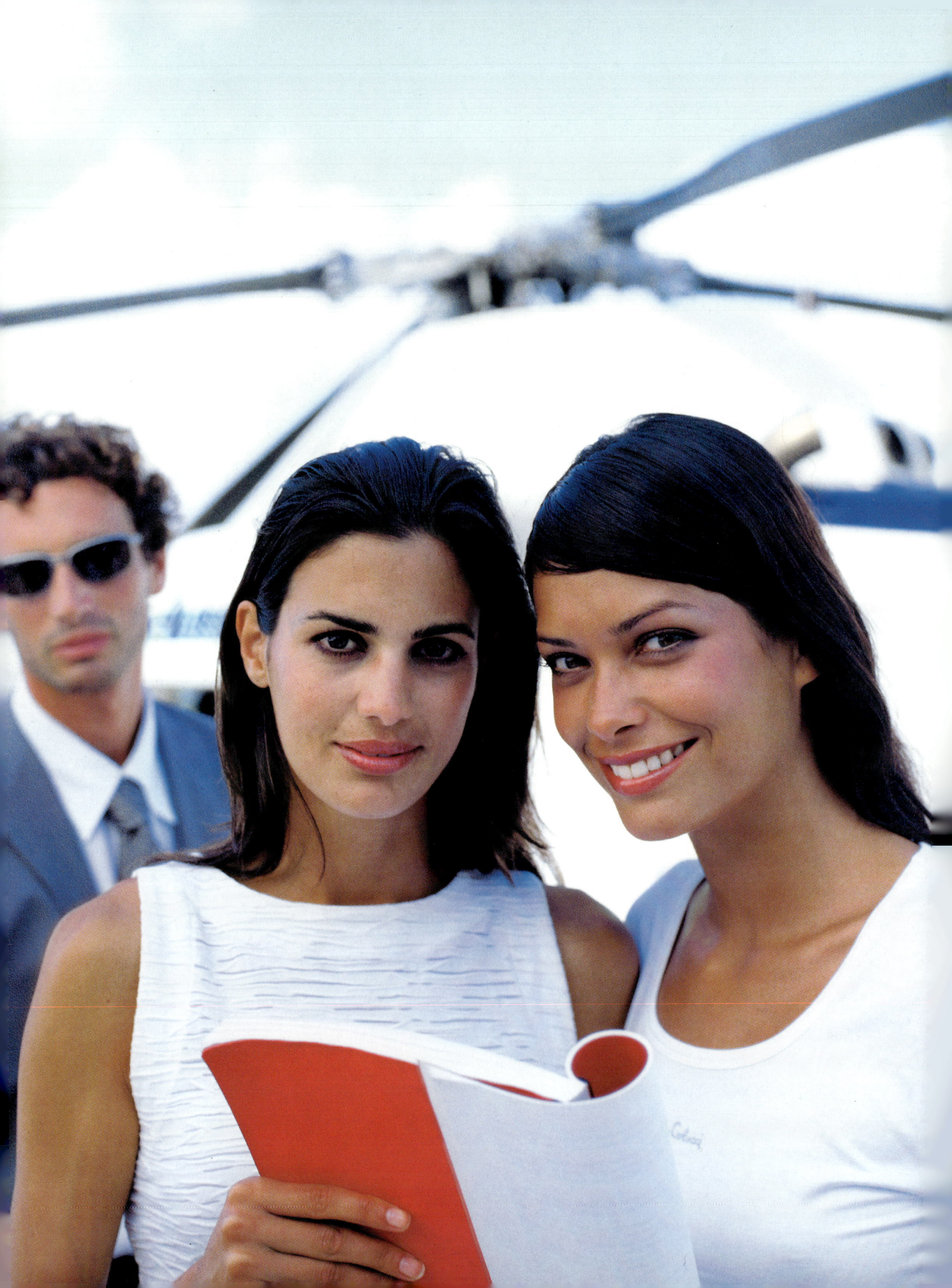

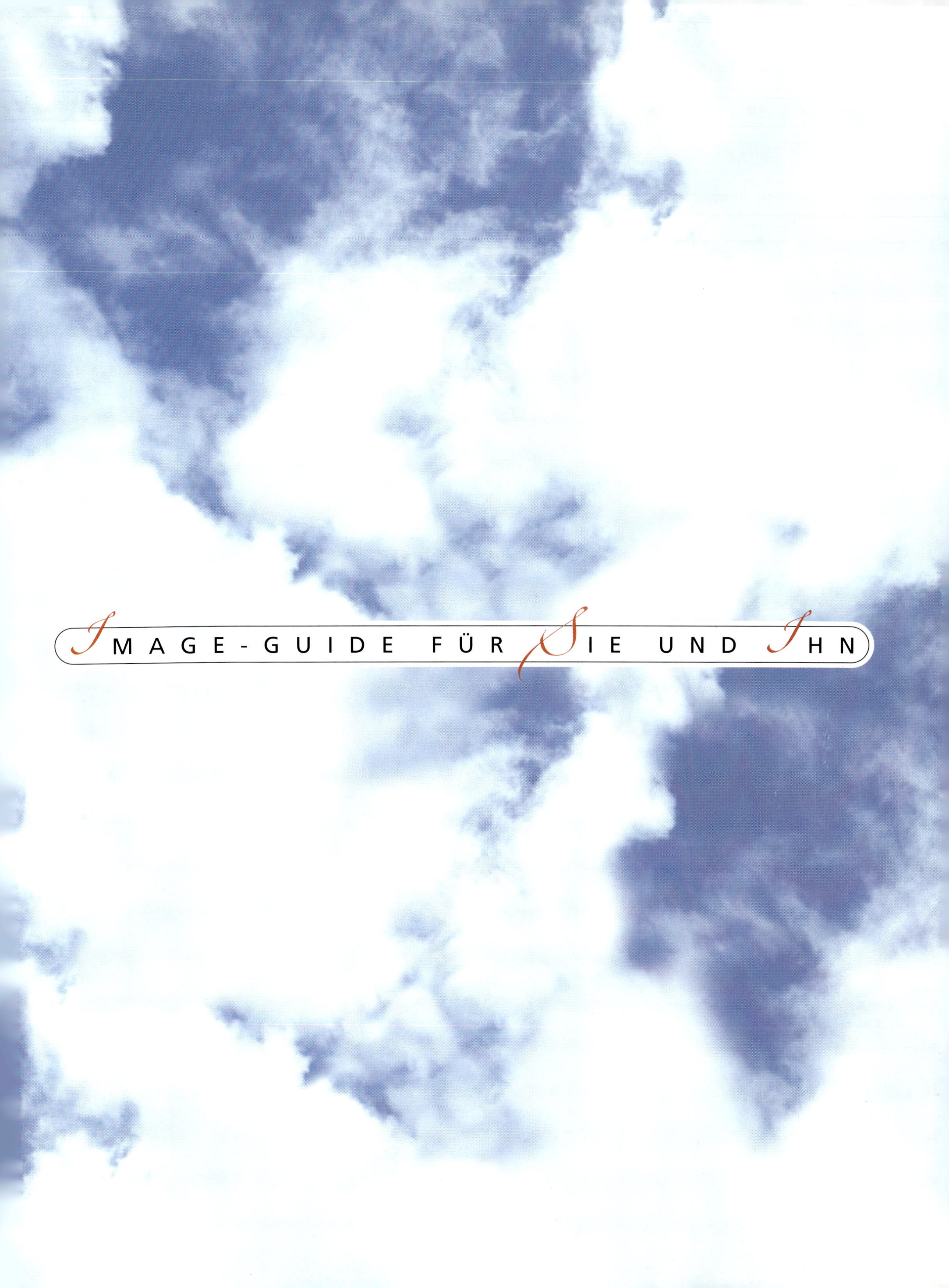

IMAGE-GUIDE FÜR SIE UND IHN

Der kompetente Business-Look

Über Jahre hinweg waren ein klassischer Anzug und ein ebensolches Kostüm – meist dunkelblau mit weißem Hemd oder Bluse – der Business-Look schlechthin. Erfreulicherweise hat sich mittlerweile dieses Bild gewandelt, denn in den meisten Branchen geht es kleidungsmäßig eher locker zu. Vielfalt ist angesagt und auch Originalität, sofern sie nicht aufgesetzt wirkt und wirklich Ihrer Persönlichkeit entspricht.

Doch was ist denn nun die *richtige Kleidung* für den beruflichen Erfolg? Grundregel Nummer eins: Orientieren Sie sich an Ihrem Chef und beobachten Sie die Kleidung Ihrer Kollegen. Schließlich wollen Sie durch persönliche und berufliche Qualität auffallen und nicht durch einen extrem konservativen bzw. extravaganten Stil, der nicht zu Ihnen passt oder Sie gar negativ ausgrenzt.

Während wichtiger Geschäftstermine und offizieller Anlässe wird bei Männern meist ein gedeckter Anzug erwartet, natürlich mit dem passenden unifarbenen Hemd und einer zurückhaltend gemusterten Krawatte. Denken Sie daran, dass Sie nicht mehr als drei Farben miteinander kombinieren und die Muster klein und dezent sind.

Die Schuhe sollten bei den Herren – je nach Anzugfarbe – schwarz oder braun sein. Gleiches gilt für die Socken, die passend zur Hosenfarbe und den Schuhen gewählt werden. Auf ein Goldkettchen oder ähnlichen Schmuck sollten Sie verzichten, da dies meist unseriös wirkt. Richten Sie Ihr Augenmerk stattdessen auf eine hochwertige Uhr und einen guten Gürtel.

Bei den Damen würde ich neben dem klassischen Kostüm immer auch modische Hosenanzüge mit unifarbener Bluse empfehlen. Wichtig ist dabei, dass Sie bei der Farbzusammenstellung immer wieder an Ihre Farbpalette denken und in erster Linie Ihre Basisfarben wählen. Sie bewahrt Sie nicht nur vor Fehlkäufen, sondern ermöglicht es Ihnen, dass Sie alle Teile Ihrer Grundgarderobe immer wieder neu kombinieren können, weil sie farblich harmonisch zusammenpassen.

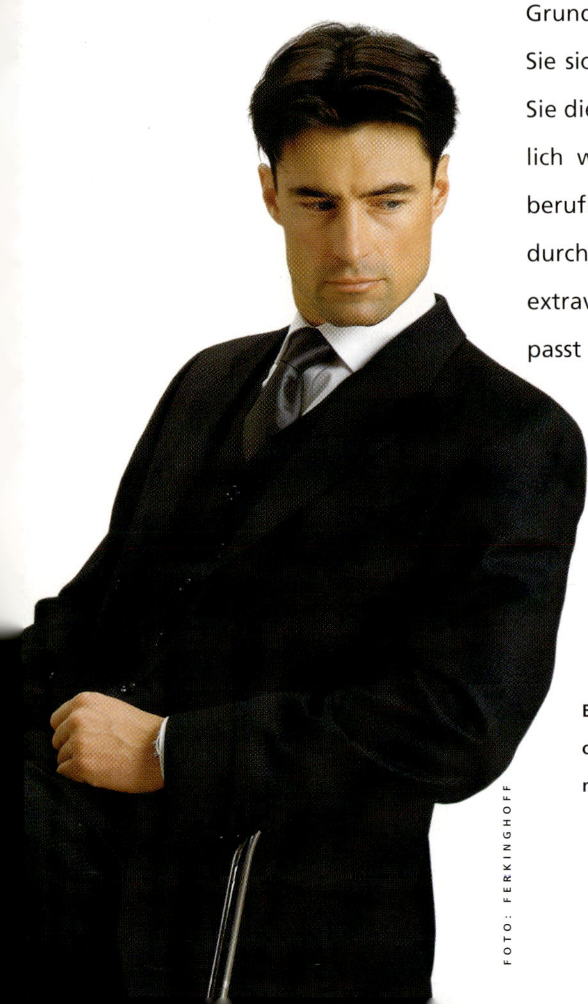

FOTO: FERKINGHOFF

Bei wichtigen Geschäftsterminen wird meist ein gedeckter Anzug oder ein einfarbiges Kostüm erwartet. Auch ein dezent kariertes Sakko mit passender dunkler Hose sieht bei Männern gepflegt und elegant aus.

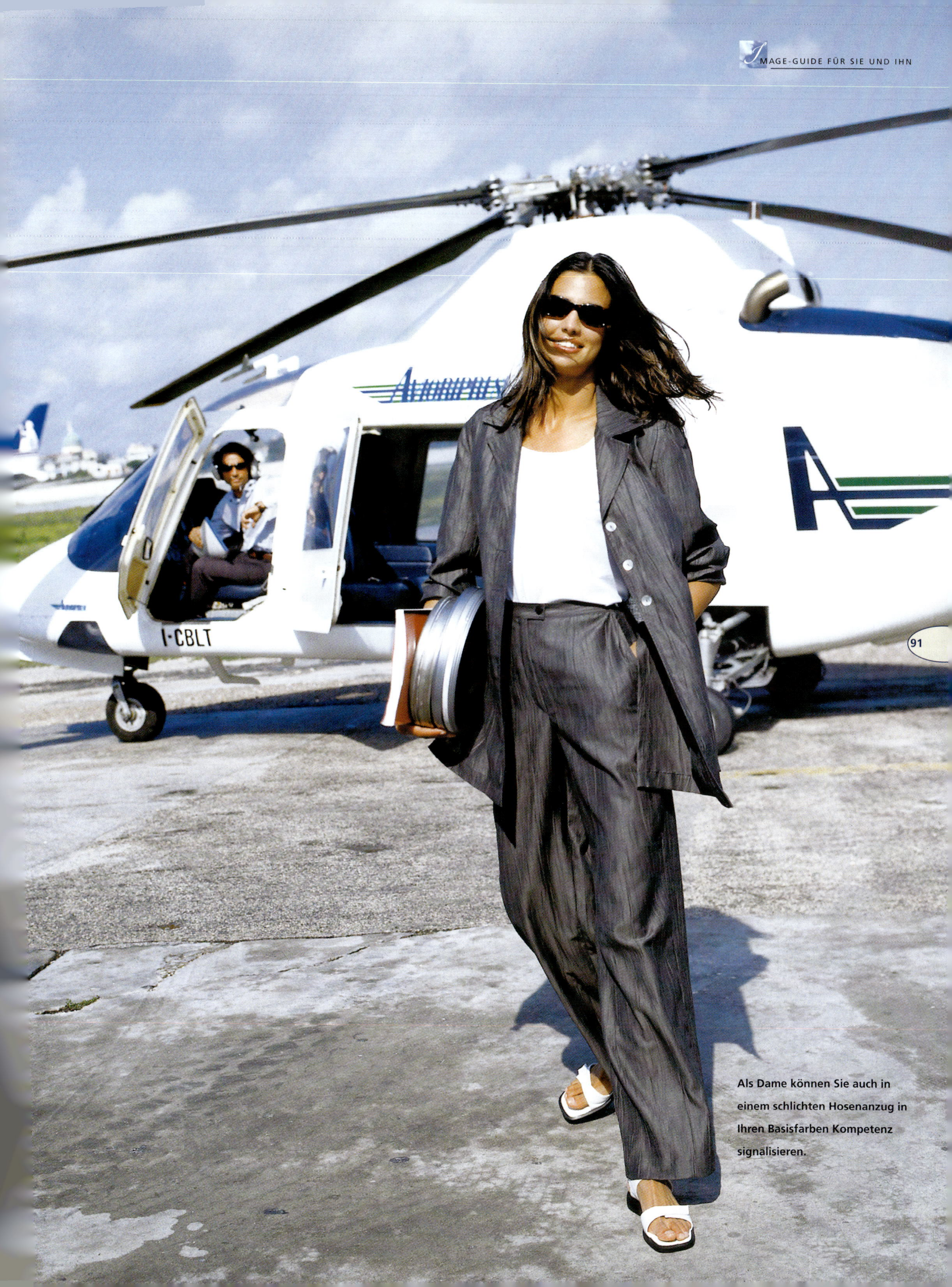

Als Dame können Sie auch in einem schlichten Hosenanzug in Ihren Basisfarben Kompetenz signalisieren.

Die Psychologie der Farben

Wenn Sie sich für Ihren beruflichen Alltag eine gute Basisgarderobe aufbauen wollen, sollten Sie zuerst Ihre vorhandene Garderobe auf Farbe und Stil überprüfen: Bei welchen Tönen wird Ihr Gesicht positiv betont? Welche Farbtöne sind so dominant, dass die Farbe zu sehr in den Vordergrund tritt und nicht Ihre Person? Gerade bei wichtigen Geschäftsterminen sollten Sie auf die farbliche Wirkung achten. Und wie sieht es mit dem Schnitt aus: Ist er zu extravagant oder zu leger? Betont er vorteilhaft Ihre Figur oder lenkt er die Aufmerksamkeit auf Ihre Problemzonen? Falls dies der Fall ist, sollten Sie mit einigen Tricks ganz bewusst davon ablenken.

Doch hinter allem stecken die grundsätzlichen Fragen: „Was für eine Persönlichkeit bin ich? Was soll mein Stil ausdrücken? Welchen Eindruck will ich erwecken?" Schließlich soll Ihre Garderobe Ihre Persönlichkeit widerspiegeln und der konkreten Situation angemessen sein. Deshalb sollten Sie sich mit den verschiedenen Farbcharakteren beschäftigen: Nur wenn Sie die *Sprache* der Töne beherrschen, werden Sie für den gegebenen Anlass die richtigen Nuancen wählen. Zumal jede Farbe eine bestimmte Wirkung hat und damit Ihren individuellen Typ ausdrückt:

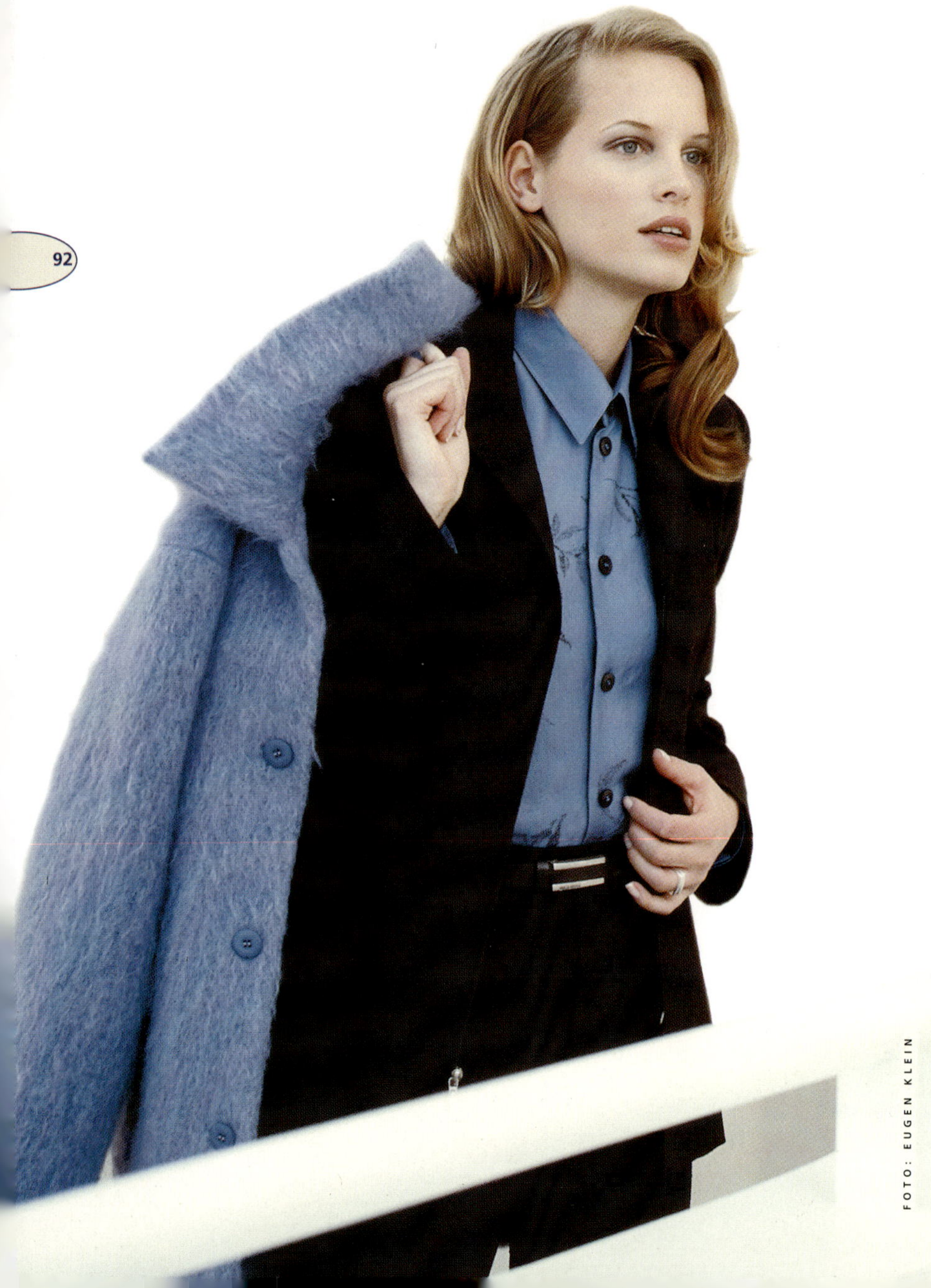

FOTO: EUGEN KLEIN

Weiss:

Der ungefärbte Stoff wirkt strahlend und chic. Ein echter Klassiker.

Grau:

Ein ganz klassischer Ton, der auch sportlich-dezent und zeitlos erscheint.

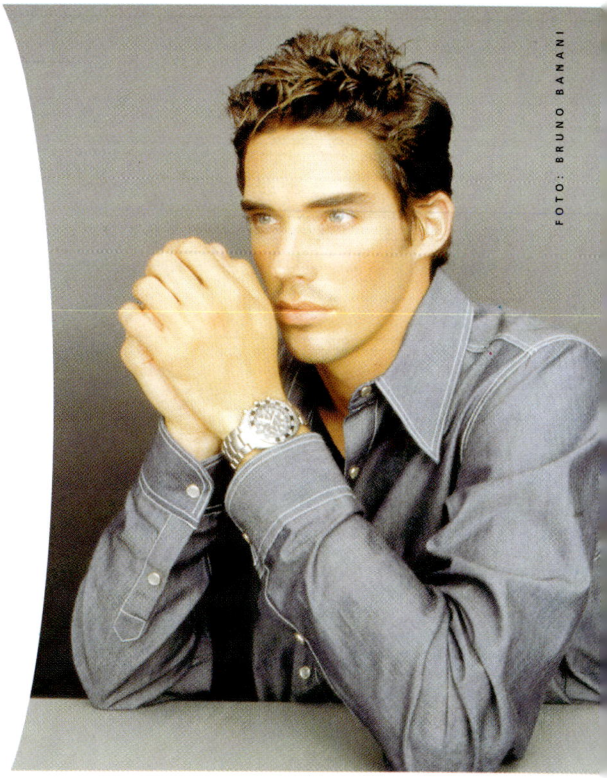

SCHWARZ:

Obwohl es keine Farbe im eigentlichen Sinne ist, erscheint es meist elegant oder festlich. Schwarz wirkt zudem autoritär und kann deshalb bei wichtigen Besprechungen gezielt eingesetzt werden.

ROT:

Die Augen des Betrachters werden von Rot besonders stimuliert. Es lässt Sie optimistisch und selbstbewusst aussehen. Allerdings kann es auch dominant, autoritär oder aggressiv wirken. Dunkle Rottöne erscheinen klassisch-dramatisch, hellere Rottöne vermitteln eher eine dynamisch-modische Eleganz.

GELB:

Eine besondere Signalfarbe, die offen, heiter und beschwingt wirkt. Sie sorgt für ein jugendliches Aussehen.

ORANGE:

Diese leuchtende Farbe wirkt wie ein *Wachmacher* und drückt Lebensenergie und Kreativität aus. Sie lässt Sie dynamisch und modisch erscheinen.

BLAU:

Ein dunkler Blauton strahlt Autorität und Eleganz aus und wirkt beruhigend. In Mittelblau sehen Sie dagegen sportlich und modisch aus. Hellblau wirkt ebenfalls sportlich und zudem frisch.

TÜRKIS:

Eine dynamische Farbe mit jugendlichem Charakter.

GRÜN:

Es betont das natürlich-sportliche Aussehen. Je nach Tönung sehen Sie darin besonders jugendlich und dynamisch aus. Außerdem drückt diese Farbe Sympathie und Wärme aus.

BEIGE:

Diese Farbe wirkt eher ruhig und edel, aber auch sportlich und natürlich, sie kann jedoch auch klassisch erscheinen.

BRAUN:

Eine natürlich-elegante Farbe. Sie kann ebenfalls Ihre klassische Note unterstreichen.

Tipps für den Kundenkontakt

Nicht nur im Finanzbereich – bei Banken und Versicherungen – ist Glaubwürdigkeit und Seriosität gefragt, sondern jeder Kunde misst die Qualität Ihrer Beratung und die Vertrauenswürdigkeit Ihres Unternehmens zuerst einmal an Ihrem Auftreten. Deshalb sollten Sie Ihre Geschäftskleidung immer auch auf ihre optische Wirkung überprüfen: Strahlt sie Verbindlichkeit und Kompetenz aus? Kommt Ihre Persönlichkeit zum Zuge? Und vor allem: Schaut man Ihnen ins Gesicht oder ständig auf die Kleidung?

Besonders bei der letzten Frage sollten Sie aufmerksam werden: Wenn ein Kunde wiederholt Ihre *schräge* Krawatte, den ungebügelten Kragen oder die weißen Tennissocken mustert, statt dem Gespräch zu folgen, stehen Ihre Erfolgschancen nicht sonderlich gut. Deshalb sollten Sie darauf achten, dass Ihre Kleidung mehr zurückhaltend als aufdringlich, eher schlicht als modisch-extrem erscheint. Und bitte denken Sie an die Details, die Ihnen zusätzliche Pluspunkte verschaffen: Knitterfreie Stoffe, passender Gürtel, gepflegte Schuhe, eine korrekt gebundene Krawatte. Wenn Sie auf solche *kleinen* Dinge achten, wird man auch Ihren Worten das gewünschte Vertrauen schenken.

Abschließend noch zwei Tipps für den Außendienst: Wenn Sie sich manches Mal wundern, warum Sie länger als üblich am Empfang warten müssen, könnte es an Ihrer optischen Ausstrahlung liegen: In Jeans und Sweatshirt oder selbst in einem geblümten Kleid in hellen Farben nimmt man Sie eben nicht so ernst wie in einer dunklen Kombination, bei der selbst kleine Details stimmen. Deshalb sollten Sie auf die *seriösen* Töne aus Ihrer Farbpalette achten.

Zweiter Tipp: Suchen Sie sich ein ungewöhnliches Markenzeichen, durch das man(n) – oder frau – sich leichter an Sie erinnert – eine originelle Brille, ein besonderer Präsentationskoffer oder eine Sammlung pfiffiger Krawattennadeln sorgen für ein wohlwollendes Aufsehen: „Aha, die Außendienstlerin mit dem ... ist wieder da."

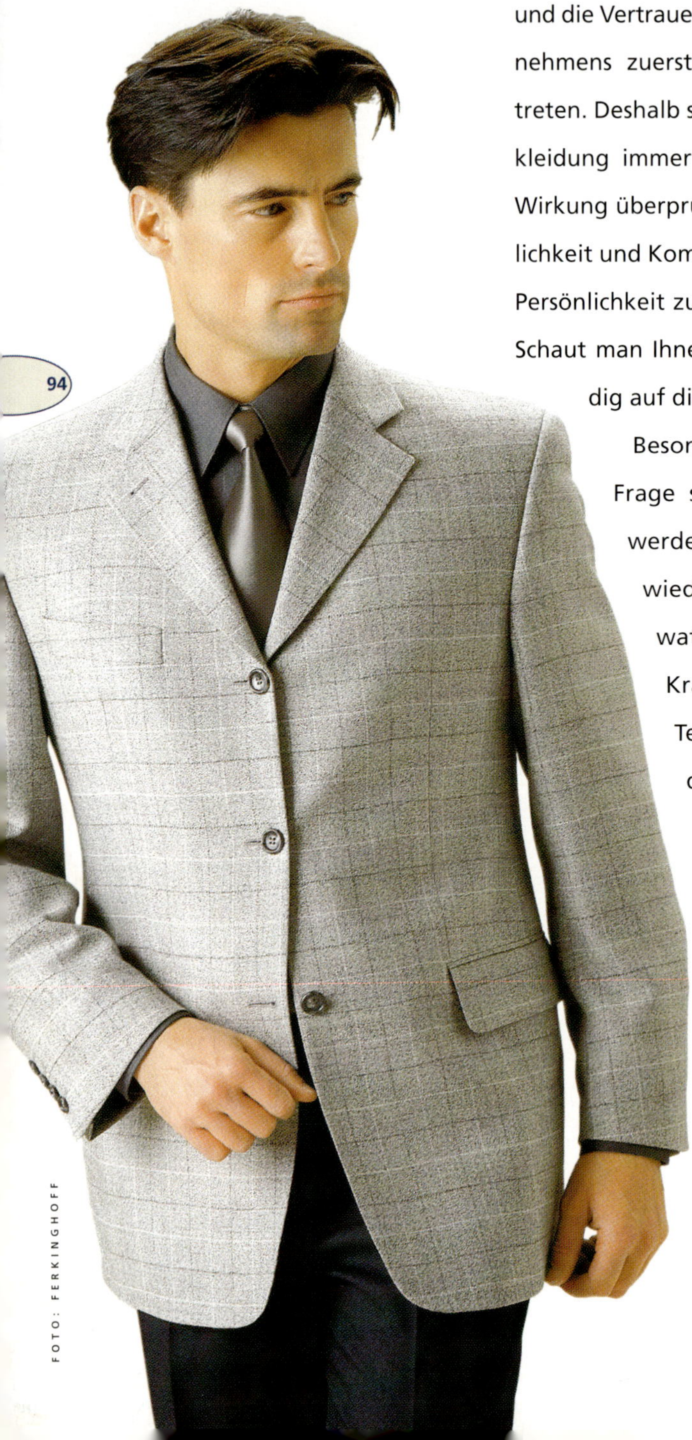

Im typgerechten Geschäftsanzug und Kostüm kommt Ihre Persönlichkeit vorteilhaft zur Geltung. Wenn Sie dabei auch auf die Details achten, wird man Ihnen das gewünschte Vertrauen entgegenbringen.

FOTO: FERKINGHOFF

Praktische Berufe

Es gibt Berufe, da muss die Kleidung vor allem praktisch und bequem sein. Falls dies in Ihrer Branche der Fall ist, denken Sie vielleicht: *Was soll ich schon mit Farbe und Stil anfangen?* Dabei gibt es durchaus einige Möglichkeiten, auch im handwerklichen Bereich gut auszusehen – vor allem, wenn man viel mit Kunden zusammenkommt. Schließlich signalisieren Sie mit der richtigen Zusammenstellung fachliche Kompetenz und auf die kommt es letztendlich an.

Nehmen wir zunächst einmal die Farben: Auch ein Handwerker sieht in den falschen Farben müde oder gar kränklich aus. Deshalb lohnt es sich, auch bei zweckmäßiger Arbeitskleidung auf die richtigen Farben zu achten. Das T-Shirt, der Pulli oder ein Overall kosten in Ihren typgerechten Farben auch nicht mehr, doch bei Ihren Kunden kommen Sie damit garantiert besser an. Auch die psychologische Wirkung der Farben sollten Sie nicht unbeachtet lassen: Rot sorgt als Signalfarbe für besondere Beachtung, Blau steht für Sauberkeit, Grün für Frische. Je nach Branche setzen Sie damit einen Akzent, der vom Kunden – wenn auch vielleicht unbewusst – wahrgenommen wird.

Keine Frage, dass Ihre Kleidung zweckmäßig sein soll, doch falls Sie hin und wieder wichtige Verhandlungen zu führen haben, sollten Sie sich die Mühe machen und speziell für diese Anlässe *offizielle* Kleidung wählen. In einer korrekten Kombination aus Sakko, Hemd und Hose – es muss nicht unbedingt eine Krawatte sein – kommen Sie garantiert leichter an Ihr Ziel.

Als Dame können Sie zum Jackett auch übrigens gerne eine Jeans tragen – sofern diese nicht total verwaschen und ausgebeult aussieht. Mit dieser Kombination sehen Sie lässig aus und unterstreichen gleichzeitig Ihr praktisches Durchsetzungsvermögen.

Wichtig ist nur, dass Sie auf die passenden Schuhe und Socken achten. Getreu der Devise: „Nach unten dunkler werden", sollten Sie auf helle (Turn-) Schuhe und weiße Tennissocken verzichten. Zu einem guten Schnürschuh oder sportlichen Slippern gehört hier ebenfalls die passende Strumpffarbe, damit Sie auch als Praktiker von Kopf bis Schuh kompetent und seriös wirken.

Auch in praktischen Berufen können Sie in den richtigen Farben vital und tatkräftig erscheinen, wobei Ihre Kleidung vor allem zweckmäßig sein sollte. Und für offizielle Termine empfiehlt sich eine lockere Kombination aus Sakko oder Blazer und Poloshirt oder Hemd.

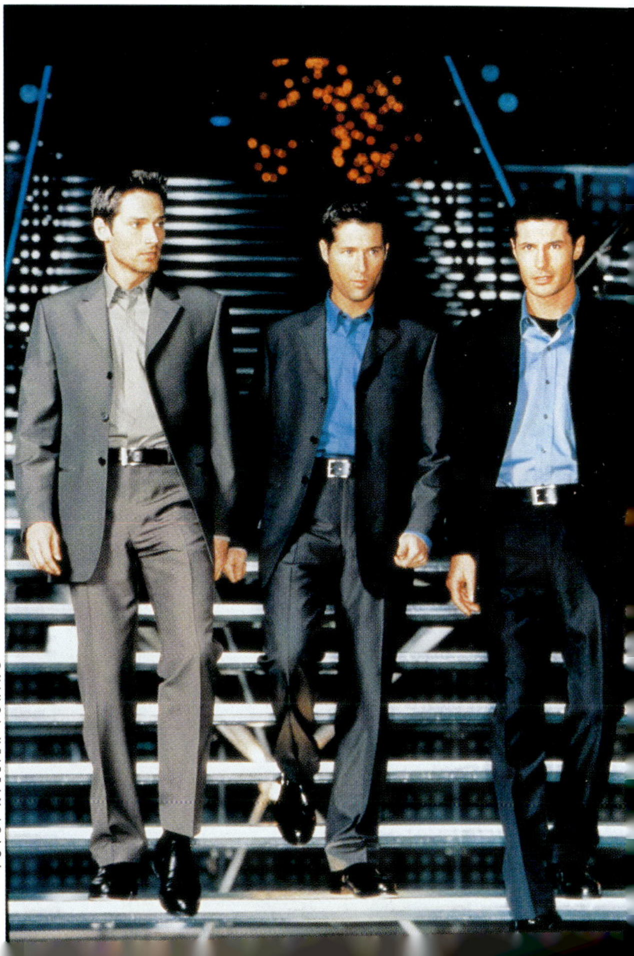

FOTO: ATELIER TORINO

Festliche Anlässe

Was kann schöner sein auf Erden, als hin und wieder den Feierabend elegant und festlich zu begehen. Ein romantisches Abendessen oder ein Theaterbesuch tun nicht nur der Seele, sondern vor allem auch der Partnerschaft gut. Damit dieses Erlebnis wirklich unvergesslich wird – ein Highlight im Alltagsgetriebe –, sollte auch die Kleidung entsprechend sein. Aber keine Angst, Sie müssen sich nicht gleich einen Smoking oder Spencer zulegen. Diese beiden Teile sind nur bei ganz außergewöhnlichen Festlichkeiten wie Bällen, Hochzeiten, Jubiläumsfeiern oder Empfängen angebracht.

Doch auch dort haben sich die Regeln gelockert und selbst im Theater sieht man mittlerweile mehr Jeans als Anzughosen. Die Wahl liegt ganz bei Ihnen. Und vielleicht macht es gerade Spaß, gegen den allgemeinen Trend zu schwimmen und – der Partnerin zuliebe – mal ganz schick auszugehen. Zumal ein festlich gestylter Mann so manches Frauenherz höher schlagen lässt.

Natürlich muss der Abendanzug nicht immer schwarz sein, im Gegenteil. Suchen Sie sich aus Ihrer Farbpalette diejenigen Farben heraus, die Ihren Typ elegant unterstreichen. Was den Schnitt betrifft, kommt es natürlich auf Ihren Körperbau an: Ein Spencer beispielsweise eignet sich vor allem für schlanke Herren, da er sonst das Becken unvorteilhaft betont. Unter den Hemden finden Sie sicherlich eine festliche Variante, die Ihrem Typ entspricht, und mit der passenden Fliege sehen Sie besonders gut aus.

Als Dame machen Sie im glänzenden Cocktailkleid oder einem edlen Hosenanzug immer eine gute Figur. Wichtig sind hier besonders die Schuhe, sie sollten möglichst schwarz und vor allem glänzend sein. So wird es sicherlich ein besonderer Abend.

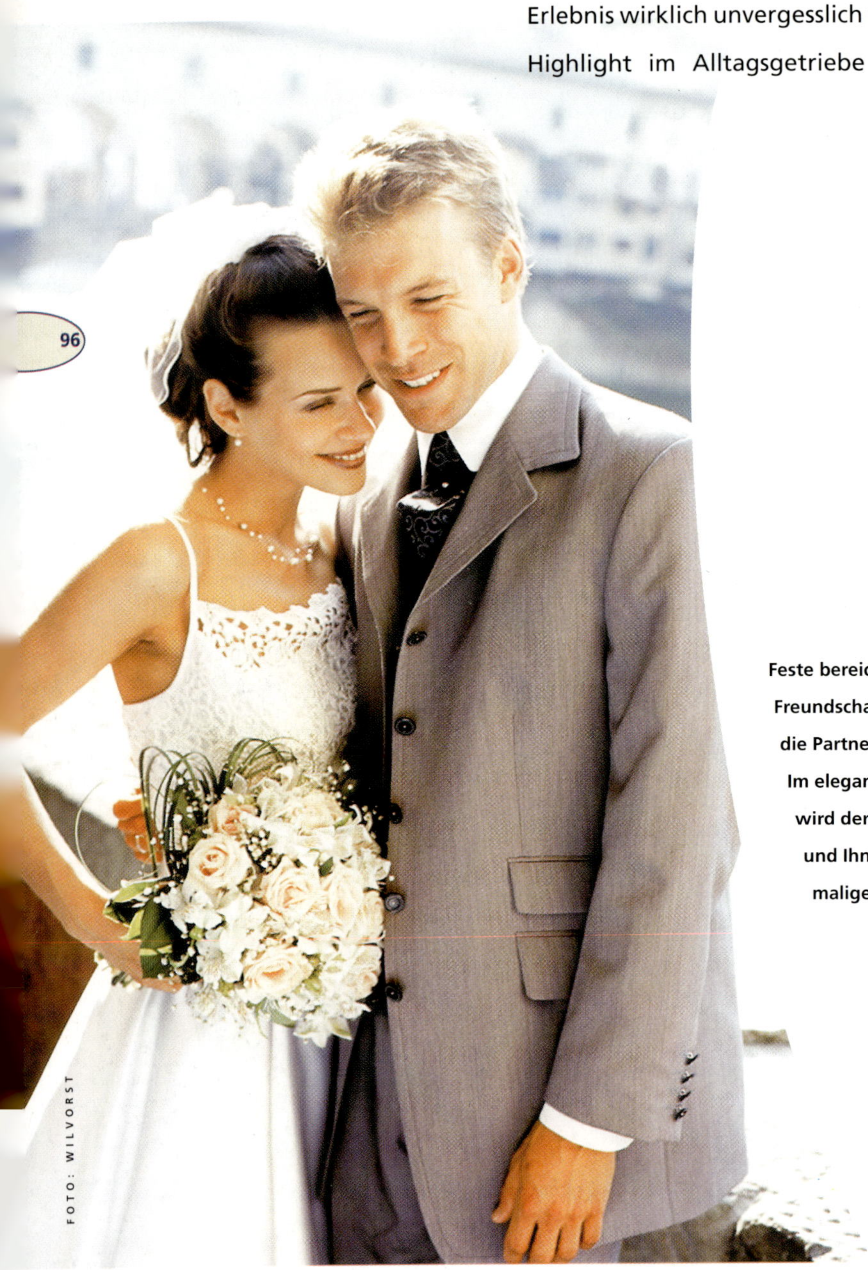

Feste bereichern die Freundschaft und auch die Partnerschaft. Im eleganten Anzug wird der Abend für Sie und Ihn zu einem einmaligen Erlebnis.

FOTO: WILVORST

Freizeitmode zum Entspannen

„Wochenend und Sonnenschein" – ein Anlass, der alle Berufsgruppen gleichermaßen erfreut. Da kann man(n) mal ohne die lästige Krawatte oder den engen Overall so richtig entspannen. Die Freizeit ist deshalb auch das große Betätigungsfeld, bei dem jeder anziehen kann, was ihm passt, ohne Kleiderordnung oder Etikette.

Natürlich können Sie hier nach Herzenslust kombinieren: Farben, die optimal zu Ihrem Hautkolorit passen, und Schnitte, die Ihrem Bedürfnis nach Erholung und Bequemlichkeit entsprechen. Zur lässigen Jeans passt (fast) alles: Ein fröhliches Polohemd in *Ihrer* Farbe oder ein frech gemustertes Hemd – die Auswahl ist groß. Dazu eine lockere Lederweste oder eine leichte Strickjacke; die Kombinationsmöglichkeiten sind unbeschränkt. Wenn Sie nun mit Ihrer Farbpalette einkaufen, passt alles harmonisch zueinander und Sie sehen topfit und gesund aus.

Besonders für die Freizeit bietet sich die Zwiebeltechnik an – neudeutsch auch *Layering* genannt. Das Übereinandertragen von mehreren Kleidungsstücken, von T-Shirt, Hemd, Weste und Sakko, ist vor allem in der Übergangszeit praktisch und – je nach Witterung – optimal.

Schließlich erinnere ich nochmals an Ihren Stiltyp, den Sie gerade in der Freizeit richtig ausleben können. Wenn Ihnen als *Abenteurer* im Berufsalltag kleidungsmäßige Grenzen gesetzt sind, dürfen Sie zumindest nach Feierabend ungestört *auf die Jagd* gehen. Und da Sie im Versicherungsalltag – den Kunden zuliebe – nicht allzu *extravagant* erscheinen sollten, können Sie in der Freizeit Ihren Stil voll und ganz ausspielen, so wie es Ihnen Spaß macht.

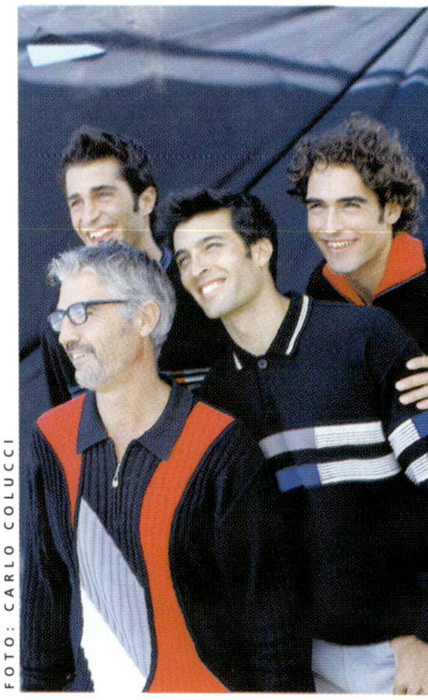

FOTO: CARLO COLUCCI

In der Freizeit können Sie nach Herzenslust kombinieren: Typgerechte Farben und bequeme Schnitte. Erlaubt ist, was gefällt, damit Sie sich richtig wohlfühlen und erholen.

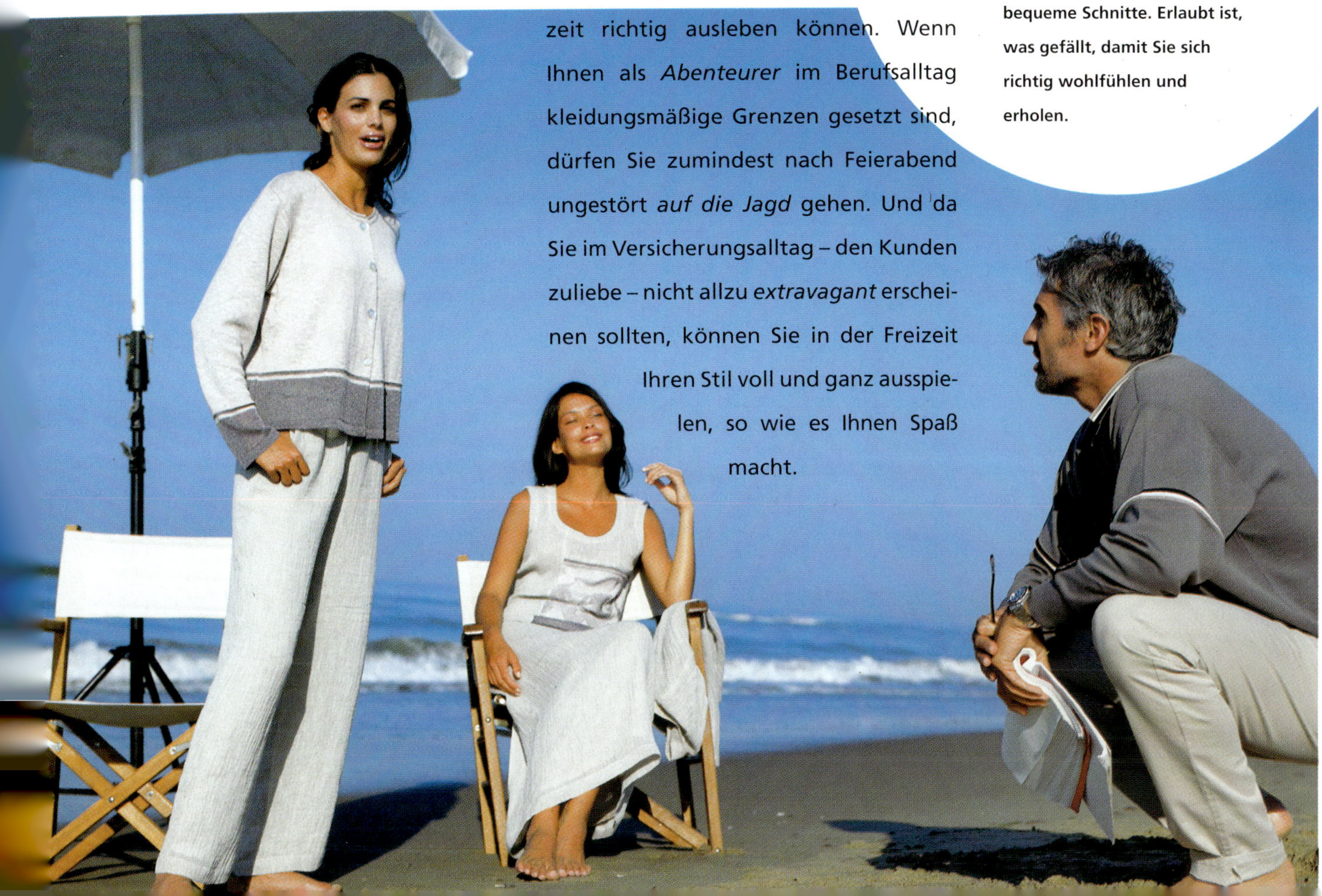

Die passende Brille

Vor dem nächsten Besuch bei Ihrem Optiker sollten Sie sich einmal über Ihr Erscheinungsbild Gedanken machen: Wie soll die neue Brille wirken? Eher natürlich, sportlich oder lieber dramatisch? Soll die Brille auffallen oder dezent bleiben? Gerade bei farbigen Fassungen müssen die Töne mit Ihrer individuellen Farbpalette harmonieren. Oder Sie wählen eine Fassung in einer Ihrer Basisfarben. So können Sie sichergehen, dass Ihre neue Brille auch zu Ihrer Garderobe passt. Was die Metallfarbe betrifft, empfehle ich warmtonigen Hauttypen, zu einem goldenen Gestell zu greifen. Soll das Gestell weniger auffallen, wählen Sie es in einem matten Goldton. Hat Ihre Haut dagegen einen kalttonigen Unterton, rate ich eher zu einer silbernen Fassung. Auch hier sollte das Metall matt sein, wenn es zu vielem passen soll.

Durch die Wahl der passenden Gestellfarbe gehen Sie sicher, dass Ihr Gegenüber die Brille nicht als störendes Element, sondern als harmonisches Schmuckstück empfindet. Übrigens gibt es mittlerweile auch sehr schöne Bicolor-Gestelle, so dass Sie auch als kalttoniger Gold-Fan ein passendes Modell finden.

Noch ein Wort zur Farbintensität: Wenn Sie einen hellen Teint und helle Haare haben, würde ein dunkles Gestell Ihr Gesicht zu stark dominieren; der Kontrast wäre zu hart. Sind bei Ihnen Haare und Teint dagegen dunkel, passt eine dunkle, kontrastreiche Fassung durchaus. Mit einem hellen Gestell würde Ihr Gesicht wiederum blass aussehen. Auch bei der Wahl der Brillengläser sollten Sie auf den Unterschied zwischen kalt- und warmtonig achten: Für *Sommer-* und *Wintertypen* sind zum Beispiel Grau,

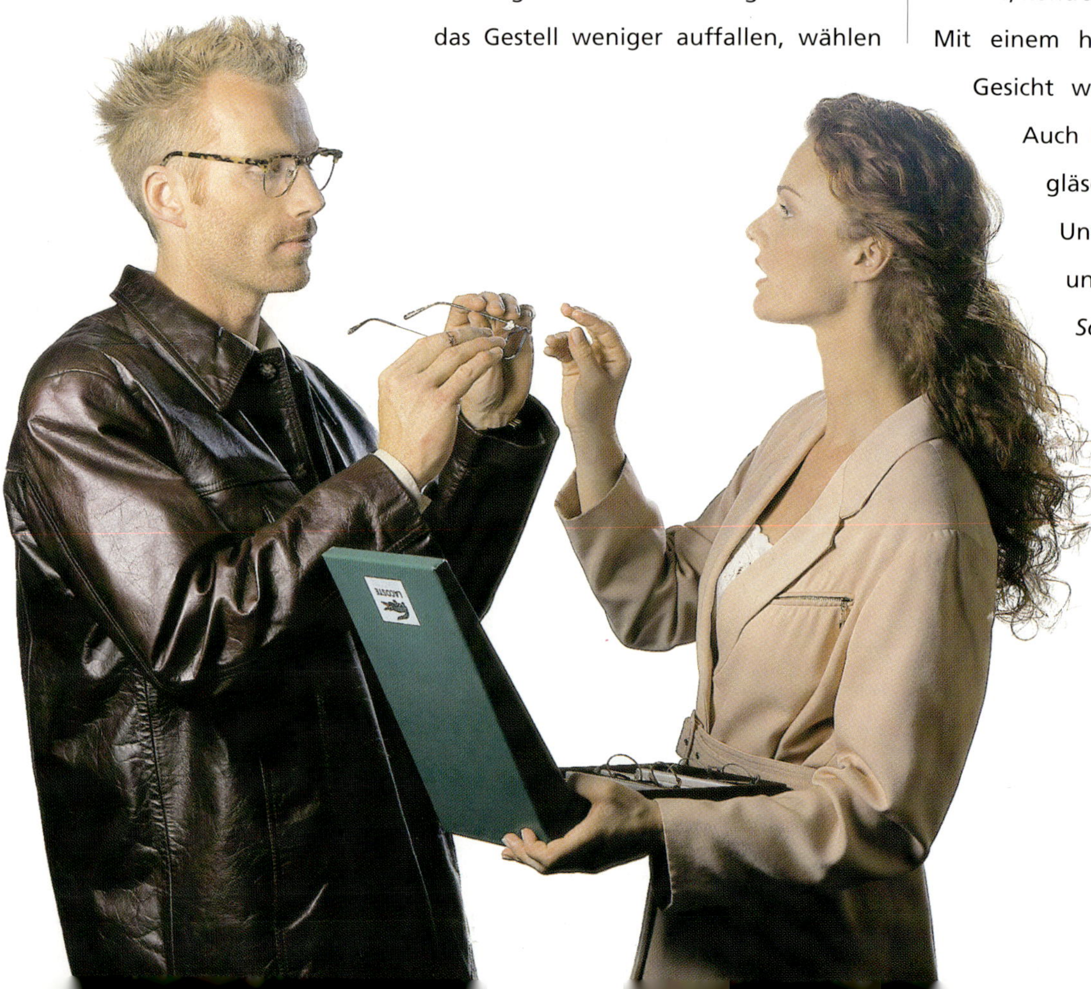

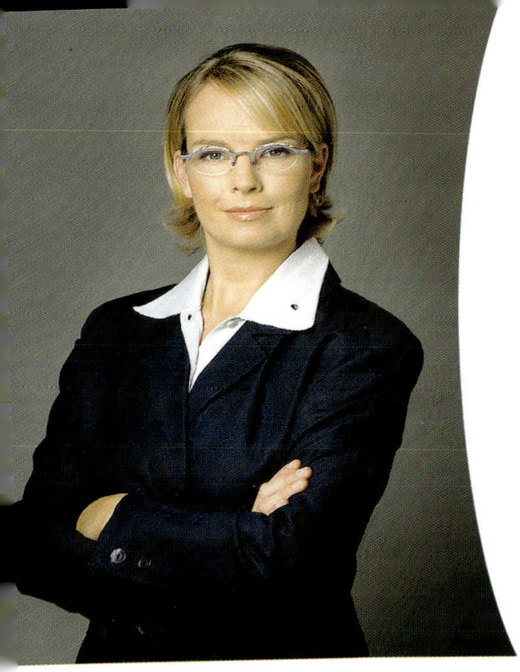

Rosé und Blau geeignet. Als *Frühling* oder *Herbst* passen Goldbraun, Beige, Oliv oder Lachs besser zu Ihnen. Grundsätzlich empfehle ich Ihnen, möglichst auf eine Tönung der Gläser zu verzichten. Gerade im geschäftlichen Bereich können Sie mit getönten Gläsern leicht *undurchsichtig* wirken.

Die Brillenform muss übrigens nicht unbedingt Ihren Hauptstil aufgreifen, Sie können stattdessen auch eine Stilmischung wählen. Kantige Modelle wirken allgemein eher sportiv und natürlich. Runde Modelle können genauso wirken, zusätzlich aber auch verspielt oder zart sein. Die Schmetterlingsform für Frauen hat ebenso etwas Romantisches an sich. Und die rahmenlosen Gestelle wirken meist elegant-zeitlos.

Bei der Form Ihrer Brille sollten Sie jedoch darauf achten, dass sie nicht zu groß ist und dadurch Ihr Gesichtsfeld dominiert. Optimal ist ein Gestell, das mit Ihrer Gesichtsgröße harmoniert. Was die Gestalt der Fassung betrifft, sollten Sie bei einem runden Gesicht keine runde Brille aufsetzen, denn es ist vorteilhafter, wenn Ihr Brillengestell nicht Ihre Gesichtsform aufgreift, sondern einen klaren Gegenakzent setzt. Zum Beispiel wäre hier ein kantiges Gestell oder eine Schmetterlingsform optimal. Bei einem kantigen, spitzen oder eckigen Gesicht wäre dagegen eine runde Brille ein positiver Gegenpol.

Die optimale Gesichtsform für eine Brille ist jedoch das ovale Gesicht. Hier gibt es verschiedene Möglichkeiten, aber besonders schön wirkt in diesem Gesicht ein pfiffiges Schmetterlingsmodell. Für ein großflächiges Gesicht darf die Brille einerseits nicht zu klein sein, sonst wirkt sie oberlehrerhaft, sie sollte es andererseits aber auch nicht dominieren. Ein klassisches rahmenloses Gestell ist bei einer solchen Gesichtsform das beste.

Ein gut geschulter Optiker ist hier sehr wichtig für Sie. Und womöglich ist es Ihnen eine Hilfe, wenn Sie die in Frage kommenden Gestelle als Auswahl mit nach Hause nehmen. Im Gespräch mit Ehepartner und Freunden fällt die Wahl meist leichter. Außerdem können Sie die Gestelle einmal an Ihre Kleidung halten, denn so merken Sie schnell, welches Modell optimal für Sie ist.

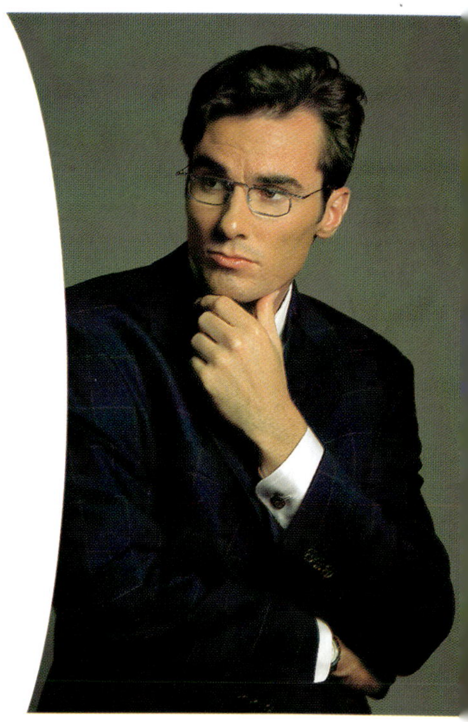

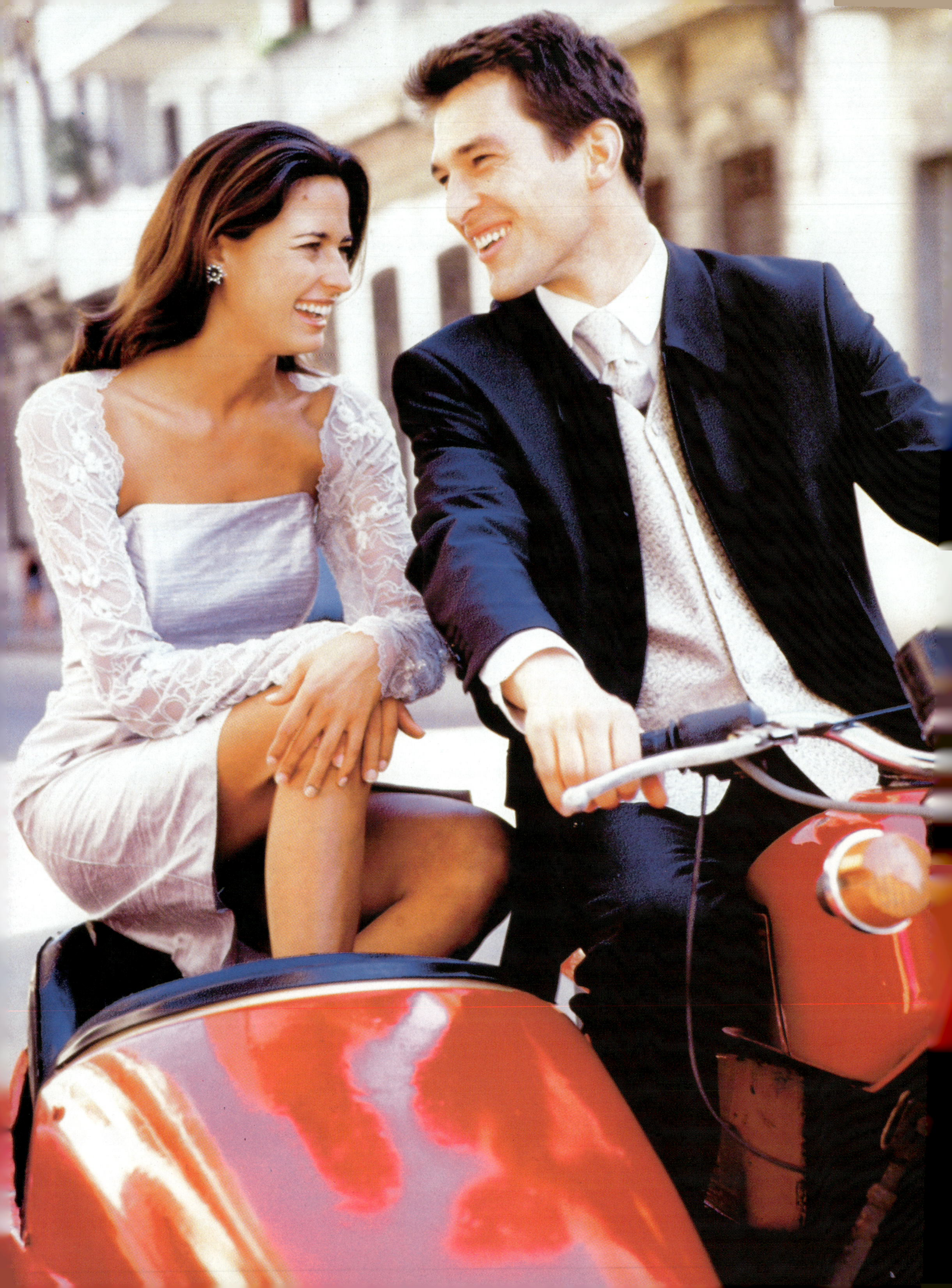

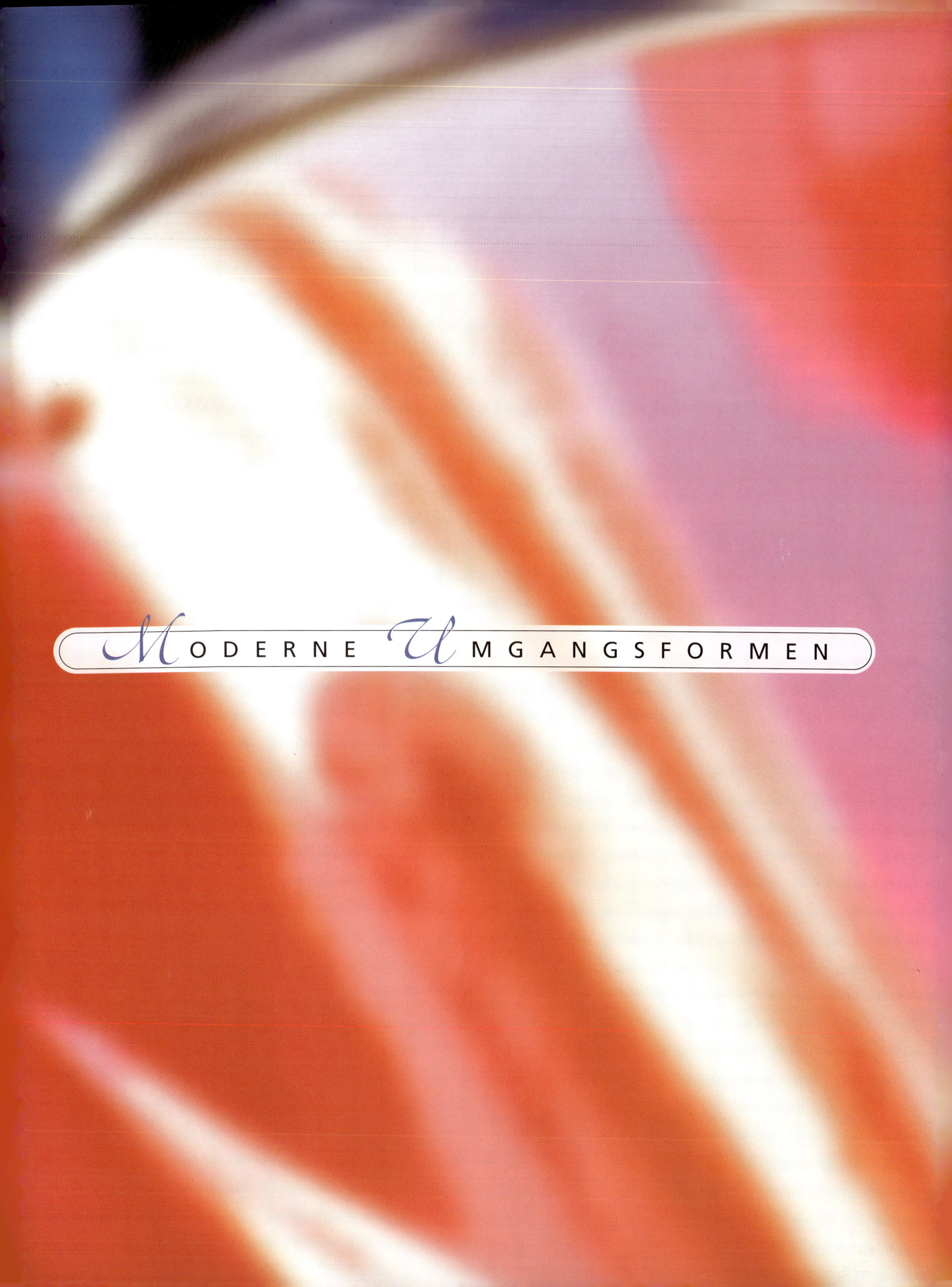

Moderne Umgangsformen

Der erste Eindruck

Im ersten Teil dieses Buches habe ich ausführlich auf Farbwahl und Bekleidungsstil hingewiesen, die auch beide den ersten Eindruck mitbestimmen, den wir von einem Menschen gewinnen. Aber ebenso die Körperhaltung, Sprache und Gestik unseres Gegenübers prägen unser Bild. Und die Entscheidung, ob wir jemanden als sympathisch oder unsympathisch empfinden, wird in Sekundenbruchteilen getroffen, zumeist unbewusst.

Unsere wirklichen Beobachtungen werden also mit unseren subjektiven Empfindungen vermischt, wobei es uns oft passiert, dass wir unseren ersten Eindruck später revidieren müssen – ein Vorgang, der uns nicht immer leicht fällt. Natürlich machen tagtäglich auch andere Menschen die gleichen Erfahrungen mit uns. Wenn ich die Straßenbahn betrete, werde ich gemustert. Wenn ich den Frisörsalon besuche, werde ich beurteilt. Und wenn ich mich bei einer neuen Firma vorstelle, werde ich eingeschätzt. Es gibt nun einmal Klischees und Erwartungshaltungen in Bezug auf mein Geschlecht, meinen Beruf, meine Sprache und mein Aussehen und ich kann mich entscheiden, inwieweit ich mich in diese Schablonen einfüge oder ganz bewusst dagegensteuere.

Gute Umgangsformen entwickeln sich jedoch nicht von allein, sondern sie erfordern Fingerspitzengefühl und gezielte Beobachtungen. Mir muss also bewusst sein, wo ich mich gerade befinde und wer mein Gegenüber ist. Dabei spielt es keine Rolle, ob Sie als Privatmann oder als Geschäftsfrau auftreten. Ob zu Hause oder im Büro, beide Umgebungen fordern Ihr Einfühlungsvermögen. Wer sich daheim *gehen lässt* und nur auf den eigenen Vorteil achtet, wird auch im Büro Mühe haben, bei den Kollegen oder Kunden anzukommen. Wer nur als

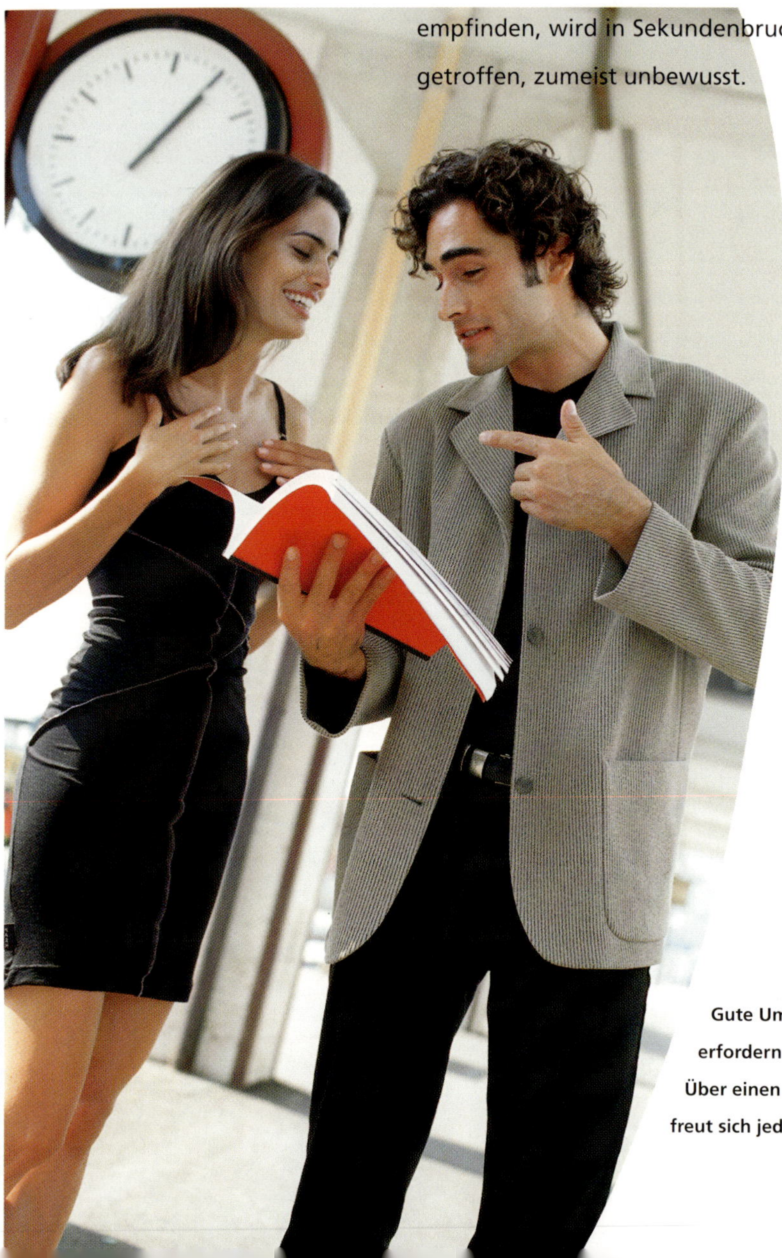

Gute Umgangsformen erfordern etwas Aufmerksamkeit: Über einen guten Tipp freut sich jeder.

FOTO: CARLO COLUCCI

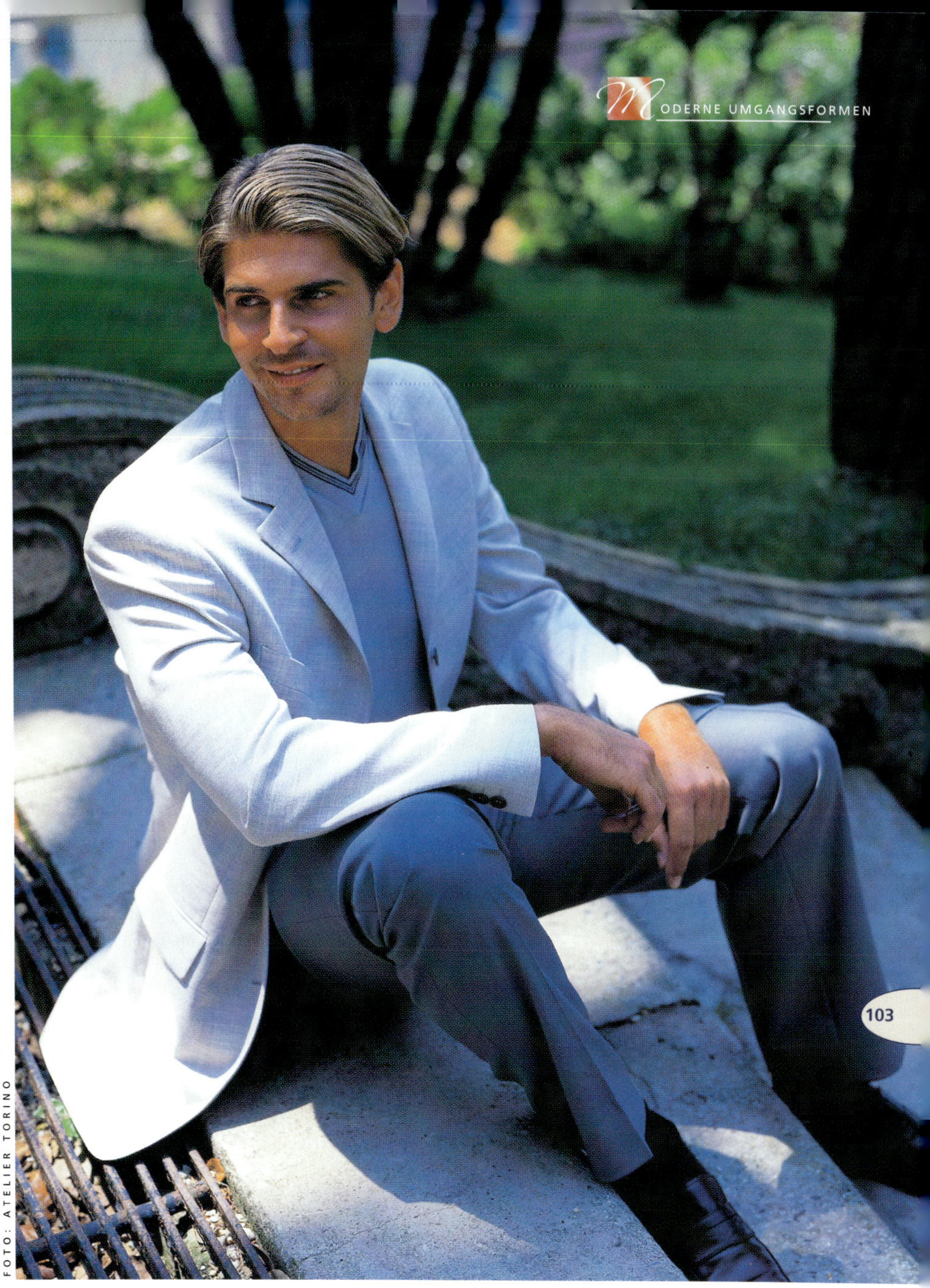

FOTO: ATELIER TORINO

Mittel zum Zweck freundlich ist, wird von seiner Umwelt schnell durchschaut und entsprechend disqualifiziert.

Die erste Voraussetzung für ein harmonisches Verhältnis zur Umwelt ist natürlich, dass Sie auch im Frieden mit sich selbst leben. Ich persönlich habe die Erfahrung gemacht, dass nur eine harmonische Beziehung zum Schöpfer, zu Gott, auf Dauer weiterhilft. Deshalb möchte ich Sie ermutigen, in Ihrer Familie und im Beruf *intakt* zu leben.

Der bekannte Satz „Liebe deinen Nächsten ..." ist für mich keine verstaubte Weisheit, sondern eine tägliche Herausforderung, zumal der Achtung meines Nächsten die Selbstannahme vorausgeht „... wie dich selbst".

Versuchen Sie einmal, nicht immer und überall nur Ihren Vorteil zu sehen und Ihre Wünsche durchzusetzen. Unsere Gesellschaft kann auf Dauer nur im gegenseitigen Geben und Nehmen funktionieren. Zeigen Sie Ihrem Gegenüber möglichst in allen Lebenslagen Ihr Verständnis und signalisieren Sie ihm Hilfsbereitschaft, wenn es die Situation erfordert. Und bitte versuchen Sie auch mit unbequemen Zeitgenossen höflich umzugehen.

Wenn Sie unter diesem Vorzeichen die folgenden Beispiele beachten, werden Sie schnell entdecken, dass gute Umgangsformen wirklich Spaß machen. Sie erleichtern das tägliche Miteinander und helfen Ihnen, auch in schwierigen Situation stilvoll aufzutreten.

Die freundliche Begrüßung

Den Unterschied zwischen Stadt und Land erkennt man am deutlichsten an der Begrüßung. Während sich in der ländlichen 300-Seelen-Gemeinde noch viele auf der Straße ein nettes „Moin" oder „Grüß Gott" zurufen, geht man in Düsseldorf und München meist wortlos aneinander vorüber. Natürlich hätte man viel zu tun, wenn man auf der Kö oder der Maximilianstraße jeden grüßen wollte. Doch auch hier gilt die einfachste Regel der Höflichkeit: Sobald man in einen überschaubaren Raum eintritt oder eine Gruppe antrifft, sollte man grüßen.

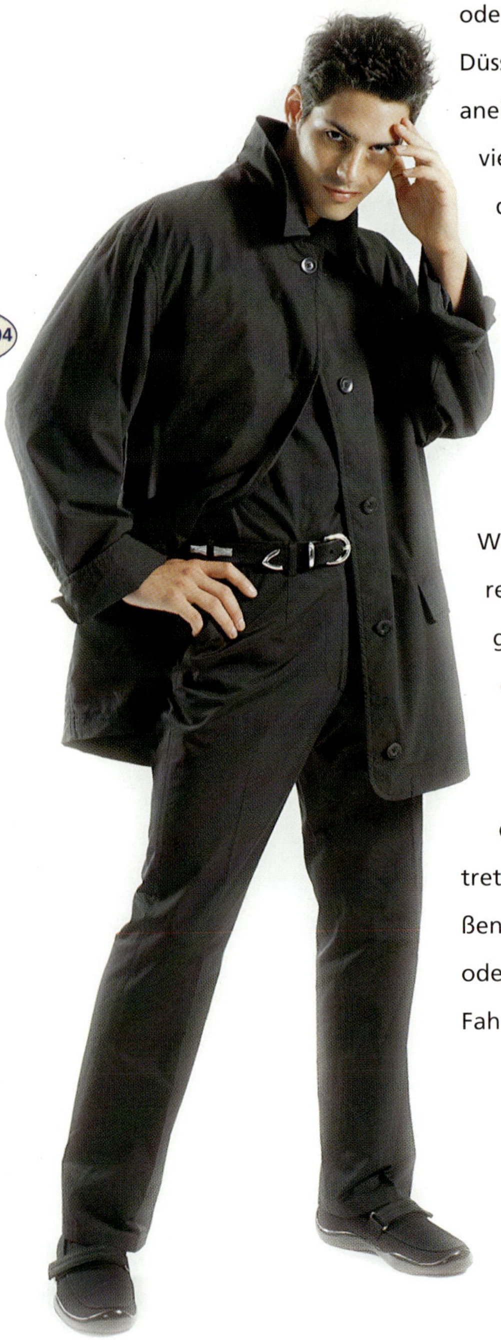

Auch wenn Sie einen Laden oder ein Wartezimmer betreten, gilt die Grundregel, dass der Eintretende zuerst grüßt. Sollten Sie hinter einem Tresen oder einer Theke stehen und der Kunde oder Patient grüßt nicht, werden Sie als Mensch mit Stil sicher diese Regel übergehen und den Eintretenden freundlich willkommen heißen. Auch beim Einsteigen in einen Bus oder ein Flugzeug liegt es an Ihnen, den Fahrer oder die Flugbegleiterin zu grüßen. Das gleiche gilt im Zug, wenn Sie das Abteil betreten, oder auch im Theater und Kino. Es ist einfach höflich, wenn Sie Ihrem Sitznachbarn einen „Guten Tag" wünschen.

Auch im beruflichen Alltag – auf dem Flur oder im Fahrstuhl – ist ein freundliches „Guten Morgen" angebracht. Mit diesen einfachen Worten sorgen Sie für eine spürbare Verbesserung des Betriebsklimas, selbst wenn andere Ihren Gruß nicht erwidern oder muffelig reagieren.

Dabei spielt es keine Rolle, ob Sie den Kollegen oder Fremden kennen. Ein netter Gruß ist nie verkehrt, es sei denn, man begegnet sich mehrfach innerhalb nur kurzer Zeit. Dann reicht auch ein freundliches Zunicken oder ein sympathischer Blick.

Doch wer grüßt wen? Im gesellschaftlichen Miteinander gilt immer noch die alte Regel:

- Der Mann grüßt zuerst die Dame.
- Der Jüngere grüßt den Älteren.
- Der Einzelne grüßt die Gruppe.

Im beruflichen Alltag gilt außerdem die Regel:

- Der Mitarbeiter grüßt zuerst den Kunden.
- Der Rangniedere grüßt den Ranghöheren.

Als kluger Chef sollten Sie diese Regel auflockern und Ihren Mitarbeiter grüßen, wenn Sie ihn zuerst sehen. Diese Variante

„wer den anderen zuerst sieht, grüßt“ setzt sich nach und nach auch im Privatleben durch, Sie können also als Dame, als Älterer oder als Vorgesetzter jederzeit die Regeln aufheben und zuerst grüßen. Gute Umgangsformen zu haben heißt, die Spielregeln zu kennen, aber nicht unbedingt darauf zu bestehen.

Nach diesen grundsätzlichen Regeln nun noch einige Bemerkungen zum Händeschütteln. Hier ist die Reihenfolge umgekehrt: Wer begrüßt wird, reicht zuerst die Hand. Er kann es aber auch sein lassen – das ist ganz allein seine Entscheidung. Beispiel: Sie grüßen Ihren Chef. Er erwidert den Gruß und entscheidet, ob er Ihnen die Hand reicht oder nicht. Beide Varianten sind weder unhöflich noch besonders höflich. Dies gilt auch, wenn Sie als Mann eine Frau begrüßen. Auch hier liegt es an der Dame, ob sie Ihnen die Hand reicht oder nur verbal grüßt.

Wenn sich zwei Paare begrüßen, gibt es oft ein peinliches Durcheinander, vor allem dann, wenn sich die Hände überkreuzen. Deshalb gilt auch hier die einfache Spielregel: Zuerst reichen sich die Frauen die Hand, dann die Frau dem Mann und schließlich die Männer. Und damit die ganze Begrüßung stilgerecht abläuft, sollte die Frau rechts vom Mann stehen – also an seiner *Ehrenseite*.

Auch heute gilt es immer noch als Fauxpas, wenn man eine ausgestreckte Hand nicht ergreift. Und selbst wenn der Herr von gegenüber als Erster Ihre zarte Hand ergreift, sollten Sie *damenhaft* seinen Händedruck nicht verweigern. Genauso stillos wäre ein belehrendes „Das gehört sich aber nicht“.

Eine besondere Regelung gilt im Kontakt mit Kunden. Hier begegnen sich Chef und Besucher auf einer Ebene. Wenn der Kunde eintritt, sollten Sie aufstehen und ihn so auf seiner Ebene begrüßen. Genauso selbstverständlich werden Sie Ihrem Kunden einen Platz anbieten und sich anschließend zu ihm setzen, anstatt stehend auf ihn einzureden. Wenn Sie als Frau einen männlichen Kunden begrüßen, sollten Sie ebenfalls aufstehen und ihn willkommen heißen. Dabei ist in unserem Kulturkreis das Händeschütteln immer noch ein gängiger Brauch, um die anfängliche Distanz zu überwinden.

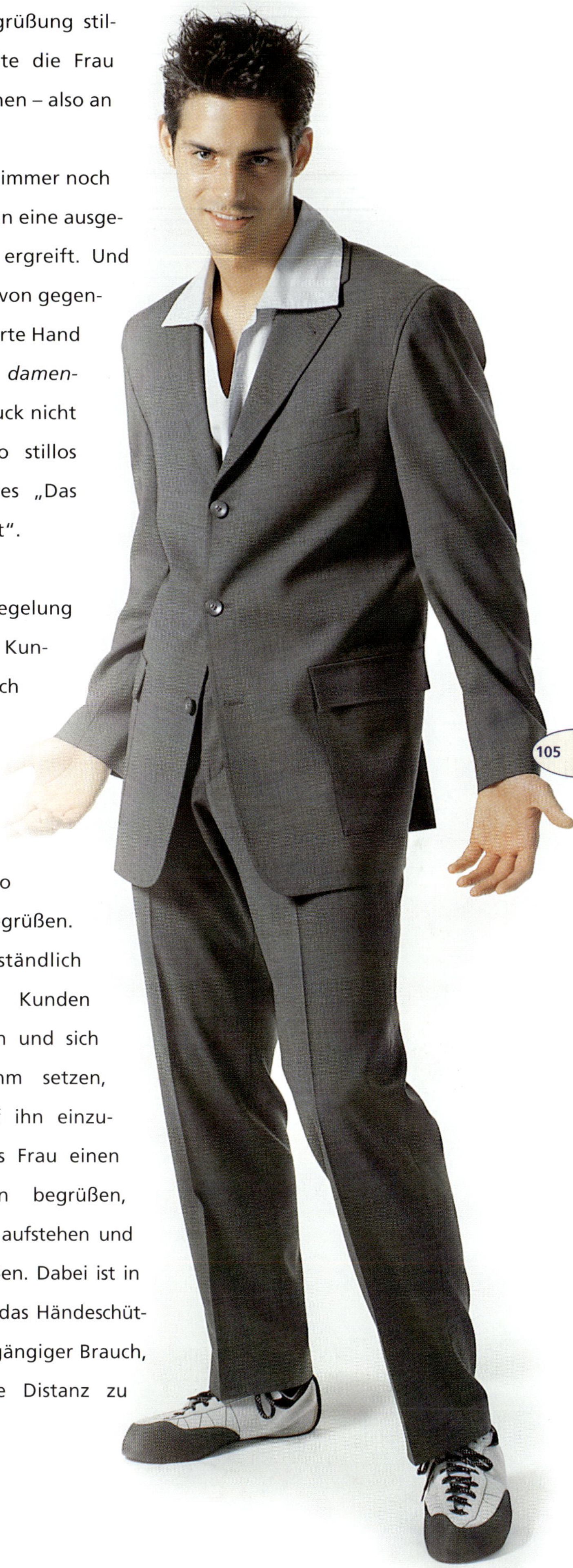

Die beste Vorstellung

Das offizielle Vorstellen gibt es heute kaum noch, außer bei Staatsempfängen oder im geschäftlichen Bereich. Dieser förmliche Akt wird außerdem noch bei Kongressen praktiziert, wenn der Redner dem Publikum vorgestellt wird oder wenn bei einem offiziellen Empfang die Gäste dem Gastgeber vorgestellt werden.

Im Privatleben und im beruflichen Alltag macht man sich dagegen bekannt oder wird miteinander bekannt gemacht. Dieses Bekanntmachen sollte möglichst natürlich ablaufen. Die alten Floskeln „Darf ich vorstellen?" oder „Gestatten Sie, mein Name ist ..." sind nicht mehr zeitgemäß. Sagen Sie lieber ganz einfach: „Guten Tag, ich bin Peter Albrecht" oder „Das ist meine Frau Claudia." Als Antwort können Sie erwidern: „Guten Abend, Frau Albrecht" oder „Herzlich willkommen, Herr Albrecht." Diese neutralen Formulierungen wirken nicht so gestelzt wie „angenehm, Meier" oder „sehr erfreut". Und bitte denken Sie daran, Ihren Ehepartner heutzutage nicht als „Gemahlin" oder „Gatten" bekannt zu machen.

Beim offiziellen Vorstellen und beim formlosen Bekanntmachen gibt es eine Grundregel:

Der *König*, also der Ranghöhere, erfährt zuerst die *frohe Kunde*, das heißt den Namen des *Rangniederen*.

Der *König* bzw. die *Königin* sind beim Bekanntmachen im *Privatleben* immer ältere Menschen und Frauen.

Ein Beispiel:
„Opa, das ist der Nachhilfelehrer von Tobias, Herr Schuster."
„Herr Schuster, das ist mein Großvater, Herr Prick."

Im *beruflichen Leben* haben immer Vorgesetzte und Kunden den Vorrang. Hier spielen Geschlecht und Alter keine Rolle, sondern allein der Rang, denn im Zeitalter der Gleichberechtigung gibt es mittlerweile genügend Abteilungsleiterinnen und junge Chefs.

Ein Beispiel:
„Herr (Direktor) Hofmann, das ist unsere neue Buchhalterin, Frau Zehner."
„Frau Zehner, das ist der Vorstand unseres Unternehmens, Herr Hofmann."

Ob Direktor Hofmann dabei die Hand reicht, ist seine Entscheidung, aber als herzliche Geste wird er es sicherlich tun.

Bei Partys oder Geburtstagsfeiern sollten Sie als Gastgeber mit den hinzukommenden Gästen „die Runde drehen", das heißt, Ihre Gäste miteinander bekannt machen. Bei größeren Feierlichkeiten ist dies meist nicht praktikabel, deshalb müssen Sie sich als Gast selbst vorstellen. Und damit sich Ihr Gegenüber Ihren Namen leichter einprägen kann, sollten Sie sich die Mühe machen, langsam und deutlich zu sprechen: „Guten Abend, ich heiße …" Natürlich nennen Sie Ihren Vor- und Nachnamen. Die oft verwendeten Kurzformen „Ich bin Frau Schulz" oder „Müller, angenehm" sollten Sie sich hingegen lieber abgewöhnen. Schließlich möchte man auch Ihren Vornamen erfahren, vor allem dann, wenn es noch andere Zeitgenossen mit dem gleichen Nachnamen gibt.

Je nach Anlass sollten Sie außerdem noch einige Zusatzinformationen anfügen, damit sich Ihr Gegenüber leichter den Namen merken kann. Zum Beispiel „Guten Tag, ich bin Jürgen Meyer. Ich bin mit … (dem Gastgeber) im Reitverein" oder „Ich bin der neue Buchhalter" oder „Ich bin der Nachbar."

Übrigens können Sie ohne weiteres nachfragen, wenn Sie den Namen nicht richtig verstanden haben. Lieber gleich fragen, als nach einer halbstündigen Unterhaltung: „Wie war doch noch der Name?" – zumal *war* auf einen überraschenden Todesfall hindeuten könnte. Besser ist es, wenn Sie sich kurz entschuldigen: „Verzeihung, würden Sie bitte Ihren Namen wiederholen? Ich habe ihn leider nicht richtig verstanden." Damit signalisieren Sie Ihrem Gegenüber, dass Sie Interesse an ihm haben. Sie möchten ihn gerne *persönlich*, also mit seinem Namen ansprechen. Als kleine Gedächtnisstütze ist es sicher hilfreich, wenn Sie beim Bekanntmachen direkt den Namen Ihres Gesprächspartners wiederholen: „Guten Abend, Frau Wood-Marks. Ich bin …"

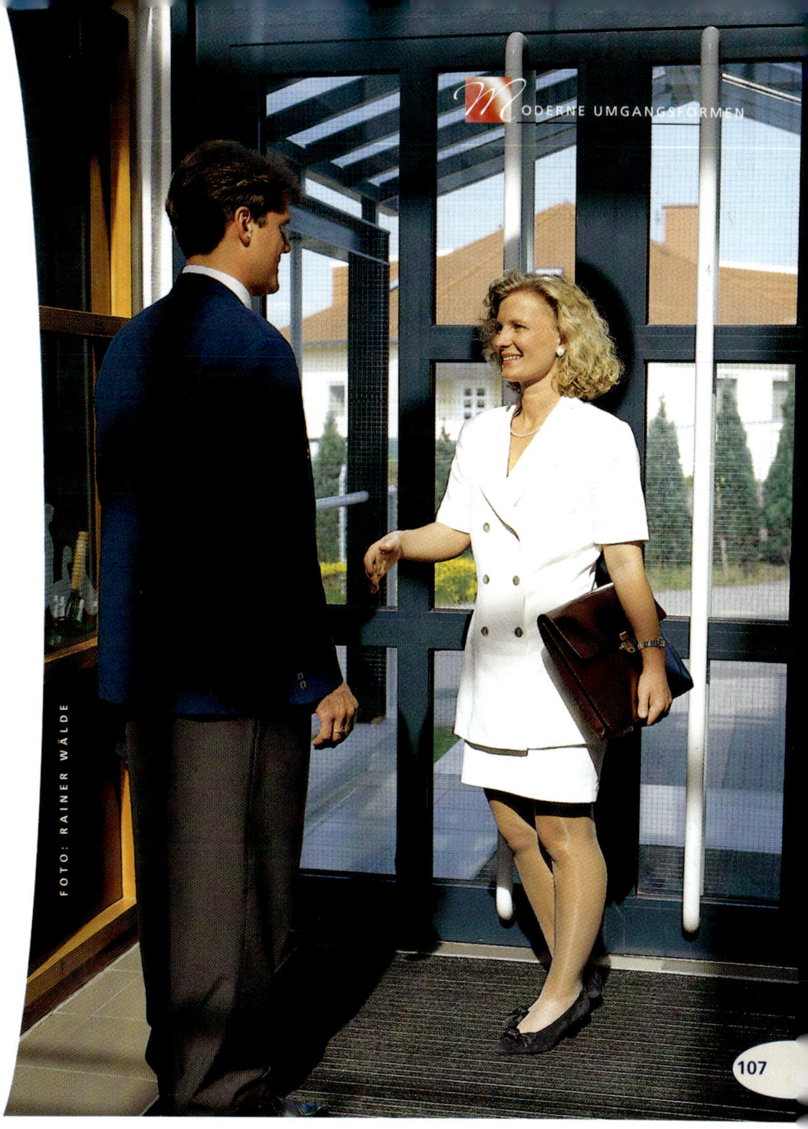

Das persönliche Vorstellen läuft heute sehr natürlich ab: „Guten Tag, ich bin …" Bitte achten Sie als Mann darauf, ob Ihnen die Dame zur Begrüßung die Hand reicht. Beim Bekanntmachen hat sie grundsätzlich den Vorzug.

Moderne Verkehrs-Regeln

Seit Ritter Kunibert das nette Burgfräulein auf seiner rechten Seite gehen ließ, um sie vor den mittelalterlichen Gefahren zu bewahren, gehen auch die Kavaliere unserer Tage links von ihrer Dame. Da der heutige Mann von Welt auf seiner linken Seite statt eines Schwertes höchstens noch einen Regenschirm trägt, wurde auch die Regel von der so genannten Ehrenseite erweitert. Demnach geht der Mann auf einem Gehweg grundsätzlich auf der Straßenseite, um seine Partnerin – zumindest symbolisch – vor den Gefahren des Straßenverkehrs zu schützen. Gerade bei Engpässen weicht er auf die Straße aus, während sie weiterhin auf dem Trottoir promenieren kann. Und falls es regnet, trägt der Mann den Schirm, während sie sich bei ihm einhakt.

Wenn Sie mit Ihrer Ehefrau und deren Mutter unterwegs sind, gilt diese Regel ebenfalls. Nur in der Fußgängerzone oder auf einer breiten Promenade nehmen die Damen den Herrn in die Mitte. Sollte es dabei zu Engpässen kommen, geht der Mann schützend voran.

Genauso haben sich auf der Treppe die Umgangsformen gewandelt. Die alte Regel: „Der Mann geht eine Stufe voran, damit er der Dame nicht unter den Rock sieht", wurde im Zeitalter der Jeans aufgehoben. Heute gilt das Gefahren-Prinzip: Die Frau geht eine Stufe vor dem Mann nach oben, damit er sie bei einem Ausrutscher halten kann. Voraussetzung ist natürlich, dass der Mann ihr aufmerksam folgt, um im Falle eines Falles schnell helfen zu können. Aus diesem Grund geht der Herr auch beim Abstieg voran, damit sich die Dame notfalls auf seiner Schulter abstützen kann.

Beide Grundregeln gelten ebenso für das Ein- und Aussteigen in öffentliche Verkehrsmittel. Ob im Zug, in der Straßenbahn oder dem Omnibus – grundsätzlich lässt der Mann beim Einsteigen der Frau den Vortritt. Dabei ist es unerheblich, ob es seine Ehefrau oder eine fremde Dame ist.

Auch in der Hauptverkehrszeit kann man immer noch nette Männer beobachten, die einer älteren Dame ihren Sitzplatz anbieten. Doch unter jüngeren Berufstätigen und Gleichaltrigen gilt die Regel „Er macht ihr Platz" heute nicht mehr. Hier wird die Gleichberechtigung in der Stehplatz-Vergabe deutlich sichtbar. Trotzdem sollte es selbstverständlich sein, dass ein jüngerer Mann und auch eine junge Frau aufstehen, um einem gebrechlichen oder wesentlich älteren Fahrgast einen Platz anzubieten.

Ein sensibles Thema ist nach wie vor der Kontakt mit Behinderten in der Öffentlichkeit. Viele sind unsicher, wie sie in alltäglichen Situationen mit behinderten Menschen umgehen sollen. Ich selbst habe gute Erfahrungen damit gemacht, die Begegnungen so normal wie möglich zu gestalten. Mitleidige Blicke oder Worte helfen Behinderten nicht weiter, doch mit etwas Aufmerksamkeit und praktischer Hilfe können wir viel zu ihrer Integration beitragen.

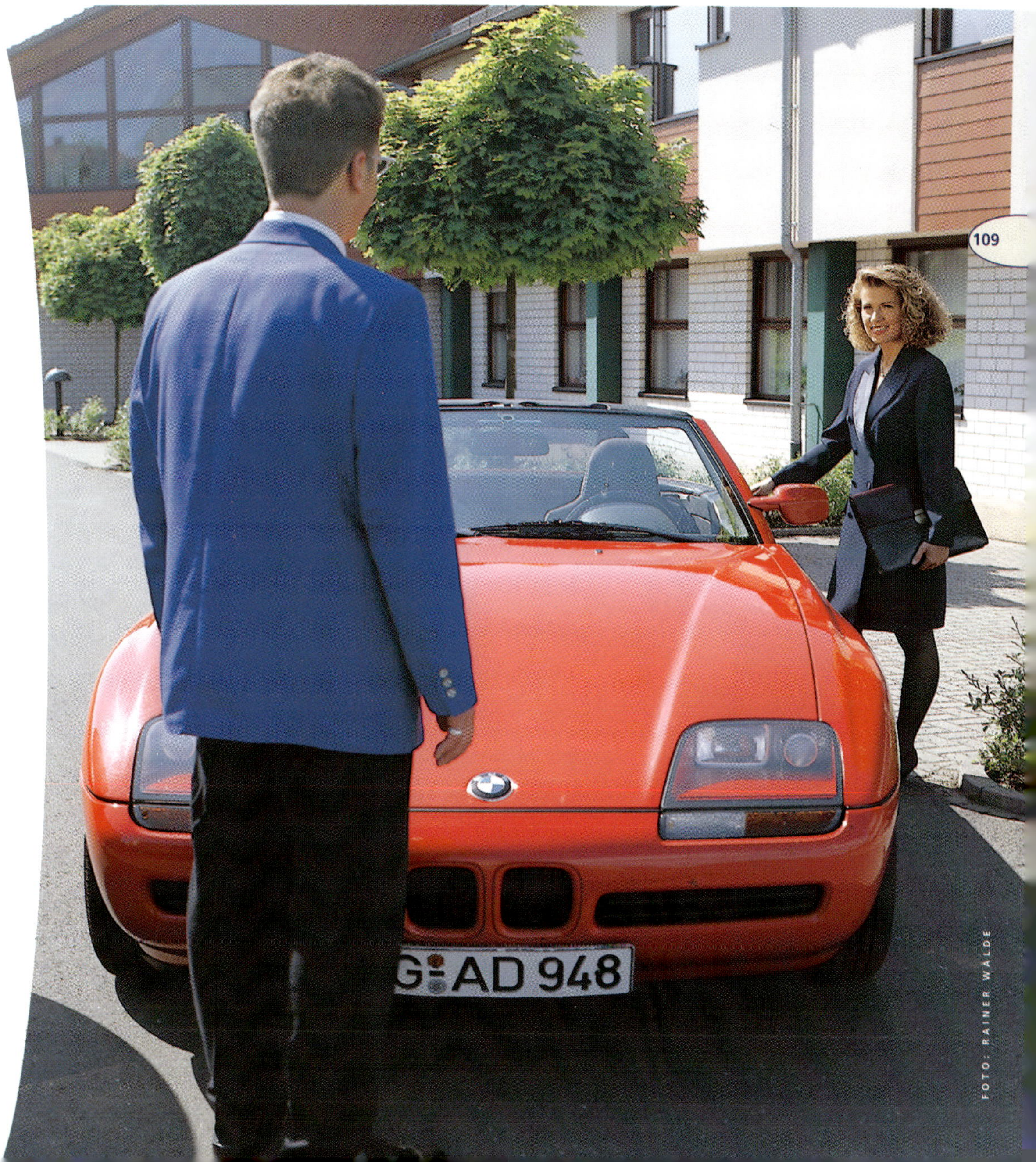

FOTO: RAINER WÄLDE

Lernen Sie eine gepflegte Körpersprache

Der Redner ist gut vorbereitet, sein Thema ausgesprochen interessant. Gespannt sitzen Sie in der achten Reihe und merken schon nach wenigen Worten: Irgendetwas stimmt nicht – der verlegene Griff an die Nase, das häufige Räuspern, der unruhige Blick ins Publikum. Sie bemerken plötzlich, dass Sie den Faden verloren haben, ihm gar nicht mehr richtig zuhören, so sehr werden Sie von seiner nervösen Körpersprache abgelenkt.

In einem Gespräch werden rund 50 % der ankommenden Informationen über die Körpersprache vermittelt. Aufgrund der Gestik und Körperhaltung entscheiden wir, ob uns der Andere sympathisch ist und ob wir seinen Worten Glauben schenken. Auch die Stimmung des Gesprächs, die Atmosphäre, wird nur zur Hälfte über die ausgesprochenen Worte gesteuert. Die andere Hälfte unserer Eindrücke liefern uns Mimik und Körperhaltung. Denken Sie nur daran, wie Sie Zorn oder Trauer ausdrücken. Ein „Ich liebe dich" mit geballten Fäusten und finsterem Gesichtsausdruck führt ebenso zu Irritationen wie ein lächelndes „Ich kann dich nicht leiden."

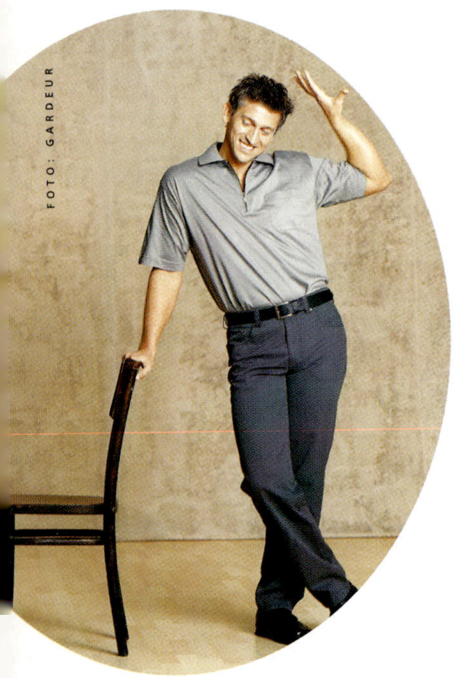

FOTO: GARDEUR

Erstaunlich viel verrät auch unser Gang und unsere Körperhaltung über unsere Persönlichkeit. Wenn eine Frau ihre Beine übereinanderschlägt und dabei mit den Augen klimpert, wirkt sie meist erotisch. Dagegen wird ein Mann mit hängenden Schultern und schlurfendem Schritt schnell als unsportlicher *Softie* eingestuft.

Haben Sie schon einmal Ihre eigene Körperhaltung überprüft, wenn Sie jemanden unsympathisch finden? Vielleicht machen Sie sich noch die Mühe und wollen mit einem aufgesetzten Lächeln Ihre Gefühle verschleiern, doch Ihr Körper spricht eine andere Sprache: Sie verschränken Ihre Arme, treten etwas zurück und vermeiden häufigen Blickkontakt.

Um in allen Lebenslagen Stil zu beweisen, sollten Sie ganz bewusst lernen, Ihre Körpersprache zu beherrschen. Kontrollieren Sie einmal vor einem Spiegel

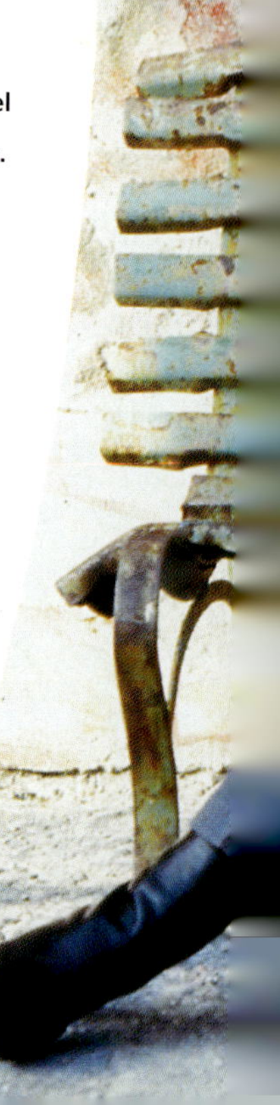

Die Körpersprache verrät sehr viel über die Persönlichkeit.

Ihre Haltung und Ihren Gang. Versuchen Sie, aufrecht und selbstsicher zu gehen und achten Sie dabei auf Ihren Gesichtsausdruck. Ein fester Gang signalisiert Ruhe und Lässigkeit, selbst wenn Sie vor einem schwierigen Gespräch stehen. Auch der richtige Händedruck – spürbar fest, aber nicht hart zupackend – zeugt von Selbstbewusstsein.

Wenn Sie in einer Gruppe oder auf einem Podium stehen, sollten Sie beide Beine für einen festen Stand nutzen. Vermeiden Sie dabei, (vor Aufregung) ständig vom Standbein auf das Spielbein zu wechseln. Ihre Hände können Sie beim Zuhören locker hängen lassen, doch beim Sprechen sollten sie mit leicht unterstützender Gestik eingesetzt werden. Vor der Brust verschränkte Arme signalisieren dagegen Ablehnung und Distanz.

Noch ein Wort zur Hosentasche: Als Frau sollten Sie Ihre Hand grundsätzlich nie in die Hosentasche stecken. Wenn

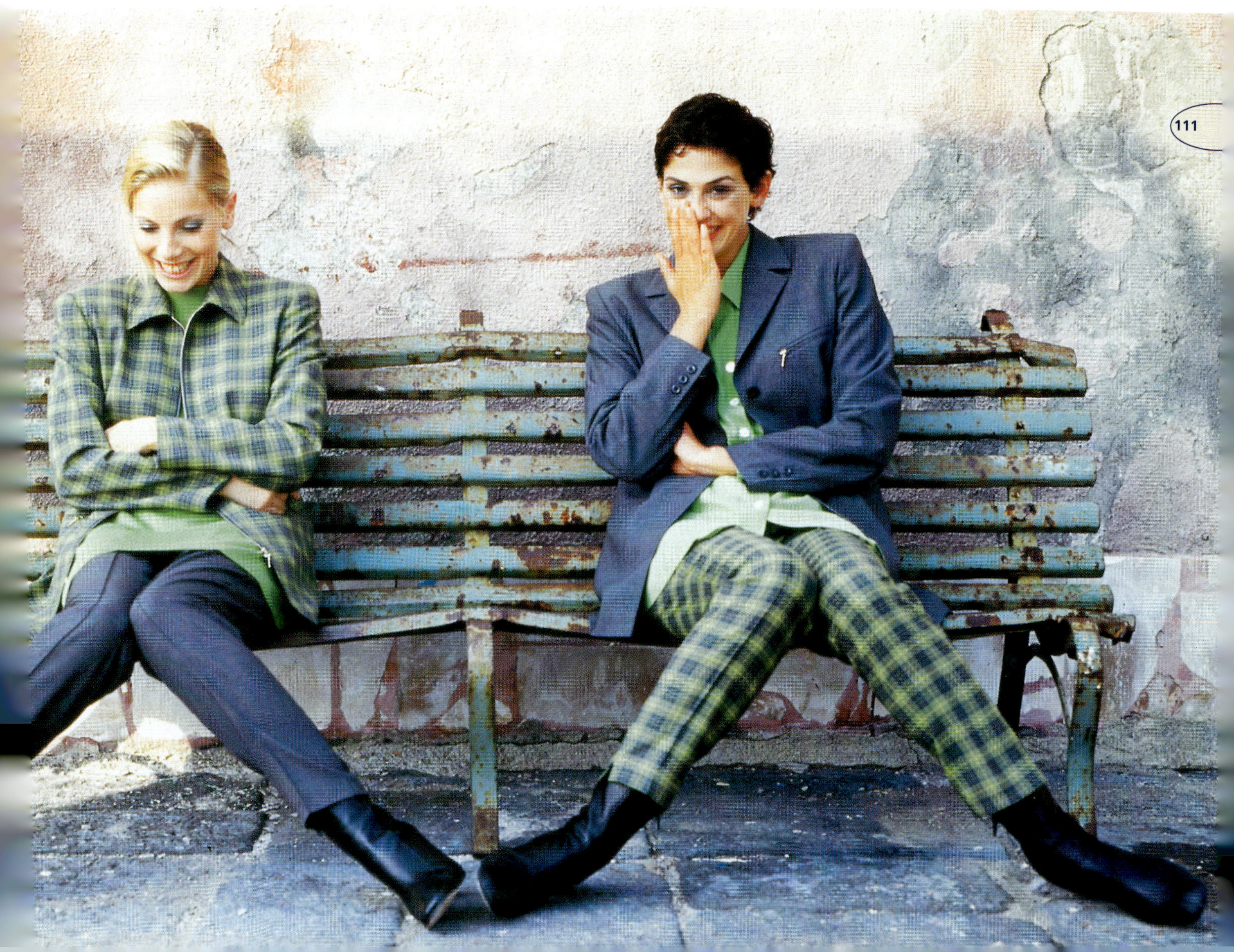

Sie einen Blazer tragen, können Sie bei einem längeren Gespräch im Stehen kurz Ihre Hand in die Jackentasche stecken. Bei Männern ist es jedoch umgekehrt: Nie die Hand in die Jacketttasche, aber eventuell kurz in die Hosentasche. So vermeiden Sie, dass Ihr Gegenüber intuitiv denkt: „Der hat etwas (seine Hand) zu verbergen."

Und bitte halten Sie stets Blickkontakt. In einer Gesprächsrunde sollten Sie demjenigen, der gerade spricht, grundsätzlich Ihre Aufmerksamkeit schenken, ohne ihn aber dabei zu hypnotisieren. Ein kurzer, aber direkter Blickkontakt reicht aus. Und bitte beziehen Sie auch die umstehenden Personen „optisch" mit ein, oder – besonders wenn Sie Gastgeber sind – auch sprachlich: „Waren Sie auch schon mal auf Korsika, Frau Höfs?"

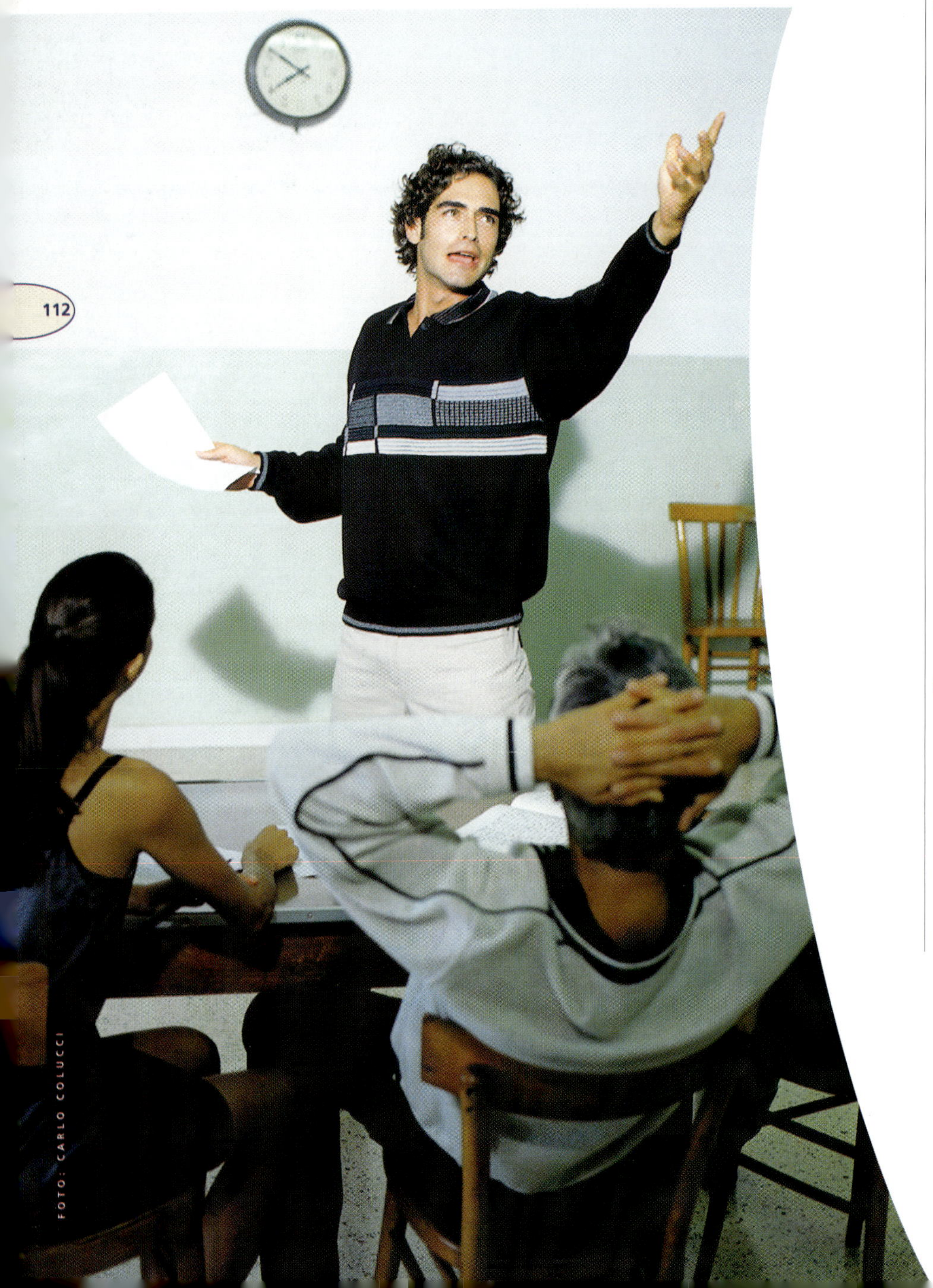

FOTO: CARLO COLUCCI

Beim Sitzen spricht Ihre Körperhaltung ebenfalls eine deutliche Sprache. Wenn Sie sich im Gespräch zurücklehnen und dabei Ihre Arme hinter dem Kopf verschränken, signalisieren Sie Überlegenheit. Eine breitbeinige Sitzhaltung wirkt nicht vorteilhaft und drückt bei Frauen wie Männern einen leichtfertigen Umgang mit Sexualität aus. Bei Damen ist gerade im Rock eine Sitzhaltung von Vorteil, bei der die Beine parallel zueinander in einer leichten S-Form angewinkelt werden. In einer Hose können Sie Ihre Haltung leichter wechseln.

Leicht übergeschlagene Beine sehen bei Männern wie Frauen positiv aus, sofern man keine *freigelegten* Waden sieht, weil die Strümpfe zu kurz sind. Ungünstig wirkt es auch bei Herren, wenn sie ihre Beine so überschlagen, dass ihr Knöchel auf dem Knie liegt, denn mit dieser Haltung drücken sie Ablehnung gegenüber ihrem Gesprächspartner aus.

Ganz wichtig ist auch im Sitzen die Sprache Ihrer Hände. Bitte halten Sie sich nicht krampfhaft an der Armlehne oder Ihrer Handtasche fest, sondern legen Sie Ihre Hände locker auf Ihre Schenkel oder Stuhllehne, um so Offenheit zu signalisieren.

Und schließlich sind da noch Stimme und Gesichtsausdruck: Viele Menschen erschrecken, wenn sie zum ersten Mal eine Ton- oder Videoaufnahme von sich sehen bzw. hören: „Schrecklich, wie ich gucke! Und die Stimme! Klinge ich wirklich so schlimm?" Natürlich hat nicht jeder von uns eine sonore Radiostimme, und doch drücken wir mit unserer Sprechgeschwindigkeit und unserer Atmung viel von unserer momentanen Stimmung aus.

Es muss nicht gleich ein öffentlicher Vortrag sein, der uns in Aufregung versetzt, denn bereits bei der Begrüßung von fremden Gästen kann unsere Stimme leider zu zittern beginnen. Hier helfen ein paar kleine Tricks, um die Anspannung zu mildern. Konzentrieren Sie sich vor der Begrüßung der Gäste kurz auf einen positiven Aspekt: „Ich freue mich auf den Besuch der beiden, weil ..." Diese positive Erwartungshaltung überträgt sich dann auch auf den spannenden ersten Moment. Und wenn Sie einmal eine Tischrede oder einen Vortrag zu halten haben, sollten Sie sich vorab einen humorvollen Einstiegssatz überlegen, der die Spannung des ersten Moments durch einen kleinen Lacher auflöst. Vor vielen Menschen hilft es auch, wenn Sie zu Anfang einen Ihnen sympathischen Menschen ansehen und ganz persönlich zu ihr oder ihm sprechen.

Bitte kontrollieren Sie doch einmal in einem kleinen Gesprächskreis, wie Ihre Stimme wirkt, oder bitten Sie gute Freunde um eine Beurteilung. Wenn Ihre Stimme schrill und schnell klingt, verrät dies Anspannung. Ist Ihre Sprache eher monoton und gleichförmig, geben Sie damit Rückschlüsse auch über Ihre Person. Und ein unruhiger Sprachrhythmus drückt Unsicherheit aus. Wenn eines dieser Charakteristika auf Sie zutrifft, sollten Sie unbedingt an Ihrer Stimme arbeiten. Denn eine natürliche und angenehme Stimmlage ist nicht grundsätzlich angeboren. Viele Zeitgenossen, die heute in der Öffentlichkeit brillieren, haben früher gestottert oder genuschelt und erst durch ein bewusstes Training ihren sprachlichen Ausdruck verbessert.

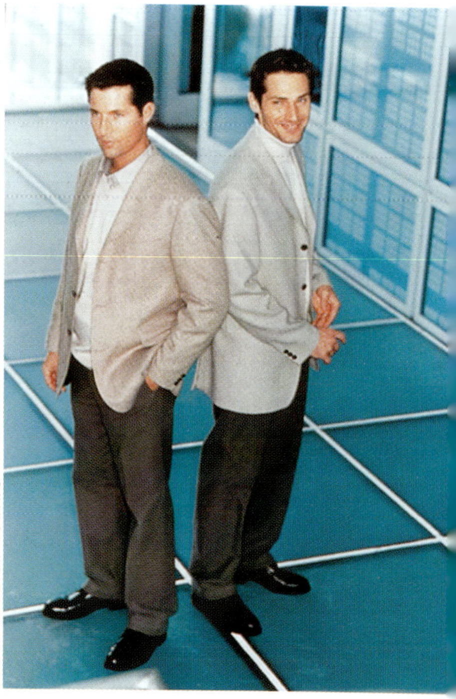

FOTO: ATELIER TORINO

Zwei Hände in der Jacketttasche sehen nicht gut aus. Besser ist eine Hand in der Hosentasche.

Worauf Personalchefs achten

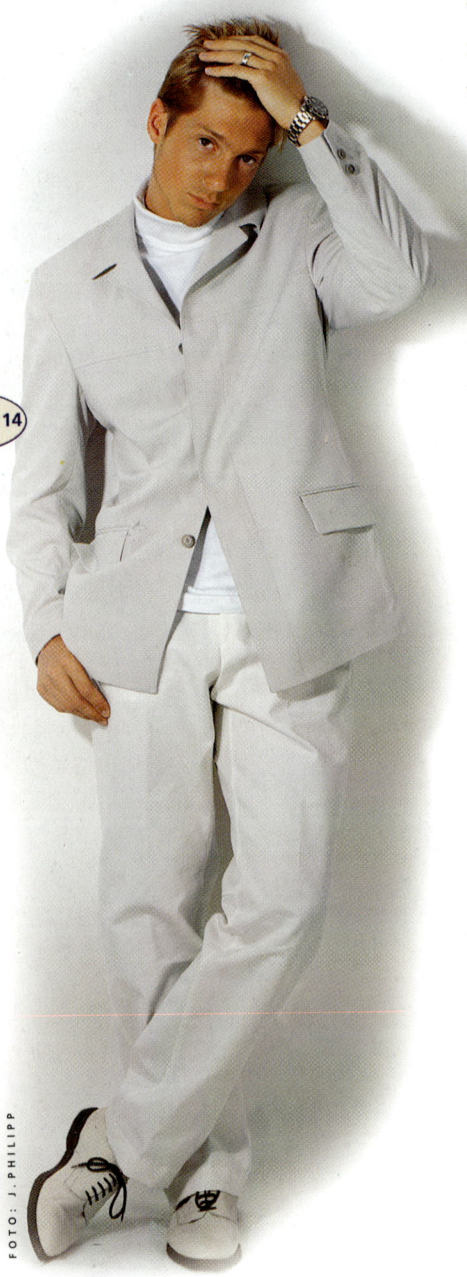

FOTO: J. PHILIPP

Bei einer Umfrage unter Personalchefs von großen Unternehmen gaben diese an, dass sie bei Einstellungsgesprächen zunehmend auf Äußerlichkeiten achten: Wenn sich mehrere fachlich gleich gute Bewerber um eine Stelle bewerben, zählt der *Sympathiefaktor*. Das heißt: Wer tritt selbstsicher auf und hat gute Umgangsformen? Welcher Bewerber hat ein überzeugendes und gepflegtes Äußeres? Und als weitere Kriterien nannten die Personalmanager:

- offene Ausstrahlung
- Kollegialität
- Tolerieren anderer Meinungen
- Selbstbeherrschung
- zuhören können
- hohe Flexibilität.

Interessanterweise wiesen fast alle Entscheidungsträger darauf hin, dass es bei der Einstellung nicht um die Farbe des Kostüms oder den Schnitt des Anzugs geht. Viel wichtiger finden sie, dass der Bewerber seine Persönlichkeit überzeugend darstellt. Eine originelle Kombination deutet auf Kreativität hin, ein seriöser Anzug verspricht Zuverlässigkeit, doch darüber hinaus werden die Umgangsformen geprüft: Wie ist der Händedruck? Schaut einem die Bewerberin trotz aller Aufregung ruhig in die Augen? Hat sie Ausstrahlung, besitzt sie Herzenswärme? Hat sie Humor?

Gerade im täglichen Umgang mit Kollegen und Kunden spielt die positive Ausstrahlung eine entscheidende Rolle. Jeder Mitarbeiter prägt mit seiner persönlichen Art das Betriebsklima, sorgt für Atmosphäre und Erfolg. Deshalb passt nicht jeder Bewerber gleich gut in eine Firma. Für ein sachliches Unternehmen, bei dem es auf Seriosität ankommt, wäre ein extrovertierter und flippiger Mitarbeiter ein Fehlgriff. Eine kreative Werbeagentur dagegen braucht in der Regel nur einen zurückhaltenden Buchhalter, die anderen Positionen werden meist mit ausgefallenen Typen besetzt.

Deshalb sollten Sie sich schon beim ersten Gespräch nicht verstellen, sondern ganz natürlich auftreten. Selbst auf die Gefahr hin, dass Sie – so sehr es auch schmerzen mag – den Job nicht bekommen. Doch eine frühzeitige Absage ist besser als eine späte Erkenntnis in der Probezeit. Schließlich gibt es genügend andere Firmen, in deren Philosophie und Atmosphäre Ihre ganz persönliche Art und Qualifikation besser passen.

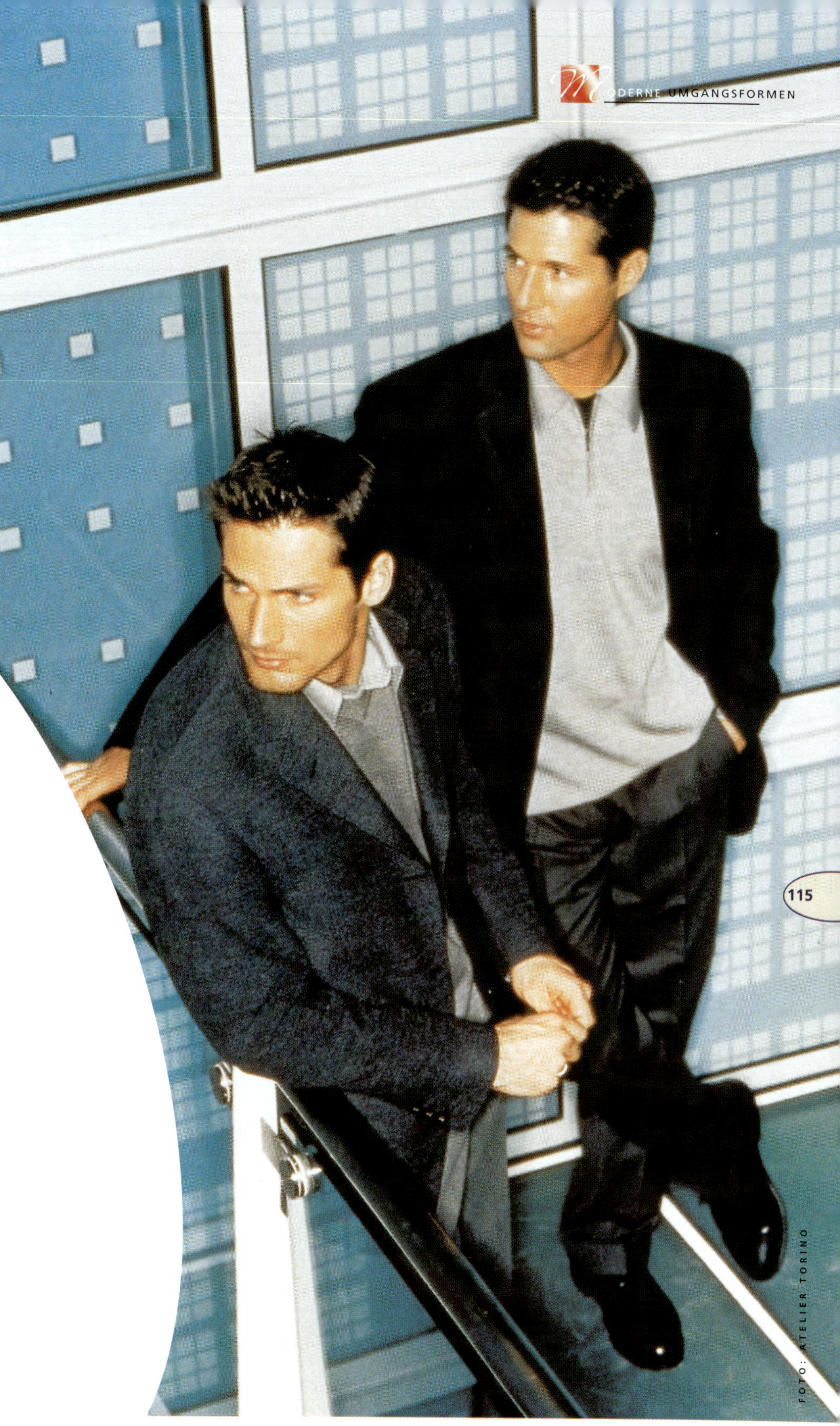

FOTO: ATELIER TORINO

Wie läuft ein stilvolles Vorstellungsgespräch im Detail ab? Gerade bei Berufsanfängern, aber auch bei kleinen Firmen, die keine spezielle Personalabteilung unterhalten, gibt es hier immer wieder Unsicherheiten. Schon bei der Einladung sollten Sie dem Bewerber neben Datum und Uhrzeit auch die geplante Dauer des Gespräches mitteilen. Zum guten Stil gehört es auch, den Namen eines Ansprechpartners mitzuteilen und vorab eine Fahrtkostenerstattung zuzusichern. Bei Bewerbern mit einer weiten Anreise sollten Sie den Termin so wählen, dass der Bewerber am gleichen Tag an- und abreisen kann. Wenn dies nicht möglich ist, sollten Sie ein Hotel vorschlagen und die Kostenübernahme anbieten.

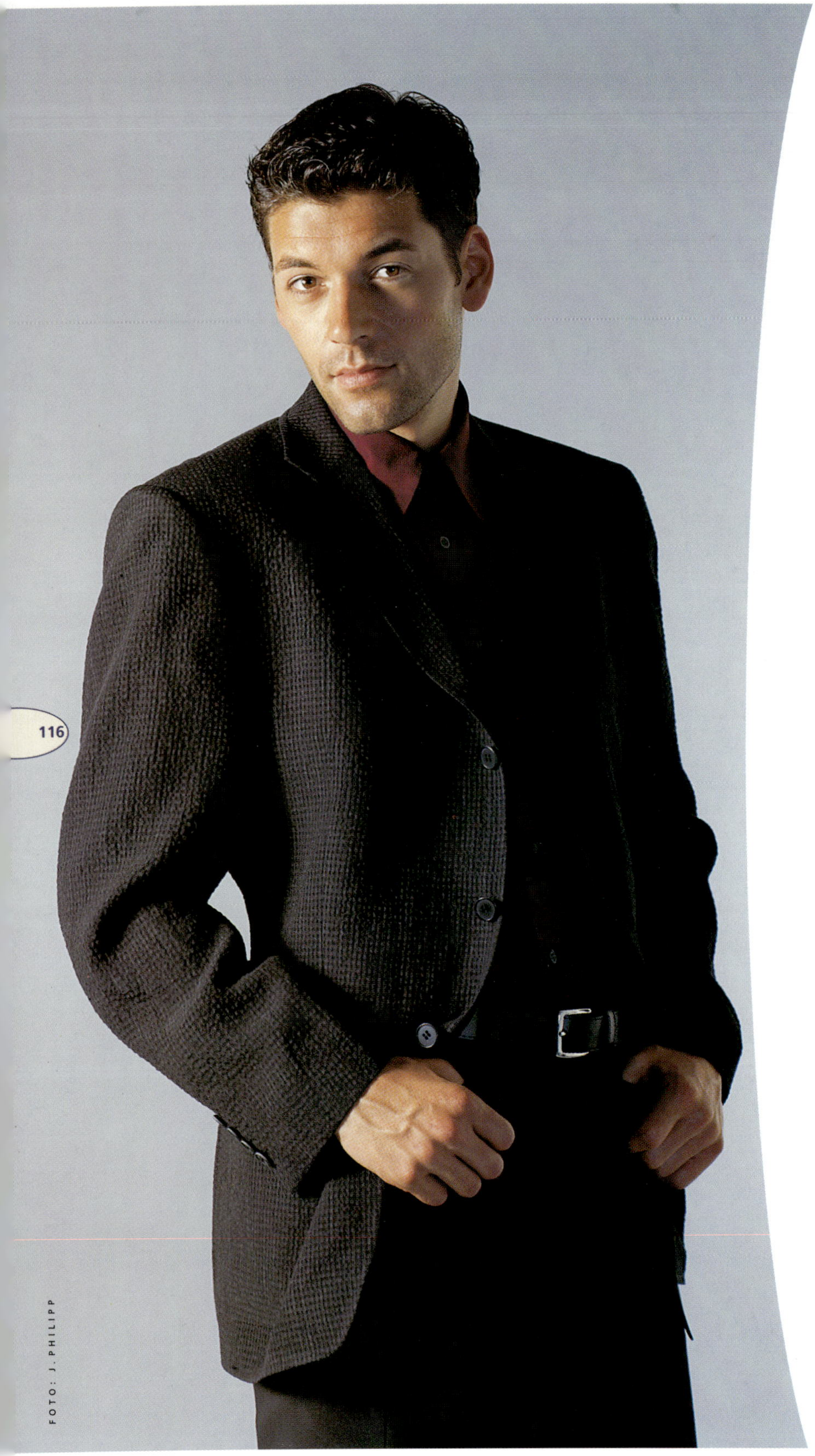

Als Bewerber sollten Sie sich schon frühzeitig vor dem Gesprächstermin überlegen, was Sie an diesem Tag anziehen, und nicht erst zehn Minuten vor Abfahrt. Schließlich zählt Ihr *Outfit* bei der Vorstellung mit zu den wichtigen Kriterien, die bestimmen, ob Sie den Job kriegen oder nicht. Falls Sie bei der Kleiderwahl unsicher sind oder bei mehrfachen Vorstellungsgesprächen keinen Erfolg erzielen, sollten Sie sich nicht scheuen, eine professionelle Typberaterin aufzusuchen. Sie kann Ihnen in einer zwei- bis dreistündigen Beratung wertvolle Tipps geben, wie Sie Ihren Typ vorteilhaft unterstreichen und Ihren persönlichen Stil erfolgreich ausdrücken.

Pünktlichkeit gehört am Bewerbungstag für beide Seiten zum guten Ton. Planen Sie Ihre Anreise und auch die vorherigen Termine so, dass Sie mit dem Gespräch pünktlich beginnen können, denn Wartezeiten verursachen beim Bewerber eine unnötige Spannung und sind schlicht unhöflich. Bei mittleren und großen Unternehmen sollte auch die Rezeption oder der Pförtner informiert sein und den Bewerber auf ein Wartezimmer hinweisen. Eine besonders gute Unternehmenskultur beweisen Sie, wenn Sie einen Mitarbeiter dafür abstellen, dass er den Bewerber empfängt, ihm Mantel oder Jacke abnimmt und ihn zum Besprechungszimmer führt.

Als Bewerber sollten Sie beim Eintreten in das Zimmer warten, bis Ihnen der Chef und/oder die Leiterin der Personalabteilung die Hand zur Begrüßung reicht. Bitte prägen Sie sich die Namen gut ein, damit Sie im Laufe des Gespräches Ihre Fragen konkret mit Anrede stellen können. Warten Sie auch, bis man Ihnen einen Platz anbietet und beachten Sie welchen! Auf eine Zigarette oder die Frage, ob Rauchen gestattet ist, verzichten Sie am besten während des Gesprächs.

Der Arbeitgeber möchte in diesem Gespräch herausfinden, ob der Bewerber alle Qualifikationen für den ausgeschriebenen Tätigkeitsbereich mitbringt. Beim Bewerber geht es um die Frage, ob er dort auf Dauer arbeiten will: Harmoniere ich mit dem (künftigen) Vorgesetzten? Entsprechen die Aufgabenbereiche meinen Vorstellungen? Damit beide Seiten feststellen können, ob sie zu einer *Partnerschaft* taugen, sollten sie offen und ehrlich miteinander umgehen. Schöne Versprechungen und blauäugige Erwartungen helfen anschließend im Tagesgeschäft nicht weiter.

Auch bei der Verabschiedung beweisen Sie Stil, wenn Sie nochmals den Namen Ihrer Gesprächspartner nennen. Und bitte warten Sie darauf, ob Ihnen eine Hand gereicht wird oder nicht. Bleibt schließlich noch die Frage nach den Fahrtkosten, falls dies nicht vorab schon geklärt wurde. Während des Gesprächs sollten Sie diesen Punkt jedoch nicht ansprechen. Und sollten Sie auch beim Verabschieden nicht von der Sekretärin danach gefragt werden, würde ich die Klärung aufschieben, bis Sie Nachricht erhalten, ob Sie eingestellt werden oder nicht. Sie können dann bei einer telefonischen Benachrichtigung danach fragen oder auf eine schriftliche Antwort reagieren: „Vielen Dank für Ihre Einladung zum Vorstellungsgespräch. Anbei sende ich Ihnen meine Fahrkarte. Ich bitte Sie freundlich um Erstattung meiner Fahrtkosten auf das Konto …“

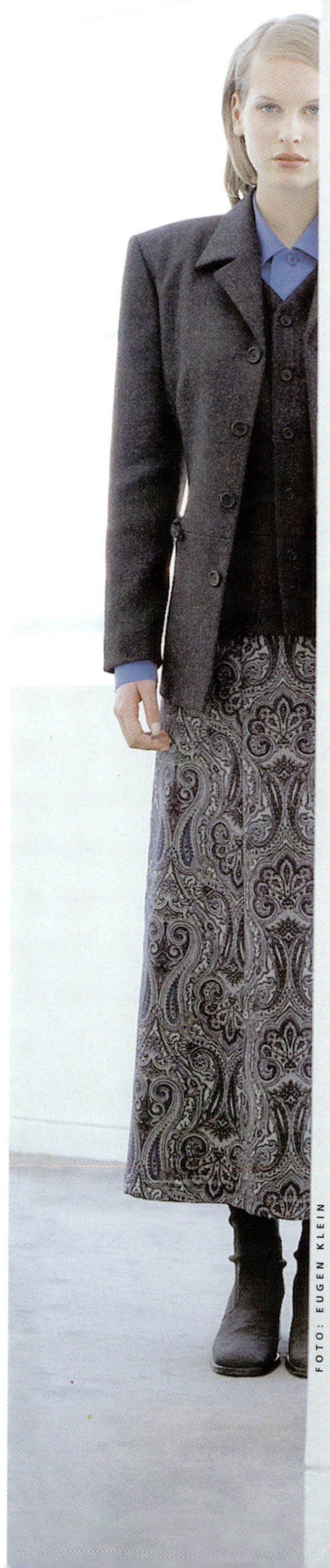

FOTO: EUGEN KLEIN

Neues vom König Kunde

„Könige" wollen mit dem korrekten Namen angesprochen werden. Nicht nur im persönlichen Gespräch, sondern auch am Telefon: „Guten Tag, Frau Panewski."

„Papajewski, bitte."

„Entschuldigung, Frau Pajewski."

Die Kundin einmal falsch anzusprechen ist schon peinlich. Deshalb sollten Sie spätestens bei der Wiederholung aufmerksam zuhören oder in schwierigen Fällen freundlich um eine Buchstabierung bitten: „Ich möchte Sie gerne richtig ansprechen – würden Sie mir bitte Ihren Namen buchstabieren?"

Zur korrekten Anrede gehört außerdem grundsätzlich der Titel: „Guten Abend, Herr Professor Ramminger", aber nur in Verbindung mit dem Namen und nur für den *Träger*. Die Ehefrau von Professor Ramminger wird hingegen einfach mit „Frau Ramminger" angesprochen (natürlich nur, sofern sie nicht selbst Professorin ist). Auch die Version „Guten Morgen, Herr Doktor" ist nur in einer Klinik oder Arztpraxis angebracht, alle anderen (nicht-akademischen) Titel werden nicht genannt. Auch schmeichelhafte Anreden wie „Frau Direktor" oder „Herr Apotheker" sind heute deplatziert. Dagegen sollten Sie Kunden, die einen Doppelnamen tragen, vollständig ansprechen.

Ob der Kunde wirklich König ist, zeigt sich auch in der bevorzugten Stellung beim Bekanntmachen und beim Service: Er erfährt zuerst den Namen eines Dritten, er erhält zuerst die Tasse Kaffee und auch bei Reklamationen ist er der „King" – selbst wenn er seinem Ärger lautstark Luft macht und sich im Ton vergreift. Bleiben Sie also grundsätzlich freundlich und lassen Sie sich auf keinen Fall provozieren. Selbst wenn der Kunde im Unrecht ist, sollten Sie eine für beide Seiten praktikable Lösung des Problems vorschlagen: „Ich kann Ihren Ärger gut verstehen ..." Schließlich stehen Sie in anderen Situationen auch mal auf der Kundenseite und möchten gerne freundlich und zuvorkommend behandelt werden.

Leider treffen Reklamationen oft den Falschen. Wenn Sie (als Kunde) Verständnis zeigen, haben Sie darüber hinaus meist mehr Erfolg: „Bitte leiten Sie meine Reklamation doch an den zuständigen Kollegen weiter. Ich weiß ja, dass Sie an dem Fehler gar nicht schuld sind."

Höfliche Menschen sind zudem pünktliche Menschen. Diese Tugend ist im Alltag leider nicht überall zu beobach-

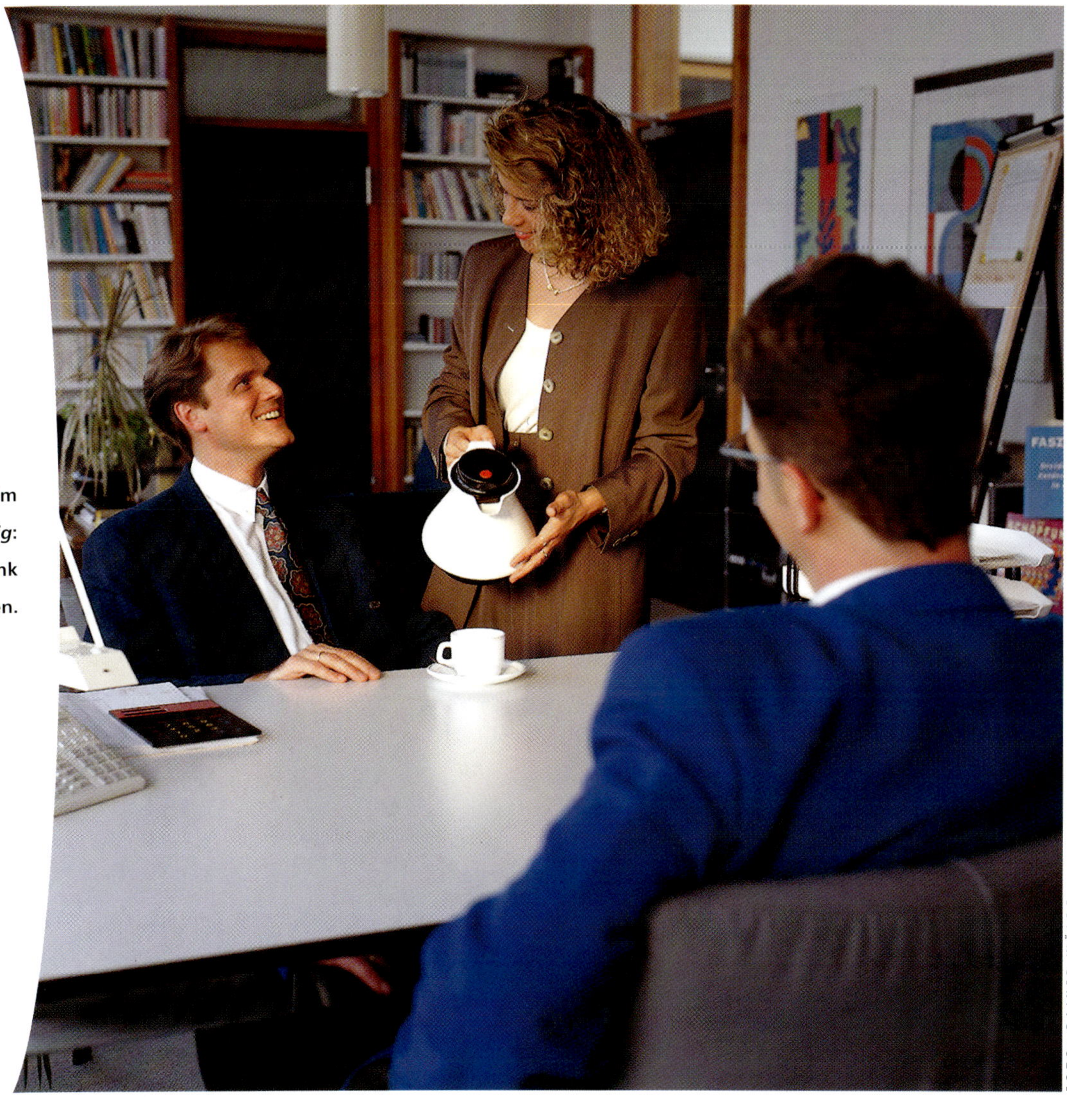
FOTO: RAINER WÄLDE

Der Kunde ist auch beim Kaffeetrinken *König*: Ihm wird zuerst das Getränk angeboten.

ten. Natürlich kann jeder mal im Stau stecken, doch wenn Sie grundsätzlich und (fast) überall zu spät kommen, drücken Sie damit dem anderen gegenüber Missachtung aus. Auch andere Zeitgenossen sind gestresst und haben Termine, die sie einhalten müssen. Vor allem dann, wenn der Terminplan gefüllt ist, kann eine Unpünktlichkeit den ganzen Tagesablauf durcheinander bringen. Und sicherlich machen Sie so auf Dauer keine (guten) Geschäfte.

Sollte es trotz guter Planung und allem Bemühen doch zu einer Verspätung kommen, rufen Sie von unterwegs an. Ist dies jedoch nicht möglich, bitten Sie sofort bei Ihrer Ankunft in aller Herzlichkeit um Entschuldigung. Und wenn der Termin durch Ihre Verspätung platzt, sollten Sie Ihrem Geschäftspartner anbieten, den neuen Termin zu seinen Gunsten zu wählen.

Handy, Fax und E-Mail

Wer soll sich bei geschäftlichen Anrufen wie melden? In Deutschland ist es üblich, dass zuerst der Name der Firma und dann der Name des Mitarbeiters genannt wird: „TYPCOLOR, Rainer Wälde, guten Tag."

In Unternehmen, die in Amerika ihre Wurzeln haben, kann man häufig auch eine andere Reihenfolge hören: „Guten Tag! Hier ist US-Air; Sie sprechen mit Andrea Zügel." Diese Begrüßung gefällt mir persönlich sehr gut, weil sie dem Anrufer die Gelegenheit gibt, sich nach der ersten *Schrecksekunde* auf den Namen des Mitarbeiters einzustellen.

Ob sich der Mitarbeiter mit Vor- und Nachnamen meldet, ist seine Sache. Bei Namensgleichheit ist es jedoch ratsam, wenn sich beispielsweise Veronika, Erika und Saskia Müller jeweils mit ihrem Vornamen melden. Und falls Sie falsch verbunden sind oder sich verwählt haben, gehört eine höfliche Entschuldigung zum guten Ton am Telefon.

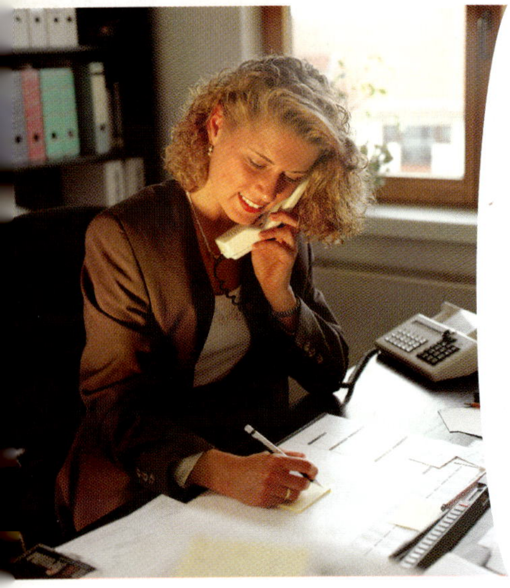

Zum guten Telefonkontakt gehört es, dass Sie sich Ihrem Anrufer verständlich vorstellen: „Guten Tag! Hier ist die Künstleragentur M. Sie sprechen mit Sonja Martitz."

In großen Firmen ist es besonders ärgerlich, wenn man von „Pontius zu Pilatus" verbunden wird, ohne den richtigen Ansprechpartner ans Telefon zu bekommen. Darüber kann einen auch die minutenlange Wiederholung von *Amazing Grace* in der Warteschleife nicht hinwegtrösten. Deshalb zwei grundsätzliche Empfehlungen: Wenn Sie selbst nicht sicher sind, wer in dieser Angelegenheit zuständig ist, sollten Sie dies dem Anrufer freundlich sagen. Falls es beim zweiten Vermittlungsversuch nicht klappt, sollten Sie dem Anrufer anbieten, dass Sie sich nach dem richtigen Ansprechpartner erkundigen und ihn dann zurückrufen. Dieses Angebot sollte in einer Zeit der immer ähnlicher werdenden Produkte zum selbstverständlichen Service einer Firma gehören. Zumal ein zufriedener Kunde Ihr Unternehmen mehrfach weiterempfiehlt und damit auch Ihren Arbeitsplatz sichert.

Haben Sie ein Handy? Wenn ja, dann lieben Sie den Vorzug, immer und überall erreichbar zu sein. Wenn nein, ärgern Sie sich vermutlich über die *Wichtigtuer*, die in jeder Kneipe und an jeder Ecke ihr *Prestigeobjekt* hervorholen. Zu den guten Manieren eines Handy-Benutzers gehört es jedoch, dass er sein Gerät rücksichtsvoll benutzt. Im kulturellen Rahmen – bei Konzerten oder im Kino – gehört das Funktelefon ausgeschaltet. Auch an allen anderen Orten, wo sich Menschen entspannen und erholen wollen, sind diese Geräte tabu. Hier noch ein Wort zur besten Telefonzeit. Während der üblichen

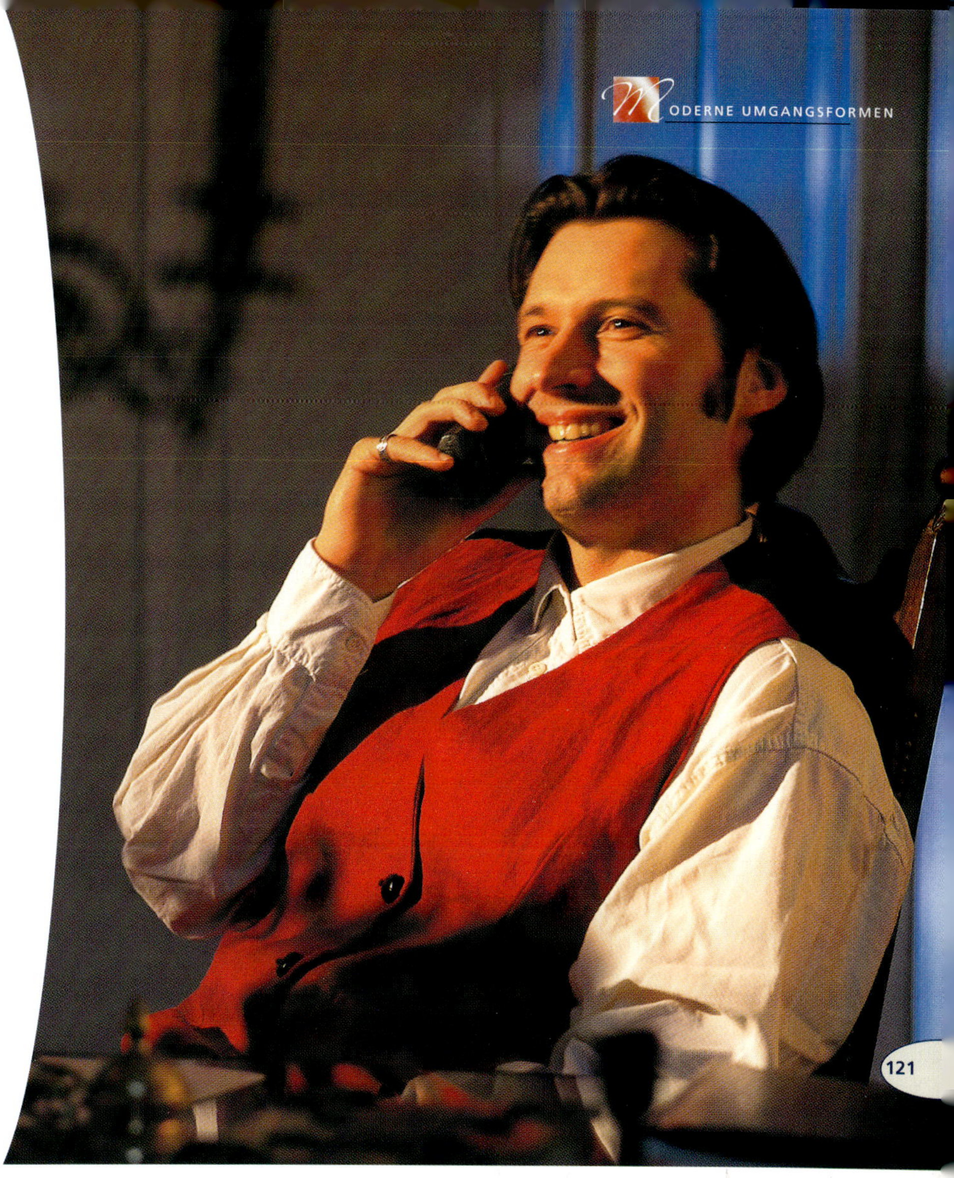

Geschäftszeiten können Sie jederzeit stören. Die Zeit vor 8 Uhr und nach 20 Uhr ist jedoch dem Privatleben vorbehalten und für geschäftliche Telefonate tabu. Etwas schwierig sind Gespräche in der Mittagspause, da in vielen Unternehmen gleitende Arbeitszeiten gelten. Wenn es aber eine feste Pausenzeit gibt, sollten Sie diese Zeit meiden. Auch Privatkunden fühlen sich in der Zeit von 12 bis 14 Uhr oft gestört und sollten dann nicht angerufen werden.

Im schnellen Geschäft haben Fax-Mitteilungen mittlerweile die Oberhand gewonnen. Und doch gibt es Situationen, in denen Sie einen Originalbrief zusenden sollten. Bei offiziellen Einladungen und Danksagungen ist zum Beispiel ein Fax nicht angebracht. Auch bei Kondolenzbriefen wäre der Gebrauch des Faxgerätes ein grober Verstoß gegen die guten Sitten. Das Gleiche gilt für Kündigungsschreiben oder persönliche Mitteilungen, die in fremde Hände geraten können.

In vielen Firmen hat mittlerweile auch die elektronische Post Einzug gehalten. Für E-Mails gelten im beruflichen Miteinander die gleichen Regeln wie für die bewährte Briefpost. Dazu gehört normale Groß-/Kleinschreibung und die korrekte Anrede mit vollständiger Absender-Angabe. Bei der geschäftlichen Anrede ist heute „Sehr geehrte Frau Riebold, sehr geehrter Herr Riebold" die Regel, oder, wenn der Name unbekannt ist: „Sehr geehrte Damen und Herren". Falls die Geschäftsbeziehung schon länger besteht und ein persönlicher Kontakt vorhanden ist, können Sie auch „Liebe Frau/Herr" wählen. Im Kreativbereich und bei Gleichaltrigen ist ebenfalls die Anrede „Lieber Sven Kaun" möglich. Bitte beachten Sie bei der schriftlichen Anrede, dass im Gegensatz zur Anschrift, in der alle (akademischen) Titel aufgeführt werden, hier nur der höchste Titel verwendet wird: „Sehr geehrter Herr Professor Kortt".

In Restaurants gibt es bereits Schilder „Handys verboten". Falls Sie dennoch einen dringenden Anruf erwarten, sollten Sie Ihr Gespräch auf ein Minimum beschränken.

Von Bettina Wälde

Sie sind eine Persönlichkeit

Sie haben bestimmt gemerkt: So wichtig das richtige Outfit auch ist, voll zur Geltung kommt es erst, wenn es in Einklang mit Ihrer Persönlichkeit steht. Für mich ist die innere Ausgeglichenheit eines Menschen sehr entscheidend. Ich möchte Sie deshalb ermutigen, genauso selbstkritisch, wie Sie Ihr Äußeres betrachten, auch Ihre innere Haltung zu überdenken. Nehmen Sie sich einmal Zeit und notieren Sie Ihre persönlichen Lebensziele, Ihre Wünsche und Vorstellungen: Was ist mir im Leben wichtig? Wofür setze ich mich ein? Was will ich erreichen?

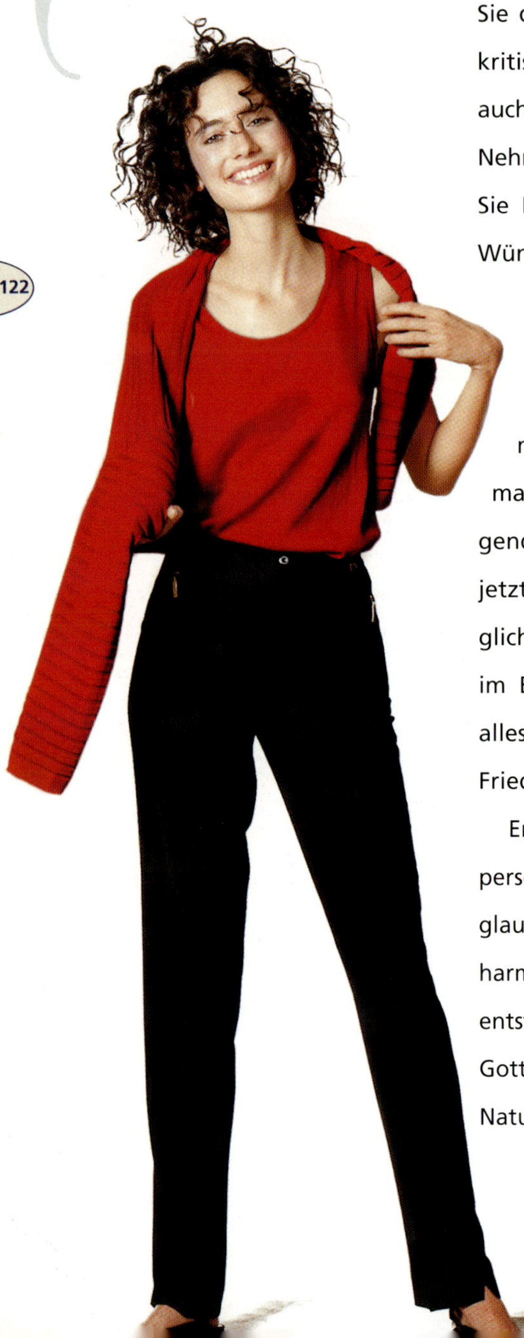

Nur wenn ich mit mir selbst und meiner Umwelt in Frieden lebe, mache ich auf andere einen überzeugenden Eindruck. Vielleicht fragen Sie jetzt: „Und woher soll diese Ausgeglichenheit kommen? Der ganze Ärger im Büro, die Probleme zu Hause, das alles reibt mich auf. An Gelassenheit und Frieden ist da nicht zu denken."

Erlauben Sie mir, aus meiner ganz persönlichen Erfahrung zu sprechen: Ich glaube, dass innerer Frieden nur aus einer harmonischen Beziehung zum Schöpfer entstehen kann, aus dem Glauben an Gott. Die einzelnen Jahreszeiten in der Natur und die individuelle Schönheit eines Menschen sind für mich ein Beweis der Existenz Gottes: „Und Gott sah alles an, was er gemacht hatte, und siehe, es war sehr gut" (1.Mose 1,31). Gottes Einstellung zu mir lautet: „Sehr gut!" Deshalb bin ich überzeugt, dass er Sie und mich als einmalige Persönlichkeiten geschaffen hat, auch wenn mir mein Doppelkinn nicht gefällt oder die Nase etwas schief geraten ist.

Auf welche Basis haben Sie Ihre Existenz gebaut? Bei *schönem Wetter* ist die Frage nicht so dringlich. Doch was passiert, wenn sich Ihre Lebenssituation ändert und *Stürme* auftauchen?

Da hilft mir die innere Gewissheit, dass der Glaube an Gott meinem Leben ein sicheres Fundament gibt. Dieses Fundament bietet auch dann noch Halt, wenn mein Äußeres Falten zeigt, die Spannkraft nachlässt, der Körper gebrechlicher wird oder sich die gesamte Lebenssituation ändert. Ich möchte Ihnen helfen, Ihre individuelle Schönheit gekonnt zur Geltung zu bringen und Ihre *innere Schönheit* zu entdecken. Denn wenn die Menschen in Ihrer Umgebung Ihnen abspüren, dass Sie wissen, wofür Sie leben, dann werden die passende Kleidung und Kosmetik Ihre Ausstrahlung nur noch verstärken und Ihre Persönlichkeit unterstreichen.

In meiner Beratungspraxis habe ich immer wieder Frauen kennen gelernt, die hübsch und attraktiv erscheinen. Manches Mal fragte ich mich, ob sie überhaupt eine Beratung benötigen. Doch im Gespräch stellte ich häufig fest, dass sich die Kundin gar nicht so attraktiv fand, sondern Probleme mit der Selbstannahme hatte. Schönheit scheint in unserer Konsumgesellschaft käuflich zu sein. Die Medien zeigen uns das aktuelle Schönheitsideal, wie *Mann* und *Frau* auszusehen hat – sofern er oder sie das Produkt X benutzt. Habe ich als Frau aber nicht die Figur, die dem gängigen Ideal entspricht, spüre ich meine Defizite. Ich passe nicht in das gesellschaftliche Bild und fühle mich minderwertig. Dabei sehne ich mich nach Anerkennung und möchte bestätigt werden. Was bleibt, ist der Gang ins nächste Geschäft, um ein Stück von dem zu kaufen, was die anderen auch haben. Ich mühe mich, dem Ideal zu entsprechen, um Anerkennung zu finden und spüre, dass es doch keine echte Verbesserung bringt.

Denn Anpassung hilft eigentlich nicht weiter. In erster Linie muss ich mich selbst annehmen – ganz ungeschminkt – so wie ich bin. Ich muss ein Ja zu meinem Aussehen finden, zu meinen Schwächen und Macken und zu meinem ganz persönlichen Stil. Ich bin überzeugt davon, dass die eigentliche Ausstrahlung einer Frau einen tieferen Ursprung hat. Die Redensart „Schönheit kommt von innen" hat deshalb für mich eine ganz praktische Bedeutung: Wenn eine Frau inneren Frieden bei Gott gefunden hat, ist ihre Ausgeglichenheit nach außen hin sichtbar. Auch wenn Ihre Nase und der kurze Hals nicht dem gängigen Schönheitsideal entsprechen, so sind Sie doch in Gottes Augen eine wertvolle Persönlichkeit. Seine Zusage gilt: Er nimmt Sie so an, wie Sie sind. Ich muss nicht schön, begabt oder klug sein, um Gott zu gefallen. Er liebt mich bedingungslos, ganz ohne Wenn und Aber.

In Psalm 139, Vers 14 sagt David: „Ich danke dir, Gott, dass ich wunderbar gemacht bin." Und das unabhängig von der aktuellen Mode, die Schönheit und Glück an ein bestimmtes Aussehen, einen neuen Look bindet. Deshalb ermutige ich Sie, Ja zu Ihrem eigenen Aussehen zu sagen. Gott hat sich die Mühe gemacht, jeden einzelnen Menschen einzigartig – als Unikat – zu erschaffen. Deshalb sind Sie eine unverwechselbare und einmalige Persönlichkeit. Schauen Sie sich einmal ganz bewusst im Spiegel an und versuchen Sie, Gott dafür zu danken, dass er Sie „wunderbar gemacht hat". Er akzeptiert Sie so, wie Sie sind.

Ich denke da an unsere Nachbarin: Eine attraktive ältere Dame, die bei per-

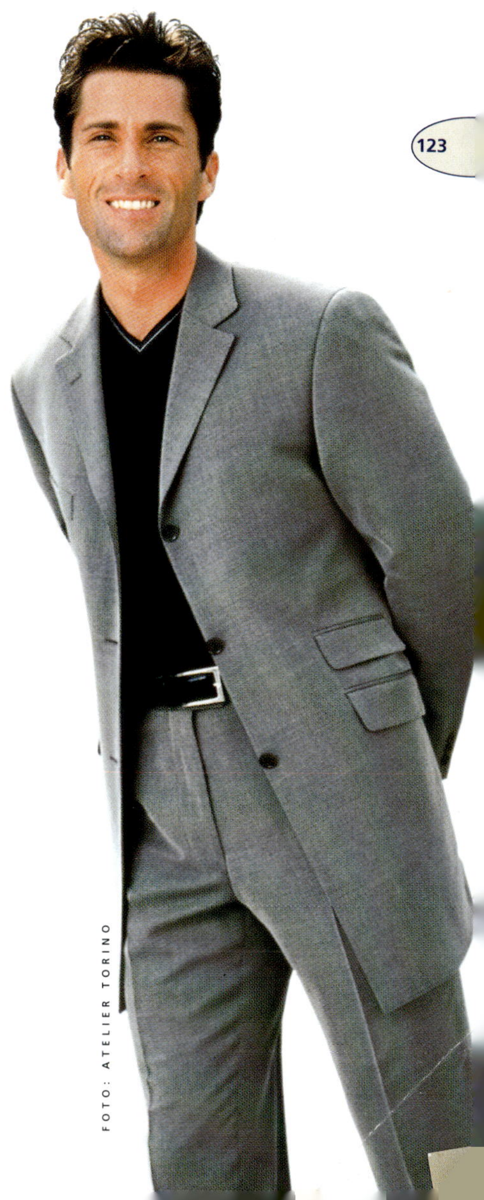

FOTO: ATELIER TORINO

sönlichen Begegnungen immer wieder Bewunderung auslöst. Man unterhält sich einfach gerne und lange mit ihr. Nach dem Geheimnis ihrer positiven Ausstrahlung befragt, erzählt sie bereitwillig von ihrem Glauben an Jesus Christus und dem tiefen Frieden, den sie dadurch gefunden hat. Dass sie darüber hinaus auch typgerecht gekleidet ist, erwähne ich gerne, doch die eigentliche Schönheit bezieht sie von innen – und das im Alter von 85 Jahren.

Ich möchte Sie daher ermutigen, Ihr Leben in Einklang mit Gott zu bringen. Wenn Sie mit sich selbst und Gott in Frieden leben, gewinnen Sie eine Ausstrahlung, die trotz Falten andere Menschen beeindruckt. Denn diese Art der Schönheit geht weit über modische Begriffe hinaus. Sie werden unabhängiger von der Meinung anderer und können so auch durch Ihren Charakter auf andere wirken, also ganz praktisch „Schönheit von innen" praktizieren. Ich glaube, die beiden wichtigsten Beziehungen sind die Einstellung zu mir selbst und meinem Körper und mein Verhältnis zu Gott. Aus allen anderen Beziehungen können Sie sich zurückziehen – und fallen damit vielleicht noch nicht einmal auf. Aber wenn Sie in Ihrem Inneren keinen Frieden mit sich selbst und mit Gott haben, wird man es Ihnen anmerken. Deshalb ermutige ich Sie zu einem ausgewogenen Leben – in der Verbindung mit Gott – und im Einklang mit sich selbst.

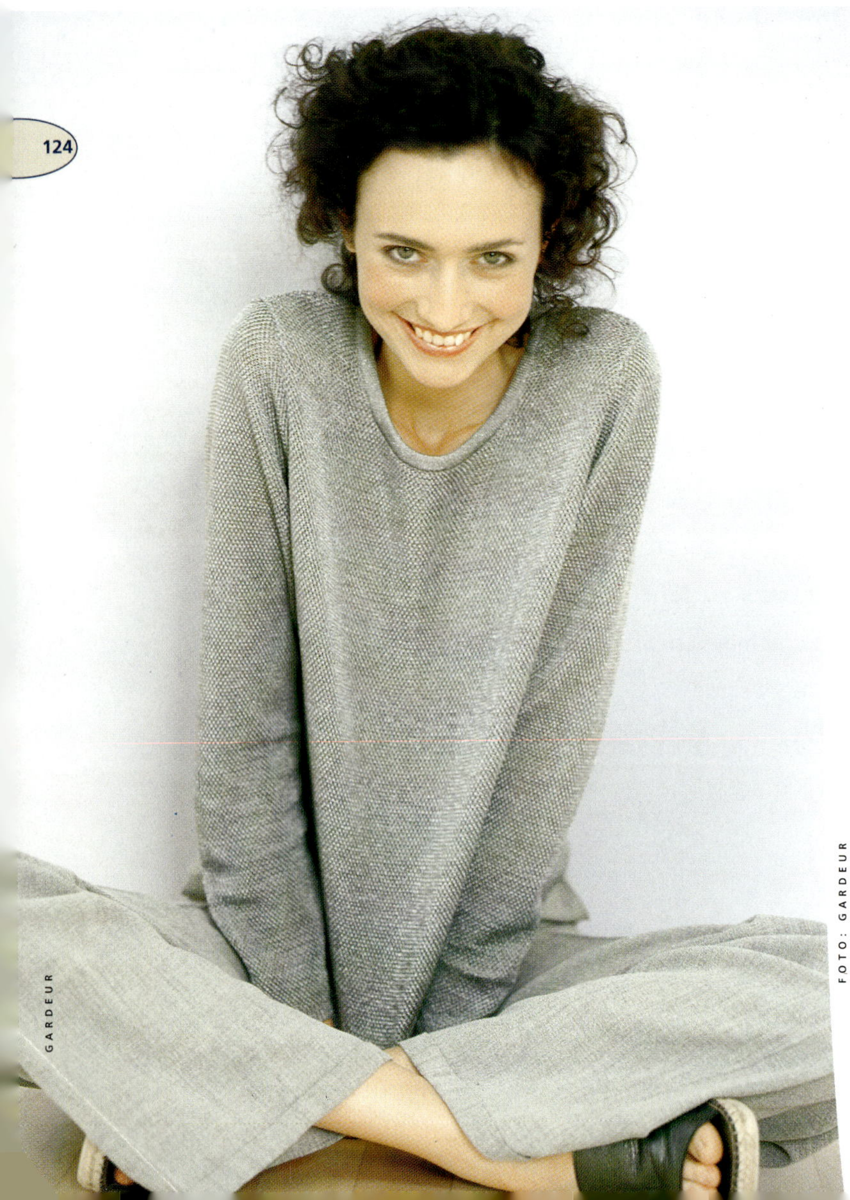
FOTO: GARDEUR

Damit sage ich nicht, dass dann das Leben nur noch eitel Sonnenschein ist und keine Probleme mehr mit sich bringt. Aber ich weiß, dass ich mit meinen Schwierigkeiten nicht mehr allein dastehe, weil ich mich damit an Gott wenden kann. Durch das Lesen in der Bibel lerne ich ihn kennen und im Gebet kann ich mit ihm reden. Er akzeptiert mich so, wie ich bin. Und ich lerne darüber hinaus Menschen kennen, die durch den Glauben an Gott anderen beistehen, mir weiterhelfen und mich so annehmen wie ich bin. Deshalb: Werden Sie aktiv und bekennen Sie Farbe.

So finden Sie Ihre Beraterin

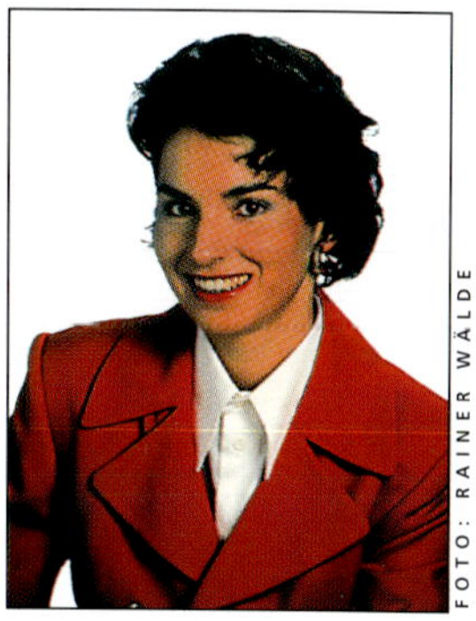

FOTO: RAINER WALDE

Gönnen Sie sich eine persönliche Typ-Beratung, die Ihnen ein attraktives Aussehen und mehr Selbstbewusstsein gibt. Ihre TYPCOLOR-Beraterin bietet Ihnen in drei Stunden ein optimales Schönheits-Programm an:

- Bei der Farbanalyse entdecken Sie Ihre optimalen Farben und erhalten einen persönlichen Farbpass.
- Die Stilberatung zeigt Ihnen, wie Sie von Problemzonen ablenken können und Ihre Figur vorteilhaft betonen.
- Bauen Sie sich mit konkreten Einkaufstipps Ihre individuelle und trendunabhängige Garderobe auf.
- Weitere Informationen erhalten Sie bei Ihrer TYPCOLOR-Beraterin in Ihrer Nähe.

Am besten rufen Sie einfach gleich an:

01109 Dresden
Dorothea Eichler
Königsbrücker Landstraße 119
0351-8890879
0351-8105562
www.typcolor.de/eichler

01662 Meißen
Helga Richter
Lerchahöhe 6
03521-457913
www.typcolor.de/richter

01728 Dresden-Bannewitz
Katrin Kerber*
Heinrich-von-Taube-Str. 3
0351-4034693
0351-4016579
www.typcolor.de/Kerber

02956 Rietschen
Carmen Schirrmacher*
Glaswerkstraße 2a
035772-41366
035772-40264
www.typcolor.de/schirrmacher

04279 Leipzig
Ute Kaiser
Johannes-R-Becher-Str. 18
0341-3301692

04617 Rositz
Marlene Schlüter*
Altenburger Str. 31
034498-466-15
034498-466-11
www.typcolor.de/schlueter

07749 Jena
Ute Bald-Kühnen
Wilhelm-Stade-Str. 3
03641-473868

08062 Zwickau
Sonia Schantz
Heinrich-Hoffmann-Str. 49
0375-7883296
0375-7883297
www.typcolor.de/schantz

08233 Treuen
Eva Wölker*
Walther-Rathenau-Str. 18
037468-81504
www.typcolor.de/woelker

08280 Aue
Ulrike Krauß*
Dr.-Semmelweis-Str. 3
03771-53104
03771-53104
www.typcolor.de/krauss

08340 Schwarzenberg
Bärbel Günz*
Spechtweg 42
03774-21184
03774-21184

09419 Herold Kr. Annaberg
Christina Gaudlitz*
Drebacher Straße 26
037297-89024
www.typcolor.de/gaudlitz

13158 Berlin
Verena Krosche*
Cesar-Franck-Str. 9
030-9164612
030-9164613

16949 Mertensdorf
Melanie Gebhard
Dorfstraße 58
033981-80454
033981-80454
www.typcolor.de/gebhard

17213 Malchow
Elisabeth Ahrens
Kurze Straße 21
039932-81339
www.typcolor.de/ahrens

18292Kuchelmiß-Serrahn
Gabriele Kohlstedt*
Am Pfarrhof 26
038456-60418

21244 Buchholz i. d. N.
Beate Meyer
Königsberger-Straße 26A
04181-8186
04181-8186
www.typcolor.de/meyer

21337 Lüneburg
Petra Scholz
Dahlenburger Landstr. 67 a
04131-55848
04131-850548
www.typcolor.de/scholz

22457 Hamburg-Schnelsen
Theresia Philipp*
Hogenfelderstr. 26
040-50685161
040-55882306
www.typcolor.de/philipp

23714 Bad Malente
Marlen von Kunhardt
Hof Rachut
04523-990290
04523-988933
www.typcolor.de/kunhardt

23795 Bad Segeberg
Erika Häfner*
Pommernstraße 1
04551-84373

24113 Molfsee
Anja Peter*
Capt'-Thiessen-Weg 2
0431-6593456
www.typcolor.de/peter

24637 Schillsdorf
Kerstin Stegert*
Hof Wunderberg
04394-992410
04394-992411
www.typcolor.de/stegert

25337 Elmshorn
Susanne Wilkens
Bookhorstweg 21
04121-77262
www.typcolor.de/wilkens

27374 Visselhövede
Adelheid Eimer*
Battenbrock 5a
04262-958523
04264-2639
www.typcolor.de/eimer

28309 Bremen
Maren Dorsch*
Wilhelm-Wolters-Str. 14d
0421-453570
www.typcolor.de/mdorsch

28844 Weyhe-Leeste
Gisela Gey*
Carl-Polak-Str. 62
04203-810363
www.typcolor.de/gey

29568 Wieren
Marion Ziel
Mühlenstraße 12b
05825-831262
www.typcolor.de/ziel

30629 Hannover
Angela Neetz
Eschenbachstr. 16a
0511-588178
www.typcolor.de/neetz

30916 Isernhagen HB
Lydia Job
Ginsterweg 4 B
0511-440844
0511-2706971

31134 Hildesheim
Brigitte Neubauer
Hostmannstr. 6
05121-809870

31137 Hildesheim-Himmelsthür
Renate Kmietsch*
Dreischeweg 40a
05121-24417
05121-924404
www.typcolor.de/kmietsch

31840 Hessisch Oldendorf
Martina Biermann*
Bergstraße 28
05152-526942
05152-526942
www.typcolor.de/biermann

32105 Bad Salzuflen
Ulrike Herbst
Hermann-Löns-Str. 9 b
05222-368419

33605 Bielefeld
Agathe Barkmann
Osningstraße 29
0179-6946610
www.typcolor.de/barkmann

33818 Leopoldshöhe
Gladys Heinzmann
Nußweg 2
05208-7459
05208-7459
www.typcolor.de/heinzmann

34119 Kassel
Anja Maria Flacke*
Parkstraße 55
0561-16759
0561-16759
www.typcolor.de/flacke

34131 Kassel
Sigrid Wieder
Friedrich-Naumann-Str. 3
0561-5077103
0561-39549
www.typcolor.de/wieder

34369 Hofgeismar
Sabine Kerkmann*
Elisabeth-Selbert-Str. 23
05671-509261
05671-509263
www.typcolor.de/kerkmann

34537 Bad Wildungen
Eva Wagener*
Am Helenental 32
05621-73004
05621-73004

34621 Frielendorf-Leimsf.
Martina Lodemann
Querstr. 9
06691-6297

35606 Solms
Damaris Poppendieker*
Ostpreußenstr. 3
06442-8418
06442-8418
www.typcolor.de/poppendieker

35625 Hüttenberg-Rechtenbach
Judith C. Haupt
Pfingstweide 1
06441-974681
0170-4123803

35687 Dillenburg-Niederscheld
Annette Hajek*
Waldstr. 6
02771-5964

35708 Haiger
Isabella Ohrendorf-Weiß
Schillerstraße 17 b
02773-3231

35719 Angelburg-Lixfeld
Anette Schneider*
Britzenbachstraße 10
06464-5770

35745 Herborn
Karin Reitz
Kallenbachswäldchen 21
02772-81675

35789 Weilmünster
Martina Czech
Eppenbacher Str. 18 a
06472-1484

36251 Bad Hersfeld
Heike Reinicke*
Lutherstr. 3
06621-2671
06621-913230

37073 Göttingen
Petra Ermert
Roedererstr. 48
0551-4883452
www.typcolor.de/ermert

38154 Königslutter
Sylke Gerlach
Am Luffe 1
05353-5343
05353-5343

38531 Rötgesbüttel
Stefanie Binroth
Südring 16
05304-5464
05304-5464
www.typcolor.de/binroth

39393 Hamersleben
Bettina E. Schneidewind*
Hauptstraße 15
039401-50248

40882 Ratingen
Petra Waldminghaus
Milanstr. 14
02102-528143
www.typcolor.de/waldminghaus

41747 Viersen
Gabriele Lautenschläger*
Bismarckstraße 9
02162-25225
www.typcolor.de/lautenschlaeger

42113 Wuppertal
Hilke Zeiler
Am Rohm 86
0202-2721186
0202-2721187

42579 Heiligenhaus
Angelika Göpfert
Lahnstr. 3
02056-3560

42699 Solingen
Gisela Osenberg*
Löhdorfer Str. 123
0212-66017
0212-66018
www.typcolor.de/osenberg

42799 Leichlingen
Christine Becker*
Merlenforst 11
02175-72108
www.typcolor.de/becker

42929 Wermelskirchen
Martina Bernard
Hilfringhauser Straße 17
02196-1442

44369 Dortmund
Heidi Haus
Heilsberger Weg 44
0231-311765
www.typcolor.de/haus

46286 Dorsten
Maria Hosh
Am Hünengrab 7a
02369-76022
www.typcolor.de/hosh

50739 Köln
Birgit Claßen
Lützlongericher Str. 26
0221-5996173

53177 Bonn
Brigitte Geuss*
Friedrich-Ebert-Straße 79
0228-355320
www.typcolor.de/geuss

53179 Bonn
Stefanie Mankel*
Vulkanstr. 55
0228-345427
0228-9343375
www.typcolor.de/mankel

53604 Bad Honnef
Ursula Valenzuela*
Auf dem Scheid 19
02224-981171
www.typcolor.de/valenzuela

57078 Siegen
Elfrun Becker
Im Wiesental 53
0271-86233
www.typcolor.de/elbecker

57234 Wilnsdorf-Wilden
Cornelia Hummel
Freier-Grunder-Str. 66
0170-4634605
02737-981274

57250 Siegen-Netphen
Assunta Fiorenza
Martin-Luther-Str. 1-3
0271-7412366

57258 Freudenberg
Sabine Böcher*
Bottenberger Str. 43
02734-2637
02734-2637
www.typcolor.de/boecher

57334 Bad Laasphe
Anne Seidlitz*
Am Hang 1
02754-8920
02754-1735
www.typcolor.de/seidlitz

57368 Lennestadt-Bilstein
Waltraud Elisabeth Müller*
Freusbergstr. 5
02721-8939
www.typcolor.de/mueller

58511 Lüdenscheid
Christiane Feld
Im Eichholz 84
02351-673974
02351-673974
www.typcolor.de/feld

60529 Frankfurt
Hildegard Berz
Manderscheider Str. 19
069-350380
www.typcolor.de/berz

61380 Bad Homburg
Marlene Sames*
Bertha-von-Suttner-Str. 15
06172-306967
06172-306965
www.typcolor.de/sames

63607 Wächtersbach
Carla Tschepe*
Spessartstraße 14
06053-600999
06053-600999
www.typcolor.de/tschepe

64293 Darmstadt
Heidi Roßmann*
Irenenstr. 4
06151-295512
06151-273909
www.typcolor.de/rossmann

64397 Modautal
Elli Koch
Schöne Aussicht 2
06167-7078
06167-7078

65719 Hofheim
Beate Hollerbach*
Hauptstr. 16
06192-8999
06192-965673
www.typcolor.de/hollerbach

65779 Kelkheim
Virginia Taron
Frankfurter Str. 77a
06195-900574
06195-961279
www.typcolor.de/taron

66121 Saarbrücken
Sina Weyer
Hallesche Str. 35
0681-814945
0681-813314
www.typcolor.de/weyer

66271 Kleinblittersdorf
Karin Dewes*
Kapellenstraße 7
06805-2919
www.typcolor.de/dewes

66482 Zweibrücken
Damaris Becker
Hedwig-Dohm-Str. 25a
06332-905655
www.typcolor.de/dbecker

67549 Worms
Estrid Schmitt*
Studio Diesterwegstr. 2
06241-53639
06241-53691
www.typcolor.de/schmitt

68535 Edingen
Karin Keller
Im Vogelskorb 13
06203-85394
0172-7350292
www.typcolor.de/keller

68723 Schwetzingen
Helena Riegel*
Kurpfalzring 14
06202-127644
06202-127645
www.typcolor.de/riegel

70195 Stuttgart
Gabriele Wächter
Paul-Lincke-Straße 31
0711-6979893
0711-6979893
www.typcolor.de/waechter

70565 Stuttgart
Alexandra Jensch
Sombartstraße 30
0711-7456405
www.typcolor.de/jensch

70565 Stuttgart
Sieglinde Reiche*
Fasanenhofstr. 117
0711-7155507
0711-7155564
www.typcolor.de/reiche

71229 Leonberg
Ilona Dörr-Wälde*
Heinrich-Längerer-Str. 9
0172-7186594
07152-3308988/87
www.typcolor.de/doerr-waelde

71287 Weissach-Flacht
Carola Essig*
Amselweg 12
07044-31915

71394 Kernen-Stetten
Christina Kauffmann
Erlenweg 15
07151-45515
07151-47349
www.typcolor.de/kauffmann

71522 Backnang
Dagmar Gruber*
Züricher Straße 68/1
07191-83532
07191-83532
www.typcolor.de/gruber

72202 Nagold-Mindersbach
Esther Kirschner*
Bronnhaldenweg 14
07452-817978
07452-9191005

72250 Freudenstadt
Angelika Baumann*
Alfredstr. 105
07441-6233
07441-863684
www.typcolor.de/baumann

72762 Reutlingen
Ursula Stolte*
Paracelsusstr. 8
07121-239573
www.typcolor.de/stolte

73230 Kirchheim/Teck
Anne-Kathrin Baumann*
Wellingstraße 18
07021-976061
07021-976062
www.typcolor.de/abaumann

73614 Schorndorf
Beate Graichen*
Sonnenscheinstr. 8
07181-45962
07181-45962
www.typcolor.de/graichen

74177 Bad Friedrichshall
Juliane Grötzinger*
Marienstr. 38
07136-970470
www.typcolor.de/groetzinger

74182 Obersulm-Sülzbach
Regina Knödler*
Hauptstr. 5
07134-4096
07134-901731

74239 Hardthausen
Ingrid Dorsch*
Austr. 22
07139-1642
www.typcolor.de/dorsch

74348 Lauffen a. N.
Doris Abendschön*
Mühltorstr. 62
07133-21201
07133-21201
www.typcolor.de/abendschoen

74348 Lauffen a.N.
Sabine Weeber
Stuttgarter Str. 68
07133-960003
07133-960004

74391 Erligheim
Susanne Nirk
Im Ried 5
07143-22478

74523 Schwäbisch Hall
Rose Schließmann*
Auf der Lerchenhöhe 16
0791-492148
www.typcolor.de/schliessmann

75331 Engelsbrand-Grunbach
Andrea Kriebler*
Schönblickstraße 59
07235-980498
www.typcolor.de/kriebler

75392 Deckenpfronn/Kr. Böblingen
Esther Priesching*
Leharweg 1/1
07056- 964979
07056- 964997
www.typcolor.de/priesching

76149 Karlsruhe-Neureut
Dorothee Kadisch*
Großschneidersweg 6
0721-704787
www.typcolor.de/kadisch

77694 Kehl
Birgit Krauter*
Neumühlerstr. 15
07851-77943
07851-77943
www.typcolor.de/krauter

77709 Wolfach
Helga Deck*
Langenbach 9
07834-4483
07834-859271
www.typcolor.de/deck

78166 Donaueschingen
Ute Schnell*
Villingerstraße 121
0771-1587277

78465 Konstanz
Eva Kraft*
Uferstr. 18
07533-7304
07533-997785
www.typcolor.de/kraft

78609 Tuningen
Katja Klaiber
Johannesstraße 37
07464-980035
07464-980037
www.typcolor.de/klaiber

78647 Trossingen
Karin Haller*
Kapfstr. 19
07425-5334
07425-7145
www.typcolor.de/haller

79241 Ihringen bei Freiburg
Susanne Koch*
Waidstraße 3
07668-950252
www.typcolor.de/koch

79426 Buggingen
Claudia Huber-Eustachi
Grissheimer Str. 31
07631-13579
07631-3171
www.typcolor.de/huber-eustachi

79591 Eimeldingen b. Lörrach
Susanne Marchfeld*
St.-Florians-Weg 4
07621-63515
07621-688005
www.typcolor.de/marchfeld

82061 Neuried
Uta-Maria Kesselmeyer*
Franz-Schuster-Str. 20a
089-74529730
089-74529731
www.typcolor.de/kesselmeyer

82418 Murnau
Susanne Habermann
Mühlhagener Str. 12
08841-623501
08841-623501

85570 Ottenhofen
Elvira Neumayr
Herdweger Straße 2
08121-46958
08121-227253
www.typcolor.de/neumayr

86156 Augsburg
Montserrat Rettenmaier*
Hornsteinstr. 4
0821-441251
0821-441251
www.typcolor.de/rettenmaier

86169 Augsburg
Renate Getschmann
Marderweg 40
0821-704762
www.typcolor.de/getschmann

86381 Krumbach
Hermengild Launhardt*
Rosenweg 12
08282-7384

88074 Meckenbeuren
Conchita Bäumler
Hermann-Hesse-Weg 5
07542-1816

88161 Lindenberg
Beate Scheuble
Brunnenbühl 10
08381-1372

88339 Bad Waldsee
Claudia Stehle
Bergstr. 25
07524-3090

88348 Bad Saulgau
Elisabeth Braun
Kastanienweg 4
07581-2349

88662 Überlingen
Agnes Langlois*
Zum Hecht 7B
07551-838402
07551-838402
www.typcolor.de/langlois

89312 Günzburg
Yvonne Bockmaier
Liebermannstraße 8
08221-250601

90461 Nürnberg
Franziska Benz-Skorzus*
Hainstr. 2
0911-437720

90552 Röthenbach a.d. Pegnitz
Heike Purrucker
Schönberger Str. 2
0911-8103280

90556 Cadolzburg
Eva-Maria Wolf
Schafhofstraße 27
09103-2311
0911-6887611
www.typcolor.de/wolf

91227 Leinburg-Diepersdorf
Renate Sperber*
Försterwiesen 1
09120-181672
09120-181673
www.typcolor.de/sperber

91522 Ansbach
Marie Luise Bodechtel*
Nürnberger Straße 9
0981-3304
0981-13289
www.typcolor.de/bodechtel

91587 Adelshofen/Rothenburg o.d.T.
Waltraud Ohme
Haardt 13
09865-360

93326 Abensberg
Regine Birngruber*
Dahlienstraße 1
09443-903876
www.typcolor.de/birngruber

93476 Blaibach
Birgit Jentsch*
Kötztinger Str. 15
09941-8434
09941-4560

95445 Bayreuth
Christa Merkel
Preuschwitzer Straße 59B
0921-7570500
0921-7570501

95466 Weidenberg bei Bayreuth
Silke Hammerschmidt
Königsheidering 46b
0177-6876924
09278-8296

97080 Würzburg
Kerstin Spiegel*
Max-Born-Str. 17
0931-9709425
www.typcolor.de/spiegel

97318 Kitzingen
Rose Hartmann*
Am Wilhelmsbühl 40 a
09321-24130
www.typcolor.de/hartmann

99735 Günzenrode
Gudrun Eisenächer
Lehmkuhle 65
036335-40059
www.typcolor.de/eisenächer

ÖSTERREICH

A-1080 Wien
Marion Baum
Strozzigasse 13/III/11
[43] 066421-28762
[43] 0732-386833

SCHWEIZ

CH-3113 Rubigen
Susanne Lanz
Schwarzbachstr. 22
[41] 031-7216909
[41] 031-7219584
www.typcolor.ch/lanz

CH-3506 Grosshöchstetten
Evelyne Bächtold
Fichtenweg 1 B
[41] 031-7112532
www.typcolor.ch/baechtold

CH-3535 Schüpbach
Julia Wüthrich
Mühlematte
[41] 034-4971743

CH-3714 Frutigen
Vreni Graf
Kuenzistegstr. 34
[41] 033-6714317

CH-3800 Unterseen
Erika Schüpbach
Mittlere Str. 39
[41] 033-8233690
www.typcolor.ch/schupbach

CH-4055 Basel
Monika Thiel*
Hegenheimerstraße 193
[41] 061-3815546
[41] 061-3815546

CH-5712 Beinwil am See
Christina Badertscher
Zaugstr. 6
[41] 062-7724252
[41] 062-7710534

CH-5742 Kölliken
Mirjam Bossard
Schönenwerderstraße 58
[41] 062-7239412
www.typcolor.ch/bossard

CH-6110 Wolhusen
Marian Liniger
Ruswilerstraße 4
[41] 041-4904112
[41] 041-4904113
www.typcolor.ch/liniger

CH-6313 Menzingen ZG
Sabina Pfister
Luegetenstraße 19
[41] 041-7553226
www.typcolor.ch/spfister

CH-6600 Locarno
Erica Pfister*
Via Vallemaggia 23
[41] 091-7521407
[41] 07863-71363
www.typcolor.ch/pfister

CH-8572 Berg TG
Nicole Wackernagel
Bergerwilerstr. 9
[41] 071-6361130

CH-8914 Aeugst am Albis
Mirjam Bergagard
Buechbodenstr. 12
[41] 01-7613946
[41] 01-7613946
www.typcolor.ch/bergagard

CH-9400 Rorschach/SG
Astrid Huber*
Müller-Friedbergstraße 29
[41] 071-8551614
www.typcolor.ch/huber

FRANKREICH

F-76350 Oissel
Anne-Margrethe Wenger
5, rue Maurice Leverger
[33] 23564-2335
[33] 23564-6813

ITALIEN

I-20038 Seregno Mi
Doris Meister
Via Fogazzaro 4
[39] 0362-239556

* **Wir beraten auch Männer**

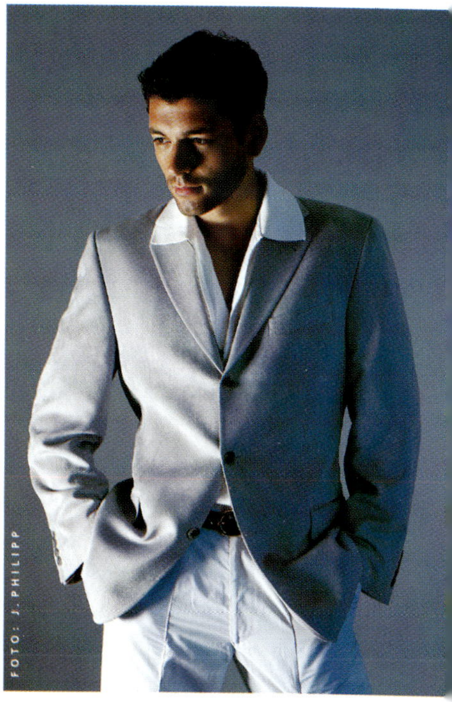

FOTO: J. PHILIPP